小穴位大疗效全书

大疗效全书

主编 ■ 高海波 李海涛

江苏凤凰科学技术出版社
·南京·

穴位速查图集

人中穴

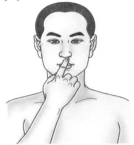

面部保持平静，唇沟中 1/3 即是。

上星穴

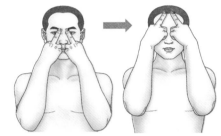

双手中指伸直，其他手指弯曲，将中指指腹放于眉毛内侧边缘处，沿直线向上推，指腹入发际，则指尖所在之处即是该穴。

翳风穴

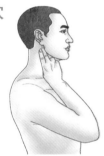

正坐或侧伏，耳垂微向内折，于乳突前方凹陷处取穴。

鼻通穴

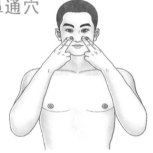

正坐，双手轻握拳，食指中指并拢，中指指尖贴鼻翼两侧，中指所在之处即是。

素髎穴

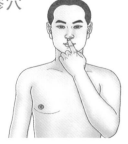

正坐或仰靠，鼻尖的正中央即是。

迎香穴

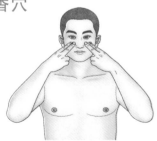

正坐，双手轻握拳，食指中指并拢，中指指尖贴鼻翼两侧，食指之间所在之处即是。

● 四白穴

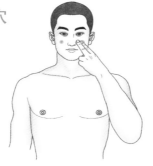

先将两手中指和食指并拢伸直，不要分开，然后中指指腹贴两侧鼻翼，食指尖所按之处即是。

● 地仓穴

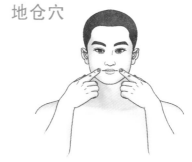

正坐或仰卧，轻闭口，举两手，用食指指甲垂直下压唇角外侧两旁即是。

● 颊车穴

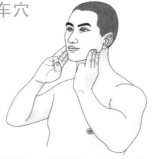

正坐或仰卧，轻咬牙，双手拇指、小指稍屈，中间三指伸直，放于下颌角部，中指指腹压在咬肌隆起处即是。

● 下关穴

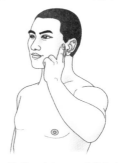

正坐或仰卧、仰靠，闭口，手掌轻握拳，食指和中指并拢，食指贴于耳垂旁，中指指腹所在位置即是。

● 头维穴

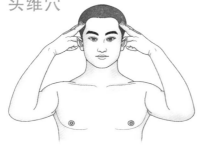

正坐或仰靠、仰卧，食指与中指并拢，中指指腹位于头侧部发际里发际点处，食指指腹所在处即是。

● 颧髎穴

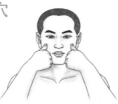

正坐，目视前方，口唇稍微张开（更易深入穴位），轻举双手指尖朝上，掌心朝向面颊，拇指指腹放于脸颊两侧，由下向上推，至颧骨尖处的下缘凹陷，约与鼻翼下缘平齐处即是该穴。

● 角孙穴

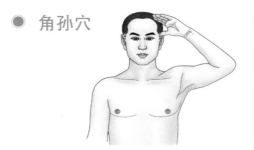

　　正坐，举两手，用拇指指腹由后向前将耳郭折屈，并顺势向上滑向耳郭尖所着之处，两中指指尖恰好相连于头顶正中线上，拇指所在位置的穴位即是。

● 天冲穴

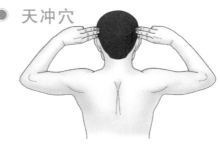

　　正立，双手抬起，掌心朝外将食指、中指和无名指并拢平贴于耳尖后，食指位于耳尖后发际，无名指所在位置的穴位即是。

● 阳白穴

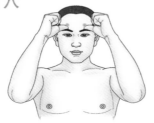

　　正坐，举两手两肘尖顶放桌面上，轻握拳，掌心向下，将拇指指尖贴于眉梢正上方，拇指指尖正上方的穴位即是。

● 风池穴

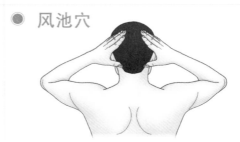

　　正坐，举臂抬肘，肘约与肩同高，屈肘向头，双手置于耳后，掌心向内，指尖朝上，四指轻扶头（耳上）两侧。拇指指腹位置的穴位即是。

● 哑门穴

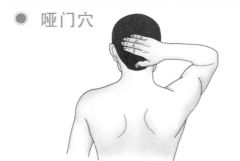

　　正坐，伸右手过颈，置于后脑处，掌心向头，扶住后脑勺，四指指尖向头顶，拇指指腹所在的穴位即是。

● 风府穴

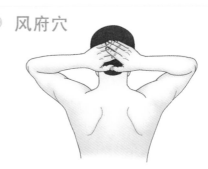

　　正坐或俯卧，伸双手过颈，置于后脑处，掌心向头，扶住后脑勺，四指指尖向头顶，拇指指尖所在位置的穴位即是。

● 百会穴

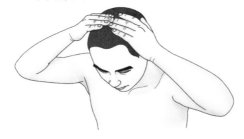

　　正坐，举双手，虎口张开，拇指指尖碰触耳尖，掌心向头，四指朝上。双手中指在头顶正中相碰触所在穴位即是。

● 太阳穴

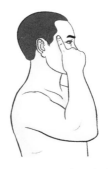

　　耳郭前面，前额两侧，外眼角延长线的上方。在两眉稍后的凹陷处。

● 印堂穴

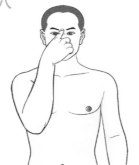

　　正坐、仰靠或仰卧姿势取穴，面部两眉头连线的中点即是。

● 天突穴

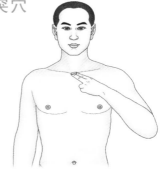

　　正坐，找到胸骨位置，胸骨上窝中央即是。

● 中庭穴

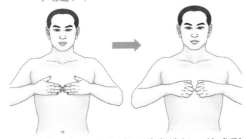

　　正坐，伸双手向胸，手掌放松，约成瓢状，掌心向下，中指第1骨节置于双乳的中点、第2骨节处即是。

● 鸠尾穴

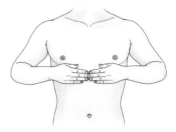

　　正坐，伸双手向胸，手掌放松，约成瓢状，掌心向下，中指指尖所在位置的穴位即是。

华盖穴

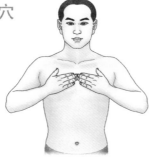

正坐，食指、中指、无名指三指并拢，食指放在胸骨上窝中央，无名指指尖位置即是。

璇玑穴

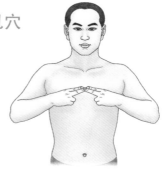

正坐，食指、中指两指并拢，食指放在胸骨上窝中央，中指指腹位置即是。

梁门穴

仰卧或正坐，一手五指并拢，横放，小指指尖腹贴于肚脐，拇指所在之处即是。

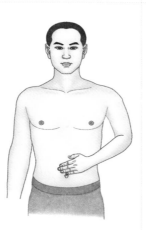

腹哀穴

正坐或仰卧，右手五指并拢，将小指放于肚脐处，找出肚脐正下方拇指边缘之处，以此为基点，再将右手手指向上，拇指放于此点处，则小指边缘之处即是此穴。以此法找出左边穴位。

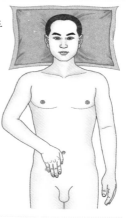

水道穴

正坐或仰卧，左手五指并拢，将拇指放于肚脐处，小指指尖的位置即是。

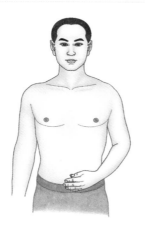

石门穴

正坐或仰卧，左手食指、中指、无名指三指并拢，食指指腹放在肚脐上，无名指指腹所在的位置即是。

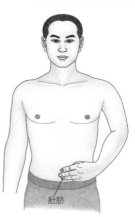

肚脐

● 下脘穴

正坐或仰卧，左手食指、中指、无名指并拢，无名指指腹放在肚脐上，食指指腹所在位置即是。

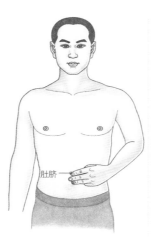

肚脐

● 子宫穴

正坐，左手向下，食指指尖放在中极穴上，小指指尖所在的位置即是。

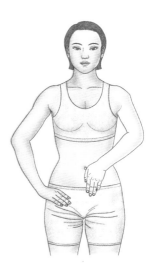

● 带脉穴

正坐或仰卧，双手掌心向下，指尖朝下，放在双乳下，肋骨上。用拇指、食指直下掌根处即是。

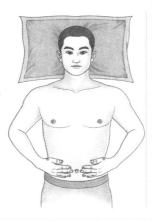

● 气户穴

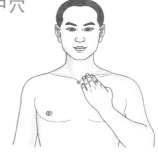

正坐或站立，左手四指并拢，小指放在天突穴上，食指所在位置即是。

● 大巨穴

仰卧，从肚脐到耻骨上方画一线，将此线四等分，从肚脐往下 3/4 点的左右三指宽处即为大巨穴。

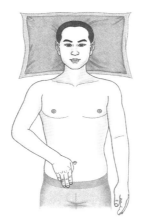

● 维胞穴

正坐，双手食指、中指、无名指三指并拢，食指放在髂前上棘突处，无名指指尖位置即是。

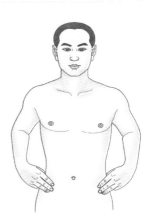

● 腹结穴

正坐或仰卧，右手五指并拢，手指朝下，将拇指指腹放于肚脐处，则小指指尖处即是。再依此法找出左边穴位。

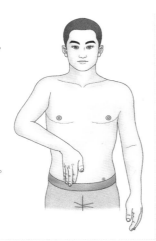

● 中府穴

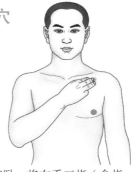

正坐或仰卧，将右手三指（食指、中指、无名指）并拢，放在胸窝上、中指指腹所在的锁骨外端下即是。

● 天枢穴

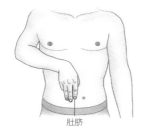

肚脐

仰卧或正坐，双手手背向外，拇指与小指弯曲，中间三指并拢，以食指指腹贴于肚脐，无名指所在之处即是。

● 归来穴

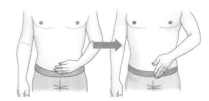

仰卧，左手五指并拢，拇指贴于肚脐之处，其余四指位于肚脐之下，找到肚脐正下方小指所在的位置，并以此为基点，翘起拇指，并拢其余四指，手指朝下，把食指贴于此基点，则小指所在之处即是右穴。

● 大横穴

正坐或仰卧，右手五指并拢，手指朝下，将拇指放于肚脐处，则小指边缘与肚脐所对之处即是。再依此法找出左边穴位。

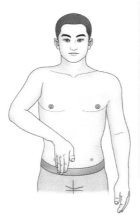

● 大包穴

正坐或仰卧，右手五指并拢，指尖朝上，将中指指尖放于左腋窝下中下线处，则手腕横线中点所对之处即是该穴。

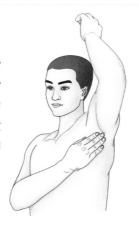

● 乳根穴

仰卧或正坐，轻举两手，覆掌于乳房，拇指在乳房上，其余四指在乳房下，食指贴于乳房边缘，食指指腹所在之处即是。

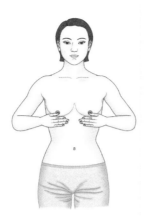

● 大赫穴

平躺，将一手掌放于腹部，掌心朝内，拇指刚好位于肚脐眼，小指所处的位置即是。

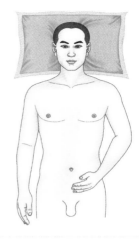

● 章门穴

正坐或仰卧，双手掌心向下，指尖朝下，放在双乳下，肋骨上。用拇指、食指直下掌根处，形状像条鱼一般肉厚处所按穴位即是。

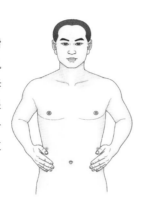

● 期门穴

正坐，举双手，掌心向下，指尖相对，放在双乳下，肋骨上，拇指，食指直下掌根处的鱼际所按穴位即是。

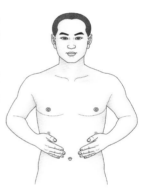

● 中极穴

正坐，双手置于小腹，掌心朝下，左手中指指腹所在位置的穴位即是。

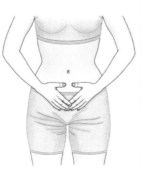

● 关元穴

正坐，双手置于小腹，掌心朝下，拇指正对肚脐，左手中指指腹所在位置的穴位即是。

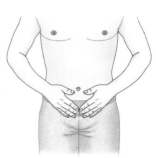

● 阴交穴

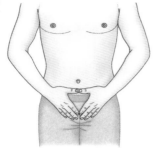

正立，先将左手四指并拢，掌心超内，指尖朝下，四指放置于小腹处，拇指置于神阙穴下方的穴位即是。

● 神阙穴

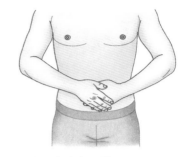

在肚脐正中取穴即是。

● 膻中穴

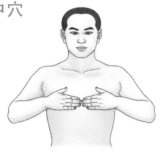

正坐，伸双手向胸，手掌放松，约成瓢状，掌心向下，中指指尖置于双乳的中点位置即是。

● 中脘穴

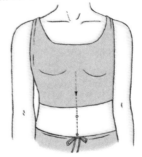

取剑骨突与肚脐的中点即是。

● 气海穴

仰卧，食指与中指并拢，将食指横放正中线处，位于肚脐下缘，与之相对中指下缘即是。

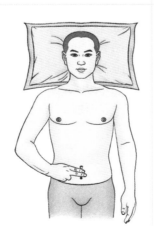

● 定喘穴

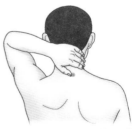

正坐或俯卧，伸左手由肩上反握对侧颈部，虎口向下，四指扶右侧颈部，指尖向前，拇指第1关节下位置的穴位即是。

痞根穴

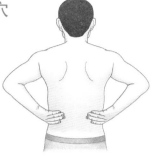

正坐或站立，双手掐腰，拇指放在最后一根肋骨的下端，中指指尖所在即是。

膏肓穴

正坐或站立，左手五指并拢，跨过右肩向尽力后伸，中指指尖所在位置即是。

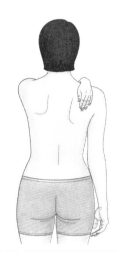

夹脊穴

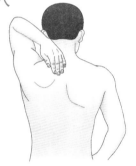

正坐或俯卧，伸左手由肩上尽力向后，小指指尖所在的位置即是。

中膂穴

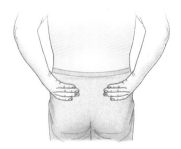

站立，双手四指并拢，拇指放在胯上，中指指尖所在位置即是。

白环俞

站立，双手四指并拢，拇指放在胯上，食指指尖所在位置即是。

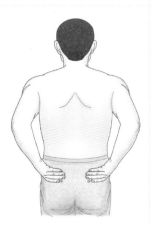

肩髃穴

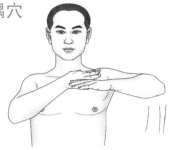

正坐，屈肘抬臂，大约与肩同高，以另一手中指按压肩尖下，肩前呈现凹陷处即是。

● 大杼穴

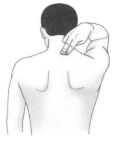

正坐，头微向前俯，右手举起，掌心向后，并拢食指、中指两指，其他手指弯曲，越过肩伸向背部，将中指指腹置于颈椎末端最高的骨头尖（第7颈椎）下的棘突（第1胸椎的棘突）下方，则食指指尖所在之处即是该穴。

● 风门穴

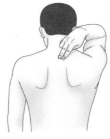

正坐头微向前俯，右手举起，掌心向后，并拢食指、中指两指，其他手指弯曲，越过肩伸向背部，将中指指腹置于大椎穴下第2个凹注（第2胸椎与第3胸椎间）的中心，则食指指尖所在之处即是该穴。

● 肩髎穴

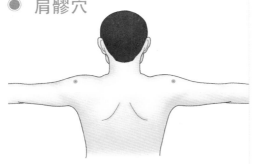

站立，将两个手臂伸直，肩峰的后下方会有凹陷，肩髎穴就位于此凹陷处。

● 长强穴

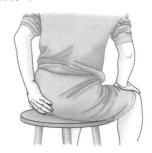

正坐，上身前俯，伸左手至臀后，以中指所在的位置的穴位即是。

● 命门穴

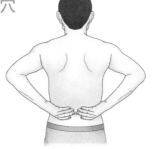

正坐，伸两手至背腰后，拇指在前，四指在后。左手中指指腹所在位置的穴位即是。

● 身柱穴

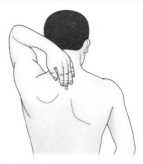

正坐或俯卧，伸左手由肩上尽力向后，中指指尖所在的位置即是。

● 大椎穴

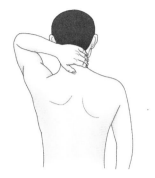

正坐或俯卧，伸左手由肩上反握对侧颈部，虎口向下，四指扶右侧颈部，指尖向前，拇指腹所在位置的穴位即是。

● 环跳穴

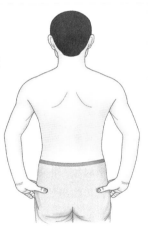

自然站立，或侧卧，伸下足，屈上足，同侧手插腿臀上，四指在前，用拇指指腹所在位置的穴位即是。

● 间使穴

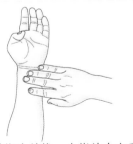

将右手三个手指头并拢，小指放在左手腕横纹上，这时右手食指和左手手腕交叉点的中点即是。

● 会阴穴

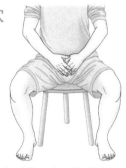

正坐，腰背后靠（或两脚分开，半蹲），左手中指指腹所在穴位即是。

● 阴郄穴

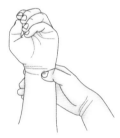

正坐，伸手、仰掌，屈肘向上约45度，在无名指与小指掌侧向外方，用另手四指握住手腕，弯曲拇指，指甲尖所到的尺骨端即是。

● 通里穴

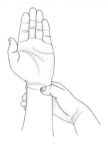

正坐，伸手、仰掌，屈肘向上约45度，在无名指与小指掌侧向外方，用另手四指握住手腕，弯曲拇指，指甲尖所到的尺骨端即是。

● 绝骨穴

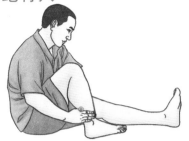

坐位，一腿跷起，一手五指并拢，小指指尖贴在外踝尖处，拇指指尖所在位置即是。

● 然谷穴

正坐，将左足翘起放在右腿上。将另一侧手的五指并拢，放在脚后跟上，拇指指尖处即是。

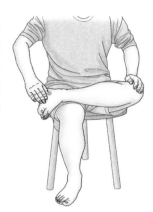

● 太冲穴

正坐屈膝，把脚抬起，放另一腿上，用对侧手四指弯曲并拢放在脚面上，小指指尖放在第1趾趾缝尽头，食指指尖即是。

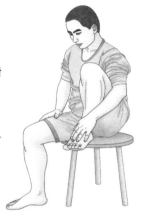

● 商丘穴

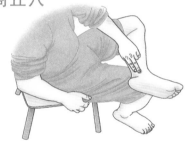

正坐屈膝，把脚抬起，放另一腿上，用同侧手食指腹指放在内踝尖上，中指指腹所在位置即是。

● 行间穴

正坐，抬起一只腿，同侧手食指放在第1趾与第2趾缝之间，食指指腹下即是。

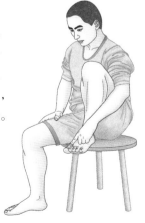

● 侠溪穴

正坐，抬起一只腿，同侧手食指放在第4趾与第5趾缝之间，食指指腹下即是。

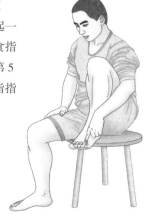

● 陷谷穴

正坐，抬起一只腿，同侧手食指与中指并拢，食指放在第1趾与第2趾缝之间，中指指腹所在即是。

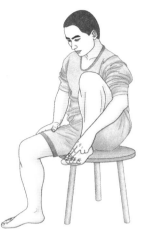

● 照海穴

正坐，将右足翘起放在左腿上。左手食指、中指并拢，食指指腹放在内踝尖上，中指指腹所在的位置即是。

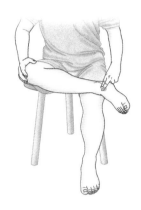

● 大都穴

正坐，将右足翘起放在左腿上。用左手找到第1趾本节，本节下凹陷处即是。

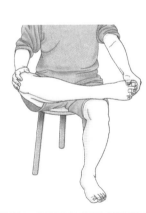

● 手三里穴

侧坐，一手屈肘呈90度，一手三指并拢覆于其上，食指边缘贴住肘横纹处，与之相对的无名指横纹处即是。

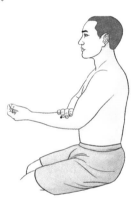

● 髀关穴

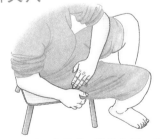

正坐，一手五指并拢，横放在另一侧腿上，拇指放在大腿横纹处，小指指尖位置即是。

● 阴市穴

正坐，双手食指、中指、无名指三指放于大腿的前外侧，从膝盖上线再向上1/4处，其余两指翘起，则三指所在位置即是该穴。

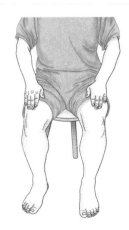

● 三阳络

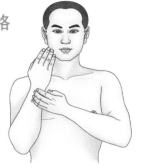

正坐或站立，一手屈肘手臂向前，一手四指并拢，食指贴在腕横纹中点处，小指指尖的位置即是。

● 十宣穴

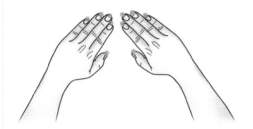

在左右手十指尖端，指甲，左右共10个穴位。

● 四缝穴

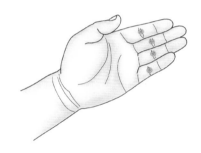

仰掌，第2~5掌面第1~2节横纹中央点取穴。

● 地机穴

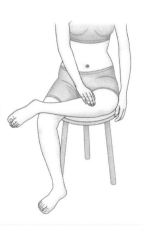

正坐，将一脚翘起，置放于另腿膝上。另一侧手五指并拢，拇指放在内膝眼处，小指指尖所在位置即是。

● 蠡沟穴

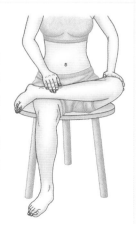

正坐，抬脚置另一腿上，以另一侧手除拇指外的五指并拢伸直，并将小指置于足内踝上缘处，则拇指下，胫骨内侧面的中央即是该穴。

● 天府穴

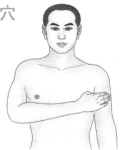

坐位或卧位，右手四指并拢，食指放在左手腋前皱襞上，小指指尖所在的位置即是。

按对小穴位，收获大健康

● 神奇的经络穴位

在被誉为"医家之宗"的《黄帝内经》中，最重要的且贯穿全书的概念就是经络穴位。经络总体上说就是一些纵贯全身的路线，而穴位则是路线上的小枢纽。尽管近代医学解剖从未发现任何经络穴位的蛛丝马迹，但通过经络穴位治疗却往往能收到神奇的效果，甚至比外科手术、内科服药更加有效，的确令人称奇。

传统中医认为，人体内的主要经络包括十二经脉和任督二脉，共十四条。其中十二经脉左右对称地环绕于全身，分别与五脏（肝、心、脾、肺、肾）六腑（胆、小肠、胃、大肠、膀胱、三焦）相互对立相关联系。在这些经络中共存在361余个经穴（正穴），是生命能量的出入口。每条经络及其穴位与相应的脏器相互对应，脏器发生病变，就会在相应的经络穴位上体现出来，譬如有肺部病变或呼吸系统疾病时，按压手太阴肺经的穴位就会有明显的痛感，有的还会出现肿块或冷热色泽的变化。同样的，如果脏器发生病变，也可以通过刺激与之对应经络上的穴位来进行调理，如治疗感冒等呼吸系统疾病的特效穴位有少商穴、尺泽穴，这些穴位都是手太阴肺经上的穴位。当然，穴位与脏器之间的对应关系远不止如此简单，有些其他经络上的穴位也可对治其他脏器的疾病。

● 按摩疗法方法易学，效果显著

通过刺激经络穴位进行治疗的方法，就是经络疗法，根据刺激手段的不同，经络疗法有按摩、针灸、拔罐、艾灸等多种形式，其中最简单也最常用的，要数按摩疗法了。按摩是指医者运用按摩手法，在人体的适当部位进行操作，所产生的刺激信息通过反射对人体的神经、体液等施以影响，从而达到消除疲劳、调节人体状态、增强体质、健美防衰、延年益寿的目的，是一种非常有效的疗法。按摩入门简单，无需理解艰涩的知识，也不必使用专业的医疗器械，只要找到正确的穴位和反射区，按照要诀和相应手法进行操作，在习惯和熟悉之后就可以掌握了。

　　事实证明，按摩是一种非常有效的保健治疗手段，对于一些常见病，如鼻炎、头痛、腹痛、咳嗽、中暑、休克等，按摩可有效改善疾病的状况。对于一些较为严重的疾病，如高血压、糖尿病、哮喘、结石、肺炎等，也有很好的调理保健功能，是一种有效的辅助治疗手段。而且经穴按摩几乎不产生任何副作用，相对于"是药1.5克毒"的教训，经穴疗法的这一优势更是难能可贵。

● 一本让你以小投入收获大健康的书

　　当"看病难看病贵"的社会现状，让"有什么别有病"成了大众的口头禅。但是人吃五谷杂粮，怎会没有三病五痛？这时如果我们掌握一些基本的按摩知识，对日常生活中一些小毛病就能够进行自我治疗，根本不用去医院。就算是一些大病，在治疗期间也可进行按摩，从而促进身体康复，这样不但节约了医疗费用，更避免了药品的副作用对身体的摧残。

　　本书就是这样一本让你以最少投入获得最大健康收益的书，全书列举了五官、消化、呼吸、心血管、泌尿、神经等科的常见疾病四十多种，对每种疾病都介绍了相应的症状诊断方法，并简单介绍了一些中西医治疗手段。另外，最重要的是针对每种疾病都介绍了数个对治的特效穴位和追加穴位，并对取穴方法、按摩手法进行了详细的图解，为你除掉了学习按摩的最后一道专业门槛，助你轻松掌握穴位按摩的要点，为自己也为家人的健康保驾护航。

Contents 目录 ▶

阅读导航 / 24

二十二种按摩手法全解析 / 26

根据身体部位选择最适合的手法 / 35

第一章　迅速成为按摩专家

1　快速准确取穴的诀窍 / 44

2　按摩力度的完美控制 / 46

3　按摩的辅助工具与体位 / 48

4　常规部位按摩手法 / 50

5　按摩通经活络效果好 / 52

6　人体的十二经脉 / 54

第二章　五官科疾病

7　白内障

　　特效：承泣穴 / 73　　四白穴 / 74

　　追加：天井穴 / 75

8　结膜炎

　　特效：阳溪穴 / 79　　睛明穴 / 80

　　追加：曲池穴 / 81　　攒竹穴 / 82

　　　　　风府穴 / 83

9　青光眼

　　特效：瞳子髎穴 / 87　　阳白穴 / 88

　　追加：头维穴 / 89　　　丝竹空穴 / 90

　　　　　四白穴 / 91

10　化脓性中耳炎

　　特效：听宫穴 / 94　　耳门穴 / 95

　　追加：角孙穴 / 96

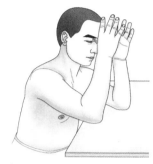

睛明穴

　　正坐轻闭双眼，双手手指交叉，八指指尖朝上，将拇指置于鼻梁旁与内眼角的中点，则拇指指尖所在的位置即是睛明穴。

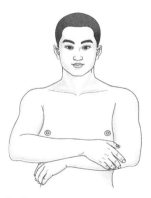

曲池穴

　　正坐，轻抬左臂，屈肘，将手肘内弯，用另一手拇指下压肘横纹尽头凹陷处，即是曲池穴。

小穴位大疗效全书

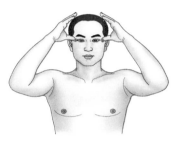

童子髎穴

　　端坐，两手屈肘朝上，手肘弯曲、支撑桌上，五指朝天，掌心向着自己。两手拇指置于目外眦凹陷处，太阳穴斜下、前方，两拇指相对用力垂直按穴位即是瞳子髎穴。

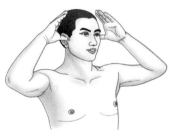

听宫穴

　　正坐目视前方，口微张开。举双手，指尖朝上，掌心向前。将拇指指尖置于耳屏前凹陷正中处，则拇指指尖所在的位置即是听宫穴。

11 外耳道疖肿

　　特效：商阳穴 / 99　　下关穴 / 100

　　追加：颅息穴 / 101　　少泽穴 / 102

　　　　　支沟穴 / 103

12 鼻炎

　　特效：迎香穴 / 107　　风池穴 / 108

　　追加：神庭穴 / 109　　列缺穴 / 110

　　　　　曲差穴 / 111

13 喉炎

　　特效：中渚穴 / 115　　足窍阴穴 / 116

　　追加：鱼际穴 / 117　　涌泉穴 / 118

　　　　　阳池穴 / 119

14 慢性单纯性咽炎

　　特效：孔最穴 / 122　　经渠穴 / 123

　　追加：人迎穴 / 124　　太渊穴 / 125

　　　　　少商穴 / 126

15 牙痛

　　特效：列缺穴 / 129　　液门穴 / 130

　　追加：内庭穴 / 131　　少海穴 / 132

　　　　　合谷穴 / 133

第三章　消化内科疾病

16 呕吐

　　特效：角孙穴 / 140　　章门穴 / 141

　　追加：内关穴 / 142　　膻中穴 / 143

17 腹泻

　　特效：长强穴 / 148　　隐白穴 / 149

　　追加：会阳穴 / 150　　天枢穴 / 151

　　　　　肓俞穴 / 152

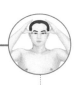

18 腹痛

　　特效：大横穴 / 157　　归来穴 / 158

　　追加：府舍穴 / 159　　阴陵泉穴 / 160

　　　　　大敦穴 / 161

19 慢性胃炎

　　特效：公孙穴 / 165　　足三里穴 / 166

　　追加：上脘穴 / 167　　滑肉门穴 / 168

　　　　　太白穴 / 169

20 急性胃、十二指肠溃疡穿孔

　　特效：大赫穴 / 172　　气穴 / 173

　　追加：肓俞穴 / 174

21 急性胆囊炎、胆囊结石

　　特效：期门穴 / 177　　神阙穴 / 178

22 腹水

　　特效：厉兑穴 / 182　　商曲穴 / 183

　　追加：复溜穴 / 184　　小海穴 / 185

第四章　呼吸系统疾病

23 咳嗽

　　特效：扶突穴 / 192　　乳根穴 / 193

　　追加：周荣穴 / 194　　丰隆穴 / 195

　　　　　身柱穴 / 196　　中府穴 / 197

24 支气管哮喘

　　特效：廉泉穴 / 201　　神封穴 / 202

　　追加：少商穴 / 203　　三间穴 / 204

　　　　　经渠穴 / 205　　周荣穴 / 206

25 支气管扩张

　　特效：身柱穴 / 209　　肩中俞穴 / 210

　　追加：俞府穴 / 211　　中府穴 / 212

　　　　　丰隆穴 / 213

26 大叶性肺炎

　　特效：大包穴 / 216　　尺泽穴 / 217

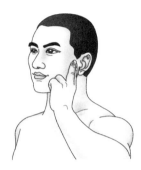

下关穴

　　正坐或仰卧、仰靠，闭口，手掌轻握拳，食指和中指并拢，食指贴于耳垂旁，中指指腹所在位置即是下关。

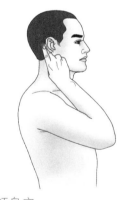

颅息穴

　　站立，将食指和中指并拢，平贴于耳后根处，食指指尖所在的位置的穴位即是颅息穴。

21

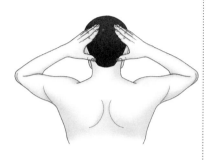

风池穴

正坐，举臂抬肘，肘约与肩同高，屈肘向头，双手置于耳后，掌心向内，指尖朝上，四指轻扶头（耳上）两侧。拇指指腹位置的穴位即是风池穴。

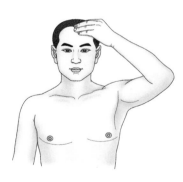

神庭穴

正坐，举双手过头，掌心朝下，手掌放松，自然弯曲，指尖下垂，约成瓢状。中指指尖触碰处所在穴位即是神庭穴。

第五章　心血管疾病

27 高血压

特效：百会穴 / 222　　涌泉穴 / 223

追加：阴陵泉穴 / 224　　太冲穴 / 225

28 风湿性心脏病

特效：少府穴 / 229

追加：神门穴 / 230　　大陵穴 / 231

29 心律失常

特效：内关穴 / 234　　太渊穴 / 235

30 冠状动脉粥样硬化性心脏病

特效：少冲穴 / 238　　极泉穴 / 239

第六章　泌尿生殖系统疾病

31 泌尿系统结石

特效：关元穴 / 244　　中封穴 / 245

追加：命门穴 / 246

32 月经失调

特效：太溪穴 / 250　　滑肉门穴 / 251

追加：血海穴 / 252　　三阴交穴 / 253

　　　中极穴 / 254　　阴廉穴 / 255

第七章　神经系统疾病

33 头痛

特效：头维穴 / 263　　飞扬穴 / 264

追加：天柱穴 / 265　　足临泣穴 / 266

　　　前顶穴 / 267

34 眩晕

特效：五处穴 / 271　　解溪穴 / 272

追加：申脉穴 / 273　　阳辅穴 / 274

　　　眉冲穴 / 275

35 神经衰弱

特效：消泺穴 / 278　　百会穴 / 279

追加：小海穴 / 280

36 面神经麻痹

特效：悬颅穴 / 283　　丝竹空穴 / 284

追加：瞳子髎穴 / 285　　地仓穴 / 286

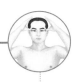

37 癫痫

    特效：筑宾穴 / 289   长强穴 / 290

    追加：强间穴 / 291   五处穴 / 292

38 坐骨神经痛

    特效：承扶穴 / 295   风市穴 / 296

    追加：承山穴 / 297   昆仑穴 / 298

            环跳穴 / 299

第八章　其他常见病

39 乳腺炎

    特效：肩井穴 / 304   天池穴 / 305

    追加：天宗穴 / 306   乳根穴 / 307

40 胸痛

    特效：足五里穴 / 311   膻中穴 / 312

    追加：青灵穴 / 313   天宗穴 / 314

41 黄疸

    特效：太冲穴 / 318   阳陵泉穴 / 319

42 高热

    特效：风府穴 / 322

    追加：大椎穴 / 323   大杼穴 / 324

43 中暑

    特效：委中穴 / 327   大椎穴 / 328

    追加：少商穴 / 329   承光穴 / 330

44 休克

    特效：劳宫穴 / 333   水沟穴 / 334

45 类风湿关节炎

    特效：伏兔穴 / 337   犊鼻穴 / 338

    追加：承山穴 / 339   承筋穴 / 340

46 荨麻疹

    特效：风门穴 / 343   大椎穴 / 344

    追加：风市穴 / 345   血海穴 / 346

47 糖尿病

    特效：阳池穴 / 349   神门穴 / 350

    追加：大椎穴 / 351

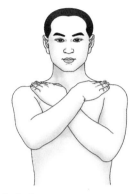

肩井穴

    正坐，交抱双手，掌心向下，放在肩上，以中间三指放在肩颈交会处，中指指腹所在位置的穴位即是肩井穴。

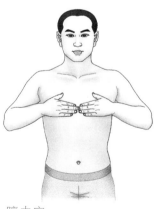

膻中穴

    正坐，伸双手向胸，手掌放松，约成瓢状，掌心向下，中指指尖置于双乳的中点位置即是膻中穴。

阅读导航

　　本书选取了将近一百个病症，并且分别介绍了该病的发病特点、诊断方法以及典型的中西医治疗方式。书中配有大量的图示，以让患者更直观地看懂疾病，看懂它的发生过程以及治疗方法，尤其是对于取穴按摩来说，图解能够让患者更简便、准确地找到穴位，而后进行对症治疗。

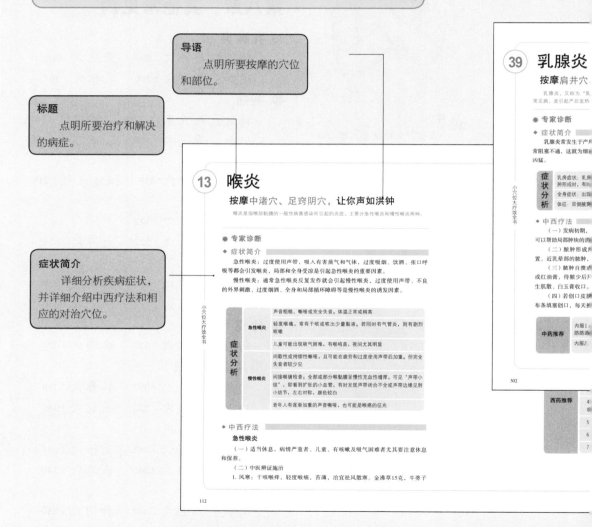

导语
　　点明所要按摩的穴位和部位。

标题
　　点明所要治疗和解决的病症。

症状简介
　　详细分析疾病症状，并详细介绍中西疗法和相应的对治穴位。

---

(39) **乳腺炎**

按摩肩井穴

　　乳腺炎，又称为"乳……
常见病，是引起产后发热……

● **专家诊断**

◆ **症状简介**
　　乳腺炎常发生于产后……
常阻塞不通，这就为细菌……
凶猛。

症状分析	乳房症状：乳房……肿形成时，有时……
	全身症状：出现……
	体征：双侧腺寒……

◆ **中西疗法**
　　（一）发病初期，……可以帮助局部肿块的消散……
　　（二）脓肿形成后……置。近乳晕部的脓肿……
　　（三）脓肿自溃或……或红油膏，待脓少后……生肌散、白玉膏收口。
　　（四）若创口皮肤……布条填塞创口，每天抽……

| 中药推荐 | 内服1……路路通…… |
| | 内服2：…… |

302

西药推荐	4
	对
	6
	7

---

(13) **喉炎**

按摩中渚穴、足窍阴穴，让你声如洪钟

喉炎是指喉部黏膜的一般性病菌感染所引起的炎症，主要分急性喉炎和慢性喉炎两种。

● **专家诊断**

◆ **症状简介**
　　急性喉炎：过度使用声带，吸入有害蒸气和气体，过度吸烟、饮酒、张口呼吸等都会引发喉炎，局部和全身受凉是引起急性喉炎的重要因素。
　　慢性喉炎：通常急性喉炎反复发作就会引起慢性喉炎，过度使用声带、不良的外界刺激、过度烟酒、全身和局部循环障碍等是慢性喉炎的诱发因素。

症状分析	急性喉炎	声音粗糙、嘶哑或完全失音。体温正常或稍高
		轻度喉痛，常有干咳或咳出少量黏液。若同时有气管炎，则有剧烈咳嗽
		儿童可能出现吸气困难，有喉鸣音，夜间尤其明显
	慢性喉炎	间歇性或持续性嘶哑，且可能在疲劳和过度使用声带后加重。但完全失音者较少见
		间接喉镜检查：全部或部分喉黏膜呈慢性充血性增厚，可见"声带小结"，即看到扩张的小血管，有时可发现声带闭合不全或声带边缘见到小结节，左右对称，颜色较白
		老年人有逐渐加重的声音嘶哑，也可能是喉癌的征兆

◆ **中西疗法**
急性喉炎
　　（一）适当休息，病情严重者、儿童、有咳嗽及吸气困难者尤其要注意休息和保养。
　　（二）中医辨证施治
　　1. 风寒：干咳喉痒，轻度喉痛，苦薄，治宜祄风散寒。金沸草15克，牛蒡子

112

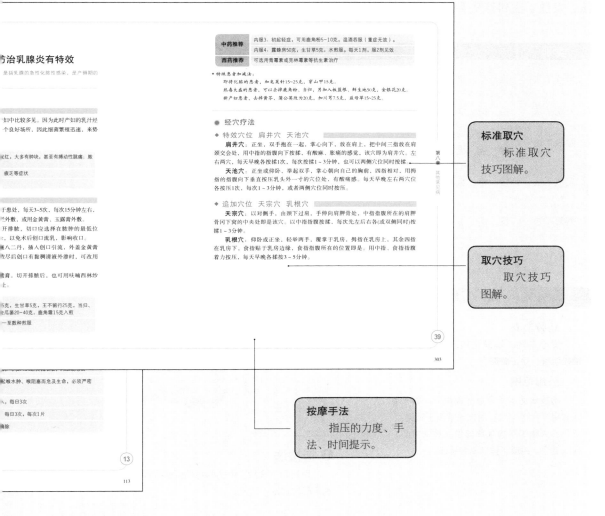

防治乳腺炎有特效

是指乳腺的急性化脓性感染，是产褥期的

妇中比较多见。因为此时产妇的乳汁经
个良好场所，因此细菌繁殖迅速，来势

纹红，大多有肿块，甚至有搏动性跳痛；脓
瘦乏等症状

手患处，每天3~5次，每次15分钟左右，
性外敷，或用金黄膏、玉露膏外敷。
开排脓，切口应选择在脓肿的最低位
，以免术后创口流乳，影响收口。
捶入二丹，插入创口引流，外盖金黄膏
败尽后创口有黏稠清液外渗时，可改用

膏。切开排脓后，也可用呋喃西林纱
上。

克，生甘草5克，王不留行25克，当归、
瓜蒌20~40克，鹿角霜15克入煎
一至数种煎服

中药推荐	内服3：初起轻症，可用鹿角粉5~10克，温酒吞服（重症无效）。
	内服4：露蜂房50克，生甘草5克，水煎服。每天1剂，服2剂见效
西药推荐	可选用青霉素或克林霉素等抗生素治疗

* 特殊患者加减法：
即将化脓的患者，如皂角针15~25克，穿山甲15克。
热毒太盛的患者，可以去掉鹿角粉、当归，另加入板蓝根、鲜生地50克，金银花20克。
新产妇患者，去掉黄芩，蒲公英改为20克，加川芎7.5克，益母草15~25克。

● 经穴疗法

◆ 特效穴位 肩井穴 天池穴

肩井穴：正坐，双手拖在一起，掌心向下，放在肩上，把中间三指放在肩颈交会处，用中指的指腹向下按揉，有酸麻、胀痛的感觉，该处即为肩井穴。左右两侧，每天早晚各按揉1次，每次按揉1~3分钟，也可以两侧穴位同时按揉。

天池穴：正坐或仰卧，举起双手，掌心朝向自己的胸前，四指相对，用拇指的指腹向下垂直按压乳头外一寸的穴位处，有酸痛感。每天早晚左右两穴各按压1次，每次1~3分钟，或者两侧穴位同时按压。

◆ 追加穴位 天宗穴 乳根穴

天宗穴：以对侧手，由颈下过肩，手伸向肩胛骨处，中指指腹所在的肩胛骨冈下窝的中央处即是该穴。以中指指腹按揉，每次先左右各后（或双侧同时）按揉1~3分钟。

乳根穴：仰卧或正坐，轻举两手，覆掌于乳房，拇指在乳房上，其余四指在乳房下，食指贴于乳房边缘，食指指腹所在的位置即是。用中指、食指指腹着力按压，每天早晚各揉按3~5分钟。

标准取穴
　标准取穴技巧图解。

取穴技巧
　取穴技巧图解。

按摩手法
　指压的力度、手法、时间提示。

配喉水肿、喉阻塞而危及生命，必须严密

，每日3次
每日3次，每次1片
痛除

第八章
其他常见病

39

303

13

113

25

二十二种按摩手法全解析

　　除了指压之外，还有很多种按摩手法。其实所谓的手法，并不仅仅只限于手上的动作。按摩手法变化繁多，大致可以分为：按、摩、揉、推、拿、捻、抹、擦、捏、点、摇、梳、拍、捋、拨、击、搓、掐、振、滚、扳等，根据其力度、着力点、作用时间的差别，这些手法都有各自最适合的部位和穴位，可以调治不同的病痛。

　　根据作用，我们可以将这些手法归纳为5大类：解痉手法、开窍手法、顺气手法、发散手法和整复手法。具体可见下表。

类别	手法	适应证状
解痉手法	推、揉、滚、捻、捋	缓解痉挛、舒筋活血，用于放松肌肉、消除紧张和减轻疼痛感时使用
开窍手法	掐、拍、抹、梳	提神醒脑、兴奋神经、消除昏厥等
顺气手法	按、摩、揉、推、擦、搓、捏、摇、梳、捋、击、振、拨	疏通经络、运气活血。这类手法运用较广，对于各类适合穴位按摩的病症都有一定的效果
发散手法	按、拿、点	可以清热泻火，用于风寒、心烦、精神不振、经络不通等症状
整复手法	摇、刮、扳	这类手法可以止痛消淤，适用于关节损伤、脱臼、错位、软组织病症的恢复和消肿止痛

按 法

功效简介

　　安心宁神、镇静止痛、开闭通塞、放松肌肉、矫正畸形。

适用范围

　　指按法适用于全身各部腧穴，掌按法常用于背腰、下肢，肘按法常用于背腰、臀部、大腿等肌肉丰厚部位。按法常与揉法结合，组成了按揉复合手法。

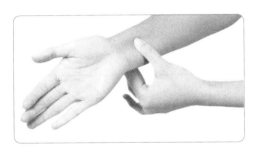

❶ 指按法

　　用拇指、食指、中指的指端或螺纹面垂直向特定部位按压。

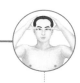

二十二种按摩手法全解析

摩 法

功效简介

理气和中、行气和血、消积导滞、去淤消肿、健脾和胃、清腑排浊。

适用范围

摩法轻柔缓和，常用于胸腹、胁肋部。

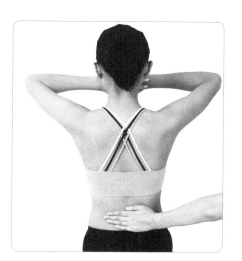

❷ 掌按法

用手掌根部着力向下按压，可用单掌按或双掌按，亦可双手重叠按压。

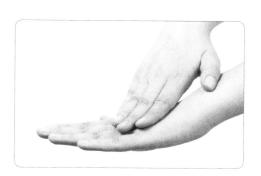

❶ 指摩法

食指、中指、无名指相并，指腹附着于特定部位按顺时针或逆时针环转运动。

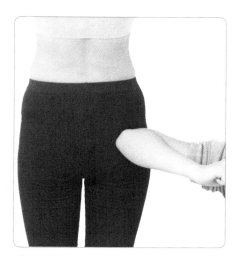

❸ 肘按法

将肘关节弯曲，用突出的尺骨鹰嘴着力按压特定部位。

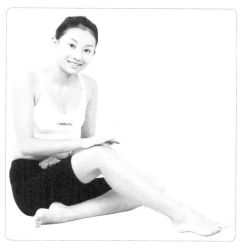

❷ 掌摩法

用手掌掌面附着于施术部位，做有节律的环形摩动。

揉 法

功效简介

宽胸理气、消积导滞、活血化淤、消肿止痛、祛风散寒、舒筋活络、缓解痉挛。

适用范围

揉法轻柔缓和,刺激小,适用于全身各部位。

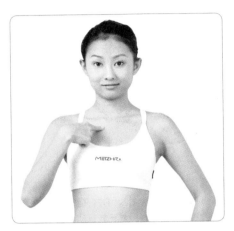

❶ 指揉法

用拇指、食指、中指的指端或螺纹面垂直向特定部位按压。

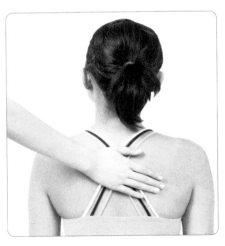

❷ 掌揉法

用手掌大鱼际或掌根着定于施术部位,做轻柔缓和的揉动。

推 法

功效简介

行气活血、疏通经络、舒筋理肌、消积导滞、解痉镇痛、调和营卫。

适用范围

可在人体各部位使用。

注意事项

推法操作时,着力部位要紧贴皮肤,用力要稳,速度要缓慢均匀。

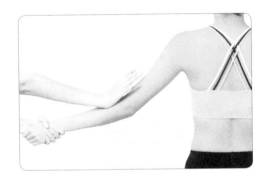

拿 法

功效简介

祛风散寒、通经、活络、行气开窍、解痉止痛、去淤生新。

适用范围

拿法刺激较强,多作用于较厚的肌肉筋腱。

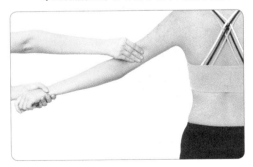

包括三指拿、四指拿、五指拿三种,是指用拇指和食指、中指两指或其他三、四指对称地用力,提拿一定部位或穴位的手法。

捻 法

功效简介

消肿止痛、缓解痉挛、润滑关节。

适用范围

捻法要求操作轻快灵活，主要适用于四肢指关节。

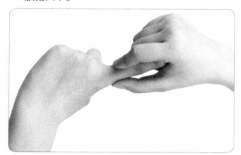

用拇指、食指指腹捏住施术部位，两指做对称有力的环转捻动的手法。

抹 法

功效简介

开窍宁神、清醒头目、行气、活血、温经散寒。

适用范围

拇指抹法常用于头部和颈项部，掌抹法常用于胸腹背腰部。

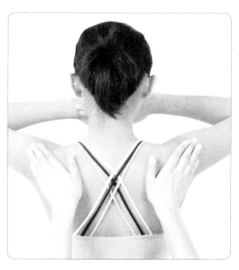

擦 法

功效简介

行气活血、疏通经络、消肿止痛、健脾和胃、温阳散寒。

适用范围

掌擦法温度较低，多用于胸腹胁部；小鱼际擦法温度较高，多用于腰背臀腿；大鱼际擦法温度中等，可用于全身各部。

注意事项

擦法可用于身体各部，擦法操作时可涂抹润滑油，在本法操作后，不宜在该处再施其他手法，以免皮肤损伤。

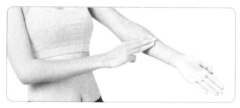

❶ 指擦法

将食指、中指二指或食指、中指、无名指三指并拢，用螺纹面进行摩擦。

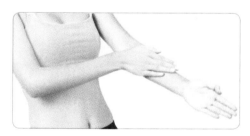

❷ 掌擦法

用手掌面紧贴皮肤进行摩擦。

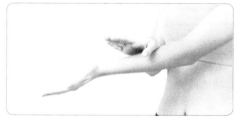

❸ 鱼际擦法

用大鱼际或小鱼际紧贴施术部位往复摩擦。

捏 法

功效简介

舒筋通络、行气活血、消积化淤、调理脾胃。

适用范围

捏法常用于头颈、项背、腰背及四肢。

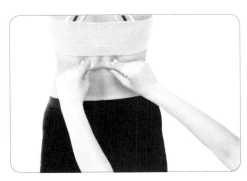

❶ 两指捏法

用拇指指腹和食指中节桡侧面相对用力，将肌肉提起做一捏一放动作。

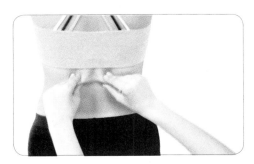

❷ 三指捏法

用拇指指面顶住皮肤，食指和中指在前按压，三指同时用力提拿肌肤，双手交替向前移动。

点 法

功效简介

疏通经络、活血止痛、开通闭塞、调理脏腑。

适用范围

点法作用面积小，刺激大，用于全身穴位。

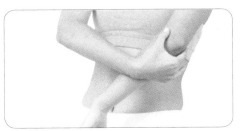

❶ 拇指点

用拇指端按压体表。

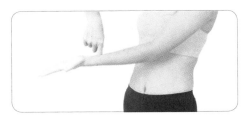

❷ 屈指点

包括屈拇指点和屈食指点法。即弯曲手指时，用拇指指间关节桡侧或食指近侧指间关节点压施术部位。

摇 法

功效简介

润滑关节、松解粘连、解除痉挛、整复错位。

适用范围

适用于颈、项、肩、腰及四肢关节

注意事项

摇法必须在各关节生理功能许可的范围内进行，不可用力过猛。

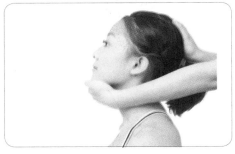

❶ 摇颈法

用一手扶住患者头顶，另一手托住其下颌，左右适度环转摇动。

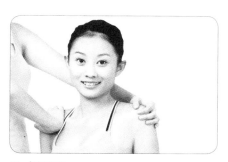

❷ 摇腰法

患者取坐位,按摩者用双腿夹住患者的一条腿,双手分别扶住其两肩,用力向左右旋转摇动。

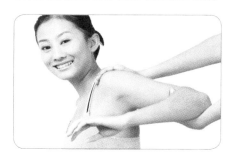

❸ 摇肩法

用一手扶住患者肩部,另一手握住其手腕部或托住其肘部,做环转活动。

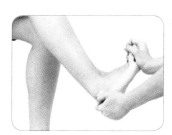

❹ 摇踝法

按摩者一手托住患者的足跟,另一手握住其足趾部,做环转摇动。

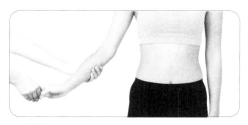

❺ 摇腕法

按摩者一手握住患者前臂尺侧,另一手握住其手掌,做环转摇动。

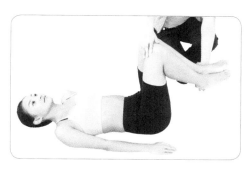

❻ 摇髋法

患者仰卧,按摩者一手托住患者足跟,另一手扶住膝部使膝关节屈曲,然后将髋关节做环转摇动。

梳　法

功效简介

疏通经络、活血化淤、清利头目、醒脑提神。

适用范围

多用于头、胸等部位。

注意事项

摇法必须在各关节生理功能许可的范围内进行,不可用力过猛。

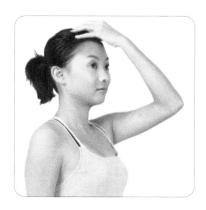

手指五指微屈,自然展开,用手指末端接触体表,做单方向滑动梳理的手法。

拍 法

功效简介
舒筋活络、行气活血、解除痉挛。

适用范围
拍法主要作用于肩背、腰臀及下肢部。

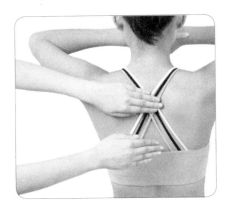

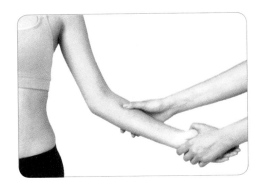

用拇指端或肘尖着力于施术部位的肌肉、筋腱上，做垂直方向的左右来回拨动的手法。

将 法

功效简介
舒筋活络、润滑关节、行气活血。

适用范围
将法用于手指和脚趾。

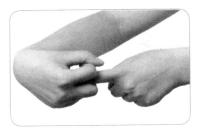

击 法

功效简介
舒筋通络、调和气血、提神解疲。

适用范围
指击法多用于头部，拳击法多用于腰背部，小鱼际击法多用于肩背、下肢，掌击法多用于腰臀下肢。

拨 法

功效简介
具有松解粘连、解痉止痛、行气活血、疏通狭窄等作用。
适用范围
拨法属于强刺激手法，术后常配用顺着肌腱和肌纤维走向的推抹梳理。

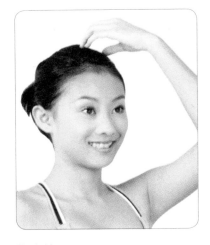

❶ 指击法
用手指末端着力击打。

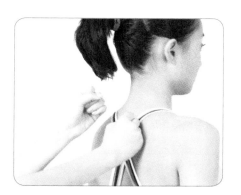

❷ 拳击法

手握空拳，用拳背或小鱼际侧击打，称为拳击法，又称捶打。

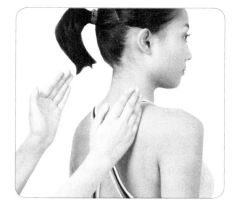

❸ 小鱼际击法

手掌伸直，用单手或双手小鱼际着力击打。

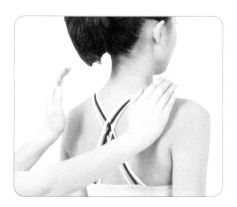

❹ 掌击法

手指自然松开，用掌根部击打，称为掌击法。

搓 法

功效简介

疏通经络、活血化淤、清利头目、醒脑提神。

适用范围

多用于头、胸等部位。

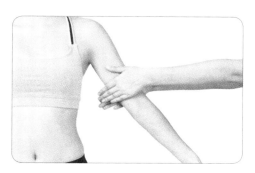

手指五指微屈，自然展开，用手指末端接触体表，做单方向滑动梳理。

一指禅推法

功效简介

舒筋活血、调和营卫、祛淤消积、健脾和胃、温经通络。

适用范围

适用于全身各部穴位。

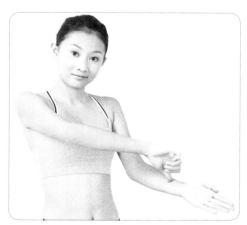

用拇指指端、螺纹面或偏峰着力于施术部位，沉肩、垂肘、悬腕，透过腕关节的摆动和拇指关节的屈伸活动来回推动。

小穴位大疗效全书

掐 法

功效简介

开窍醒脑、回阳救逆、调和阴阳、疏通经络、运行气血。

适用范围

常用于人中穴或十宣穴只等肢端感觉较敏锐的穴位。

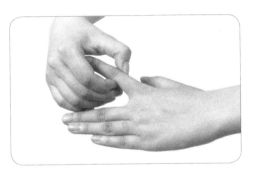

用手指指甲端用力压穴位。

扳 法

功效简介

纠正错位、解除粘连、通利关节、舒筋活络。

适用范围

常与其他手法配合应用于颈、腰等全身关节。

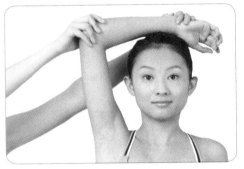

用双手做反向或同一方向用力振动肢体，使受术的关节在正常活动范围内被动达到最大限度活动。

滚 法

功效简介

疏通经络、祛风散寒、活血止痛、放松肌肉、解除痉挛、润滑关节。

适用范围

压力较大，接触面较广，适用于肩背、腰臀、四肢等肌肉丰满处。

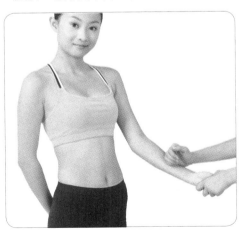

振 法

功效简介

理气和中、祛痰消积、调节肠胃、活血止痛。

适用范围

振法常用于全身各部穴位。

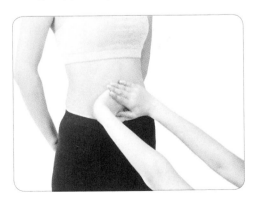

手掌或手指着力于体表施术部位，用前臂和手部肌肉静止性收缩发力，产生振动。

根据身体部位选择最适合的手法

　　指压的部位不同，指压的方法也不一样。譬如脸部就最好用轻柔的按摩手法，而不是力度很大的指压；对于肩背、大腿等部位，力度则需要大一些。而且身体各个部分的软硬程度、形状都各不一样，指压按摩时的手法也必须各不相同。为此，这里介绍了各个部位的指压要诀，一旦学会，将给你带来莫大助益。

臂：仔细地推揉，消除前臂的酸痛

　　办公室所引发的工作症候群，莫过于压力的累积、感冒时引发的喉咙疼痛及手臂的不适感。当你有这些症状时，触摸前臂会有明显的硬块，此时必须用拇指仔细推揉，使硬块趋软为止。指压时以采取坐姿为最佳，但是如果手臂太过僵硬而难以按摩时，也可采取仰卧的姿势，以抓住指压者手臂的方式来指压。这个方法的好处在于按摩时，能使力度平均运作，不容易分散。当你将硬块推揉掉后，手臂的麻痹感就会消失，此时你会发现喉咙痛、燥热及烦躁的思绪都不见了。

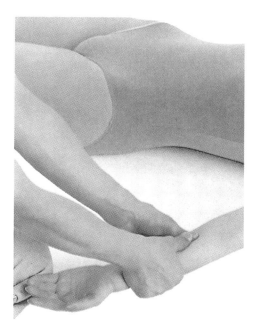

❶ 卧姿指压手臂

　　采取卧姿时，两手抓住被指压者的前臂，以左右拇指重叠的手姿来指压。此种方法最能给予强烈的刺激，可有效减轻酸痛。

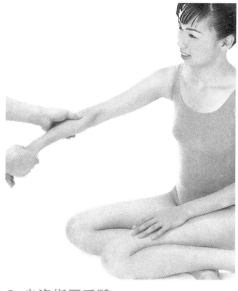

❷ 坐姿指压手臂

　　采取坐姿时，用一只手抓住并支撑住被指压者的手臂，以较常用的那只手来进行指压。拇指压住穴位，然后以抓住前臂的手姿来推揉。此时，利用拇指一边寻找疼痛感，一边将硬块推展开来。

颈部：以抓捏的方法进行指压按摩

　　支撑头部的颈项最容易有疲累感，特别是伏案工作的办公人员，更是深受其扰。要消除颈部的疲惫感就要在颈筋及两侧肌肉上做指压，但是因为脖子两侧有静、动脉及压力感受器流经，所以指压时手指要左右移动着轻轻施力。

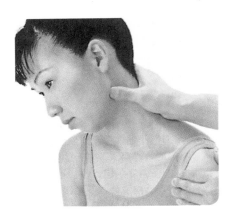

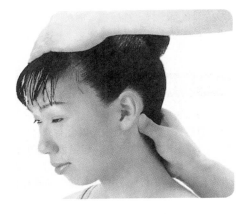

❶ 耳后凹窝处的指压

　　用拇指指压在耳后的凹窝处，指尖以斜面向上按摩推开，按摩到上颚深处则会发出响声。进行指压时，为不使头部轻易转动而影响指压的位置及施力，请以另一手支撑住。

❷ 指压颈部侧面的肌肉

　　以抓住颈部的力度使其固定不转动，从上往下以拇指指压。此处也要分成四点来按摩较好，其技巧在于施力轻微，慢慢地按压。

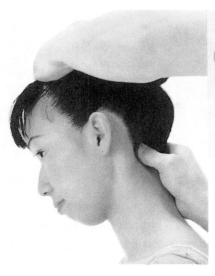

❸ 指压颈后的颈肌

　　指压颈后的颈肌时，先从颈窝开始，从颈窝两侧到颈部与肩膀接合处分成4～5点指压，而指压的方法是以拇指与食指捏住颈肌，用均匀的力度来指压。

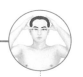

肩：肩胛骨的酸痛用拇指指压

　　肩膀是骨头较多的地方，所以力度较易分散，很难集中力度指压于真正酸痛的地方。在进行肩部指压时，请注意不要弯腰驼背。而指压左右肩胛骨时，请屈膝抱腿而坐，这样力量较不易分散。待姿势调整好后，拇指再轻轻地施力于左右两肩。请注意要用指尖来指压，手指才不至于酸痛。

　　如果酸痛十分严重，建议你请人用手肘来指压酸痛处。这样的话，即使指压者手无缚鸡之力，也能轻易地帮助你解除肩膀酸痛的不适感。

　　另外，肩膀酸痛的人通常是肩胛骨两侧疼痛，如果你是坐在办公室的内勤人员，若能常常指压此处，双肩会如羽毛般轻盈，各位不妨亲身一试。

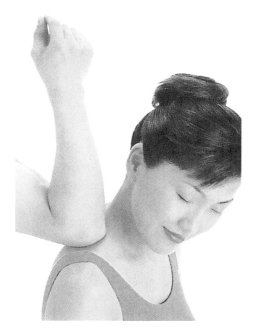

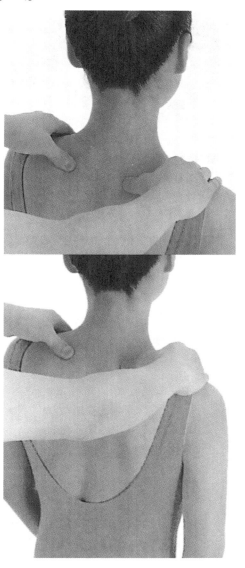

❶ 用手肘按摩指压

　　挺直背脊坐正，手肘置于肩膀顶端，并将身体的力量垂直施加于肘部，确定肘部不会滑动后，再慢慢地增加力量，直到有舒畅感时才停止施力。

❷ 普通肩部指压

　　四指抓住肩膀顶端后，拇指有如抓住肩膀般地扣住肩后肌肉，左右手同时用力，但并不是施力在手指上。而是以身体的重量在手指上着力来做指压。

脊柱：用左右拇指同时按压

脊柱两侧有支撑脊椎的长条肌，长条肌发达的人都有所谓的背肌，但通常坐办公室的白领阶层及站着工作的人，此肌肉容易变得如骨头般僵硬。因此脊柱骨看起来会有凹陷的感觉，以致让人乍看之下很难区分是脊柱骨还是肋骨。

这里介绍的穴位指压法会使背部整个轻松起来，内脏也会开始涌出活力，达到增加食欲及增强体力的效果。同时也能消除你烦闷的思绪，使思考变得澄澈起来。

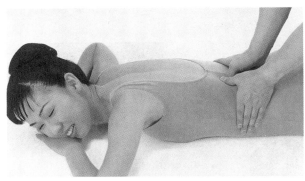
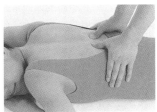

❶ 脊柱的指压

脊柱骨两侧外移 3 厘米处是长条肌高起部分，自肩膀开始沿此处指压到腰部。
如果想彻底治疗恼人的酸痛，可集中力度用两手的拇指指压同一侧（如上左图），但如果酸痛不是很严重，可左右两手同时指压两侧（如上右图）。

腰部：以手肘徐徐推展

腰部是最容易出现酸痛感觉的部位之一，应时常按摩。但腰部比较柔软，如果单纯用手指指压，会很容易累，这时可以换成手肘来进行按摩。

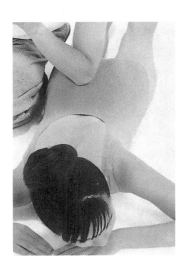

❶ 腰部的指压

指压腰际下方，如用手指指压会让你疼痛难耐，可以换用手肘来按压。指压的部位应避开中央处，约在背正中线左右 3 厘米处垂直施力，并慢慢增加力度。

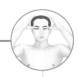

脸部：纤细、易敏感，应轻柔指压

脸部是人体较敏感的部位，所以脸部指压的技巧在于力度要轻柔。原则上虽然只是用拇指或三指做指压，但因为脸部皮肤较细嫩，用按摩的方式也能达到充分的效果，特别是眼睛四周更是要轻柔小心。建议你一开始先以四指轻轻按摩，接着以拇指指压，此时记得用四指来支撑住拇指。

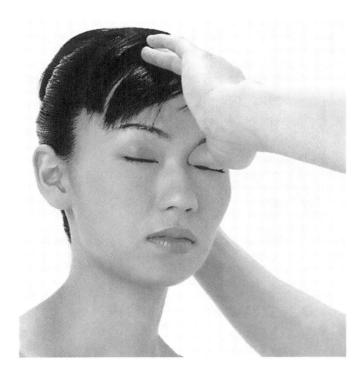

❶ 指压眼睛周围

拇指轻放于目内眦，并沿斜角来按摩眼骨。为了使拇指在指压时不打滑，要用另外四个手指支撑住，这样不但能稳住拇指使力的力度，更能调节力度的强弱。此法能改善眼睛疲劳及眼部因花粉症所引发的不适感。

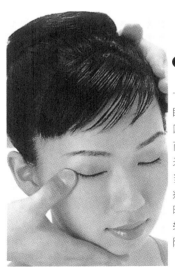

❷ 消除疲劳

拇指置于眼下自眼头向目外眦做指压，其他四指托住下巴，而以倾斜的力量来指压则更安全。当你发现一天的疲倦出现在脸上时，可使用此法轻轻按摩，来消除疲劳。

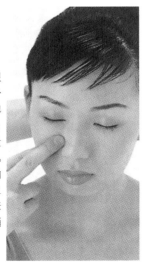

❸ 指压鼻子周围

如果要指压鼻子周围时，以中指压住食指按摩鼻翼是最佳的方式。光用食指按摩不如运用这种能够稳定力量的指压方式更好。从目内眦到鼻翼，分为四点来指压，对于治疗鼻塞相当有帮助。

根据身体部位选择最适合的手法

腿部：用两手的拇指来消除疼痛

足部要从腿部与臀部的接合处往脚尖做指压，大腿到膝盖的部分是分成 5 ~ 6 点做指压，指压时需以较轻的力度开始指压。压至大腿前侧时，膝盖会承受一些压力，若在膝盖处铺上毛巾即可消除这些压力。腰痛时，大腿后侧会有紧绷感，所以要按摩到酸痛解除为止，这样便有助于消除腰部的酸痛。

进行到膝盖周围时，请注意不要让膝盖承受太大的压力，必须小心仔细地进行。

脚底容易发冷及有生理痛的人，如果能使小腿及脚尖的气血通顺，那些令人困扰已久的病痛就会得到改善。

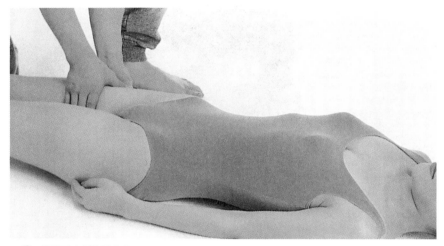

❶ 指压大腿前侧

扣紧大腿，以两手的拇指来做指压。指压者须伸直手臂慢慢地施加体重的力度来指压。

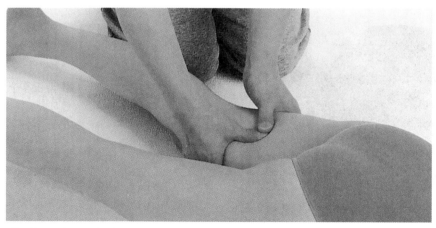

❷ 指压大腿后侧

指压大腿后侧与大腿前侧的要领相同。边按压边以手指揉开僵硬的地方，只要将僵硬处揉开，你会发现恼人的腰痛因此而消失了。

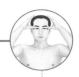

❸ 膝盖处的指压

膝盖的疼痛可参照右图按摩大腿内侧的穴位，即能达到相当好的效果。此处如果强力指压时会有疼痛的感觉，所以，不要使用太大的力度来进行指压。而髌骨周围，则以下图的方式来指压即可。

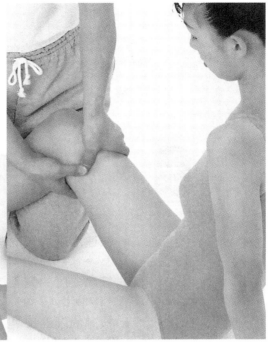

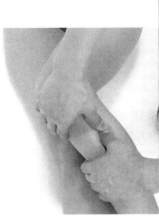

脚部：双手拇指交叠按压脚底中央

工作站了一天或是高跟鞋穿了一整天，脚的僵硬疼痛是不是让你觉得举步维艰？此时能迅速消除疲惫感的方法便是脚底指压。

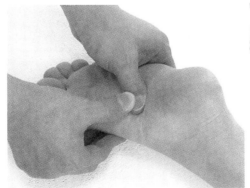

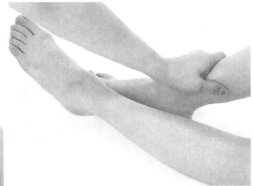

❶ 脚底的指压

用双手的拇指交叠，仔细按摩脚底中央，随着指压的进行脚底会逐渐暖和，而心情也会随之好起来。

❷ 小腿的指压

胫骨及腓肠肌以单手抓捏方式来指压，但特别要注意的是内侧为敏感地带，勿以太强的力度来按摩。常因脚底冰冷而许久无法入睡的人，在睡前可仔细地指压此处，并转动脚踝，脚底冰冷的症状将会改善许多。

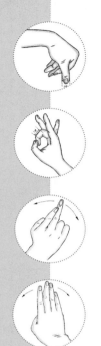

本章看点

● 快速准确取穴的诀窍
教你如何快速准确地寻找穴位

● 按摩力度的完美控制
恰到好处的力度学问

● 按摩的辅助工具与体位
按摩的预先准备与基本体位

● 常规部位按摩手法
海纳百川，形意为先

● 按摩通经活络效果好
按摩的功效、适应证与禁忌证

● 人体的十二经脉
十二正经是人体经络系统的主体

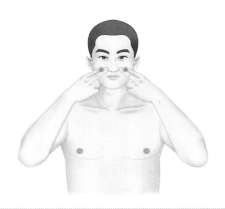

第一章
迅速成为按摩专家

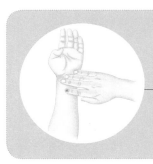

　　中医理论与人体经穴构筑了经络疗法的框架与基础，而相关技术、实战窍门的掌握与领悟，才是人们真正通向应用的进阶之路。本章从实战应用出发，介绍了专家在无数按摩实践过程中所总结出的各种精准便捷取穴法，以及按摩力度控制方面的体悟与经验。此外，还介绍了按摩辅助工具、介质、常用体位，并讲解了常规部位常用的技术手法，以及按摩的功效、适应证与禁忌证。

快速准确取穴的诀窍

潜藏于人体的经络纵横交错、穴位星罗棋布，对于不熟悉它们的人来说，快速寻找与准确定位就如同大海捞针一般困难。古代先贤们在不断地摸索与实践积累过程中，逐步总结出以下几个快速准确取穴的诀窍。

● 标志参照法

固定标志 人体的体表骨节突起、肌肉凹陷、皮肤褶皱等就像一个个指路标引导着人们快速、准确地找到目标穴位。如关节、眉毛、指甲、乳头、肚脐等都是常见判断穴位的标志。

活动标志 不同于时刻存在与显现的固定标志，人体部分关节、肌肉、肌腱、皮肤在经过相应动作姿势之后会显现出一定的突起、凹陷、褶皱等变化与痕迹，人们可以寻迹这些活动着的标志确定某些穴位的具体位置，如在颧骨弓下线凹陷处，张口有骨隆起、闭口凹陷的是下关穴等。

● 身体度量法

当寻找一些与标志参照物距离较远的穴位时，标志参照的准确度与实用性已被渐渐模糊或减小，这时就出现了一个相对更为准确与实用的身体度量法。它利用人体的部位以及线条作为简单的参考度量，将特定的人体部位均分成若干等份（也称作骨度分寸），再以人体自身的手指作为量取距离的尺度，即中医里的"同身寸"一说，从而准确地确定具体穴位的位置。需要注意的是，人有高矮胖瘦，其各自的骨节也有着长短不同，虽然两人同时各测得 1 寸长度，但实际距离却可能是不同的，因此在具体应用"同身寸"测量时，应遵循自测自身的原则。

手拇指横宽：拇指指间关节横宽 1 寸，为 1.5~2 厘米。

二指尺寸法：并拢的食指和中指指幅横宽 1.5 寸，为 2~3 厘米。

三指尺寸法：并拢的食指、中指和无名指指幅横宽 2 寸，约 6 厘米。

四指尺寸法：并拢的食指到小指指幅横宽 3 寸，约 7 厘米。

● 徒手寻穴法

触摸法 以拇指指腹或其他四指手掌触摸皮肤，如果感觉到皮肤有粗糙感，或是会有尖刺般的疼痛，或是有硬结，那可能就是穴位所在。

抓捏法 以食指和拇指轻捏感觉异常的皮肤部位，前后揉一揉，当揉到经穴部位时，感觉会特别疼痛，而且身体会自然地抽动想逃避。

按压法 用指腹轻压皮肤圈揉，对于在抓捏皮肤时感到疼痛想逃避的部位以按压法确认，如果指头碰到有点状、条状的硬结就可确定是经穴的所在位置。

快速准确地寻找穴位

标志参照法

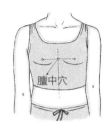

固定标志

人体体表骨节突起、肌肉凹陷、皮肤褶皱等都可作为固定参照点，如膻中穴位在左右乳头中间的凹陷处。

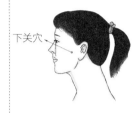

活动标志

依据人体特定动作而在体表显露的痕迹确定穴位，如在颧骨弓下线凹陷处，张口有骨隆起、闭口凹陷的是下关穴。

身体度量法

身体度量法利用人体的部位以及线条作为简单的参考度量，将特定的人体部位均分成若干等份,再以人体自身的手指作为量取距离的尺度,即中医里的"同身寸"一说，从而准确地确定具体穴位的位置。

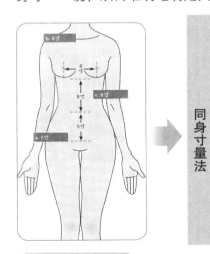

同身寸量法

拇指指间关节横宽1寸，为1.5~2厘米

并拢的食指和中指指幅横宽1.5寸，为2~3厘米

并拢的食指、中指和无名指幅横宽2寸，约6厘米

并拢的食指到小指指幅横宽3寸，约7厘米

徒手寻穴法

触摸法	以拇指指腹或其他四指手掌触摸皮肤，感到皮肤粗糙或是会有尖刺般的疼痛，或是有硬结，即可能是穴位所在
抓捏法	以食指和拇指轻轻捏揉感觉异常的皮肤部位，经穴位置的痛感明显，且身体会自然地抽动而逃避
按压法	以指腹轻压皮肤圈揉，对于抓捏皮肤时感到疼痛想逃避的部位以按压法确认，经穴所在位置的指头触感常有点状、条状的硬结

①

按摩力度的完美控制

按摩疗法是借助于外力直接作用于人体损伤或其他特定部位，通过特定的手法、力度、用力方向、用力频率与持续时间的把握来调整人体机体的功能以达到调节人体生理、病理的变化，进而达到治病强身的目的，而恰如其分地控制按摩的力度则成为按摩疗法一门学问。

● 力度的轻与重

按摩手法、用力的方向、频率以及持续时间，都可以在了解和熟悉后较为轻松地掌握，唯有按摩力度的把握较为复杂和困难，不知从何谈起。按摩的力度过轻，会对人体不产生任何作用，而力度过重，又会对人体产生不良影响，可见按摩力度的完美控制对于人们来说就变得尤为重要。

根据按摩力度的大小，可分为最轻、较轻、适中、较重、最重 5 个较为模糊的等级。其中最轻的力度可达皮毛，承受者会感到舒适柔和，通常用来松弛神经、放松肌肉以及按摩前后阶段的身心放松；较轻的力度可达血脉，承受者会有温暖、舒适、酸胀之感，通常用来疏通经络、行气活血；适中的力度可达肌肉，承受者会有酸胀、压迫之感，但可忍受，按摩之后会有浑身畅快之感，这类力度的使用较为常见，通常用来解痉止痛；较重的力度可达筋腱或脏腑之间，承受者会有明显的酸胀、压迫、放射之感，通常用来解除粘连、调理经络；最重的力度可达骨骼，这类力度的按摩手法使用并不多见，讲究对大力的控制与力度的突然爆发，主要应对于各类正骨按摩，因其对施术者的技术、经验、临场应变能力要求较高，所以具体应用时须谨慎。

● 力度的辨证施与

按摩施术者对于力度的完美掌控除了取决于其自身的能力以外，按摩承受者性别、年龄、体质状况、病症轻重缓急、损伤部位深浅的辨证判断更是一切诊断治疗、施术策略、具体操作的根基。如应对老人、幼儿或身体劳累、虚弱者，按摩力度宜轻，而成年人、身体强壮者按摩力度可适当加重；应对人体损伤、病症初期时，按摩力度宜轻，而人体损伤、病症晚期时，按摩力度可适当加重；应对人体较为敏感的部位或穴位时，按摩力度宜轻，而其他一般部位或穴位的按摩力度可适当加重；应对有较长病史的慢性病患者，按摩力度宜轻，而病症反应较急患者的按摩力度可适当加重。

总体上，按摩的力度要做到平稳均匀、连贯有效、轻重相宜。稍重的力度必须要以承受者的耐受程度为限，不可过高。

按摩的力度掌控

不同按摩力度的效果

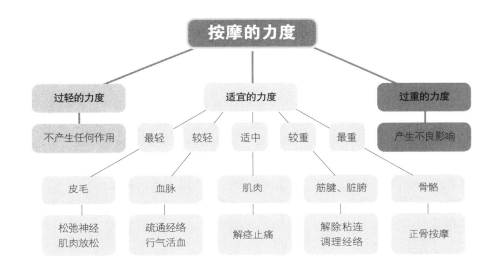

按摩的力度

- 过轻的力度
  - 不产生任何作用
- 适宜的力度
  - 最轻
    - 皮毛
      - 松弛神经 肌肉放松
  - 较轻
    - 血脉
      - 疏通经络 行气活血
  - 适中
    - 肌肉
      - 解痉止痛
  - 较重
    - 筋腱、脏腑
      - 解除粘连 调理经络
  - 最重
    - 骨骼
      - 正骨按摩
- 过重的力度
  - 产生不良影响

按摩力度的辨证判断

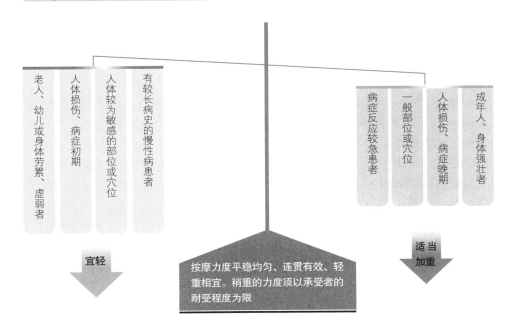

老人、幼儿或身体劳累、虚弱者
人体损伤、病症初期
人体较为敏感的部位或穴位
有较长病史的慢性病患者

宜轻

病症反应较急患者
一般部位或穴位
人体损伤、病症晚期
成年人、身体强壮者

适当加重

按摩力度平稳均匀、连贯有效、轻重相宜。稍重的力度须以承受者的耐受程度为限

2

③ 按摩的辅助工具与体位

　　在人们进行人体经络穴位按摩的过程中，特别是自我按摩时，合理地借助一些身边常见的用具和按摩介质来辅助按摩，不但可以帮忙达到准确、有效地刺激穴位与反射区，还能在一定程度上提升按摩的效果，从而起到事半功倍的作用。

● 按摩辅助工具

　　圆珠笔　材质坚硬且细长的东西最适合用来做穴位点揉的道具。手指尽可能地握住笔的前端，用笔头指点或按压穴位。注意不要使用过于尖锐的笔尖部位。

　　梳子　紧握梳子把柄轻轻地拍打头皮，或者用梳子缓慢地梳理头发。拍打时一开始先慢慢地、轻轻地，再逐渐增加强度，其技巧要有节奏感，此种手法能促进头部血液循环，消除头部、眼部的疲劳。应选用木质、宽齿梳子为佳。

　　此外还有牙刷、牙签、叉子、雨伞、毛巾、高尔夫球、核桃等市场常见各类按摩用具。

● 按摩介质

　　按摩介质又称按摩润滑剂，总体上可分为粉剂、油剂、水剂和酒剂四类，用以减少按摩时皮肤之间的摩擦或兼具一定的药物疗效。如可润滑皮肤的滑石粉、爽身粉，静气安神的精油，消肿止痛的红花油，温经散寒、润滑皮肤的冬青膏，加强手部热力透入的麻油，温热散寒的葱姜汁，行气、活血、止痛的木香水，清凉退热的洁净凉水，通经活络、活血祛风、除湿散寒的白酒等。

● 按摩的正确体位

　　端坐位：正坐、屈膝、屈髋各90度，双脚分开与肩同宽，双上肢自然下垂，双手置于膝上。此种体位适用于头面部、颈项部、肩部、胸部、胁部、背部、腰部疾病的按摩。

　　仰卧位：去枕或低枕，面部朝上，上肢自然置于体侧，双下肢自然伸直。根据需要可随时调整上下肢的位置。此种体位适用于头面部、颈部、胸部、腹部、下肢疾病的按摩。

　　侧卧位：身体一侧在下；双腿自然屈曲，或下侧腿伸直，上侧腿屈曲；下侧上肢屈肩、屈肘各90度，上侧上肢自然垂直，置于体侧或撑于体前床面。适用于头部、颈部、肩部、上肢、胸部、胁部、背部、腰部、髋部、下肢疾病的按摩。

　　俯卧位：腹部向下，去枕，面部朝下，或头歪向一侧，双下肢自然伸直，上肢置于体侧或屈肘置于面部下方，根据需要可随时调整上下肢的位置。适用于头部、颈项部、背部、腰部、臀部、下肢疾病的按摩。

按摩的预先准备与基本体位

按摩的辅助工具

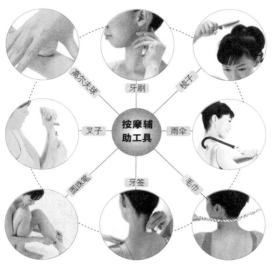

高尔夫球　牙刷　梳子

叉子　雨伞

按摩辅助工具

圆珠笔　牙签　毛巾

常用按摩介质

粉剂 ▶ 润滑皮肤的滑石粉、爽身粉。

水剂 温热散寒的葱姜汁；行气、活血、止痛的木香水；清凉、退热的洁净凉水。

油剂 静气安神的精油；消肿止痛的红花油；温经散寒、润滑皮肤的冬青膏；加强手部热力透入的麻油。

酒剂 通经活络、活血祛风、除湿散寒的白酒。

按摩的体位

端坐位按摩

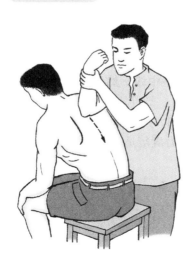

仰卧位按摩

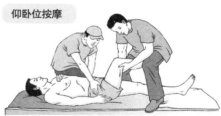

侧卧位按摩

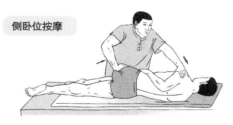

俯卧位按摩

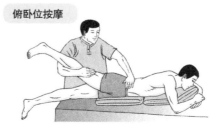

3

④ 常规部位按摩手法

人们在进行按摩活动与总结过程中，发现某些独立或复合性按摩手法对于人体特定穴位或部位有着显著的功效，于是将其区分、整理出来，就形成了所谓的常规部位按摩手法。

这些功效显著、各有所长、形态各异的按摩手法被人们赋予了许多灵动形象而又趣味横生的名称，依据其应用部位的不同简略介绍如下。

● 头部

一指禅推法 以拇指指端、螺纹面或偏峰着力于施术部位，沉肩、垂肘、悬腕，透过腕关节的摆动和拇指关节的屈伸活动来回推动。此法适用于头部、胸背与四肢的穴位，具有舒筋活血、调和营卫、祛淤消积、健脾和胃、温通经络等作用。

双运太阳法 以两手拇指指腹按压于面部两侧的太阳穴并做环形推揉。此法力度宜轻，具有通经活络、安神醒脑等作用。

● 颈部

二龙戏珠法 以单手拇指、食指指腹相对而向，虚力捏揉颈部喉结的两侧。此法力度宜轻，具有疏通经络、消炎止痛、解除咽喉不适的作用。

● 肩部

捏拿肩井法 以双手或单手反复捏拿肩部肌肉与肩井穴。此法力度适中，具有调理经络、舒筋活血、缓解肌肉紧张的作用。

● 躯干部

开胸理气法 以双手掌面轻按于人体胸部正中线，然后分别沿着肋部间隙向双侧同时分推。此法具有疏通经络、调和气血、舒肝宣肺的作用。

顺藤摸瓜法 以单手手掌着力于人体后侧，沿颈部后侧、脊柱及两侧膀胱经、下肢后侧至足跟部的线路由上而下直推，力度舒适，取顺藤摸瓜之形而得名。具有舒筋活络、调和气血的作用。

● 四肢部

喜鹊搭桥法 以单手拇指、食指的指尖着力于受术者指甲双侧的经络部位依次捏拿点压。此法刺激感略强，有疏通经络、调和气血、散风开窍之效。

阴阳抱膝法 以双手掌心分别按抚于受术者膝关节内外两侧，并一张一弛有节奏地做环形揉按。此法具有通络活血、散风止痛的作用。

常规部位按摩手法

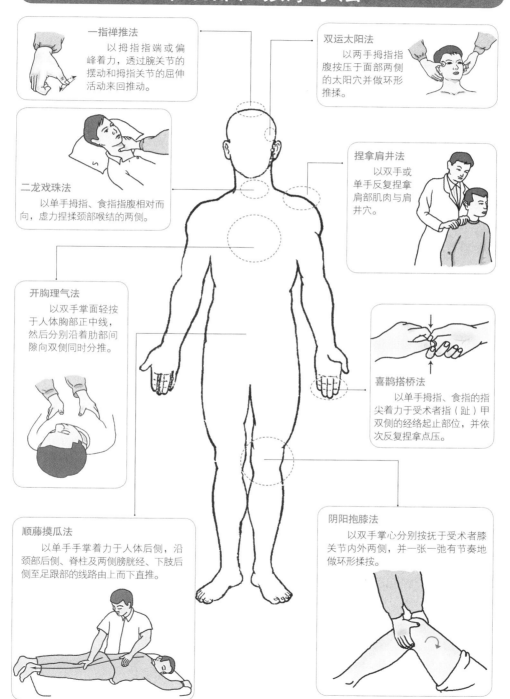

一指禅推法
以拇指指端或偏峰着力，透过腕关节的摆动和拇指关节的屈伸活动来回推动。

双运太阳法
以两手拇指指腹按压于面部两侧的太阳穴并做环形推揉。

二龙戏珠法
以单手拇指、食指指腹相对而向，虚力捏揉颈部喉结的两侧。

捏拿肩井法
以双手或单手反复捏拿肩部肌肉与肩井穴。

开胸理气法
以双手掌面轻按于人体胸部正中线，然后分别沿着肋部间隙向双侧同时分推。

喜鹊搭桥法
以单手拇指、食指的指尖着力于受术者指（趾）甲双侧的经络起止部位，并依次反复捏拿点压。

顺藤摸瓜法
以单手手掌着力于人体后侧，沿颈部后侧、脊柱及两侧膀胱经、下肢后侧至足跟部的线路由上而下直推。

阴阳抱膝法
以双手掌心分别按抚于受术者膝关节内外两侧，并一张一弛有节奏地做环形揉按。

4

按摩通经活络效果好

按摩是一种自然的物理疗法，它是根据人的具体病情，利用按摩者的双手在体表相应的经络、穴位、痛点上，使用肢体活动来防治疾病的一种方法。随着人类社会的进步和人们生活水平的提高，对无损伤、无副作用的自然疗法，需求与日俱增，按摩疗法已受到人们的高度重视。

● 按摩能行气活血强身体

人体脏腑运作以气血为能源，气血若不通，人体脏腑得不到足够的濡养，不能进行正常的生命活动，人就会生病。中医认为，按摩可以行气活血，从现代医学的角度来分析，这是因为按摩能扩张局部组织的微血管，促进红细胞、白细胞增生，增强局部的营养供应，加强组织修复，从而增强人体的抵抗力。

● 按摩具有多种功效

按摩不仅能通畅经络，改善血液循环，还能调节机体的平衡和神经功能，促进炎症的消退和水肿的吸收，整骨理筋，解痉止痛，润滑关节，松解粘连，提高机体的抗病能力。而且，按摩疗法简便易学，不受场地的限制，无须特殊的器械设备，疗效显著，安全可靠，经济实惠。运用得当的话，更可获得事半功倍的效果，因此，越来越多的人开始用这种方式来治病强身。

● 按摩的注意事项

在按摩操作过程中，为了提高按摩效果，防止出现不良反应，按摩时应注意以下几个方面。

首先，按摩前要充分了解病情症状，在具体操作过程中，应注意先轻后重、由浅入深、轻重适度，严禁使用蛮力，以免擦伤皮肤或损伤筋骨。力度以患者感觉轻微酸痛，但完全可以承受为宜。

其次，按摩时精神、身体都要放松，呼吸自然。另外，进行腰部和下腹部的按摩前，应先排空大小便。在过饥、过饱、情绪激动以及醉酒后均不宜按摩，一般在餐后2个小时按摩较为妥当。沐浴后休息1个小时再按摩，才能起到放松、保健功效。

最后，按摩过程中如果因为用力过猛或动作不当引起头晕、心慌、恶心、面色苍白甚至出冷汗、虚脱等不良症状时，应掐人中穴或十宣穴、点内关穴等进行急救，或者让患者饮热茶、糖水来缓解不适。

按摩的适应证和禁忌证

适应证	禁忌证
闭合性的关节及软组织损伤：腰椎间盘突出症、腰肌扭伤、膝关节副韧带损伤、腕关节扭伤、指间关节挫伤等	皮肤病及皮肤破损：湿疹、癣、疱疹、脓肿、蜂窝组织炎、溃疡性皮肤病、烫伤、烧伤等
肌肉、韧带的慢性劳损：颈肌劳损、背肌劳损、腰肌劳损、跟腱炎、网球肘等	各种急性传染病患者不能按摩，以免疾病扩散传染和延误治疗
骨质增生性疾病：颈椎骨质增生、腰椎骨质增生、膝关节骨性关节炎、跟骨骨刺等	感染性疾病：骨髓炎、骨结核、化脓性关节炎、丹毒、化脓性感染、结核性关节炎等
周围神经疾病：三叉神经痛、面神经麻痹、肋间神经痛、坐骨神经痛、腓总神经麻痹等	内外科危重病：严重心脏病、肝病、肺病、急性十二指肠溃疡、急腹症、各种恶性肿瘤等
内科疾病：神经官能症、气管炎、肺气肿、胃炎、胃下垂、十二指肠溃疡、半身不遂、高血压、冠心病、糖尿病、胆囊炎、腹胀、头痛等	各种肿瘤，包括原发性或继发性恶性肿瘤
五官疾病：近视、耳鸣、咽喉炎、鼻窦炎、眼睑下垂等	血液病或有出血倾向，如恶性贫血、紫癜、体内有金属固定物等按摩后易引起出血的病症
妇科疾病：功能性子宫出血、月经失调、盆腔炎、痛经、闭经、乳腺炎、更年期综合征等	体质虚弱、久病、年老体弱者应慎用按摩，以免造成昏迷或休克
儿科疾病：遗尿症、小儿脑性瘫痪、小儿麻痹后遗症、小儿消化不良、小儿腹泻等	极度疲劳、醉酒后神志不清、饥饿及饭后半小时以内的人也不宜做按摩
皮肤病：黄褐斑、痤疮等	诊断不明的急性脊柱损伤或伴有脊髓疾病者

5

人体的十二经脉

十二经脉也被称为"正经"，是人体经络系统的主体，它们包括手太阴肺经、手厥阴心包经、手少阴心经、手阳明大肠经、手少阳三焦经、手太阳小肠经、足阳明胃经、足少阳胆经、足太阳膀胱经、足太阴脾经、足厥阴肝经、足少阴肾经。这十二条经脉的主要特征是表里经脉相合，与相应脏腑络属。

● 十二经脉的分布规律

十二经脉纵贯全身，它在体表呈左右对称地分布于头面、躯干和四肢。六条阳经分别位于人体四肢的外侧和头面、躯干部。六条阴经则分别位于人体四肢的内侧和胸腹部。十二经脉在四肢的分布规律是：阳经在外侧，阳明在前，少阳在中，太阳在后；阴经在内侧，太阴在前，厥阴在中，少阴在后。但足厥阴肝经在足大趾至内踝上 8 寸一段走于足太阴脾经之前，至内踝上 8 寸才走到中间。十二经脉在躯干部的分布规律是：足少阴肾经在胸中线旁开 2 寸，腹中线旁开 0.5 寸处；足太阴脾经行于胸中线旁开 6 寸，腹中线旁开 4 寸处；足厥阴经循行规律性不强；足阳明胃经分布于胸中线旁开 4 寸，腹中线旁开 2 寸处；足太阳经行于背部，分别于背正中线旁开 1.5 寸和 3 寸处；足少胆经则分布于人体侧面。

● 十二经脉的表里属络关系

十二经脉在体内与脏腑相联，其中阴经属脏络腑，阳经属腑络脏，形成了脏腑阴阳表里属络关系。具体是：手太阴肺经与手阳明大肠经相表里，手厥阴心包经与手少阳三焦经相表里，手少阴心经与手太阳小肠经相表里，足太阴脾经与足阳明胃经相表里，足厥阴肝经与足少阳胆经相表里，足少阴肾经与足太阳膀胱经相表里。

● 十二经脉的循行走向

手三阴经从胸走手，手三阳经从手走头，足三阳经从头走足，足三阴经从足走腹。

十二经脉的交接规律和流注顺序

十二经脉交接规律表

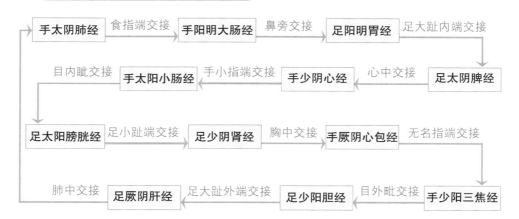

手太阴肺经 →食指端交接→ 手阳明大肠经 →鼻旁交接→ 足阳明胃经 →足大趾内端交接→ 足太阴脾经

目内眦交接 ← 手太阳小肠经 ←手小指端交接← 手少阴心经 ←心中交接← 足太阴脾经

足太阳膀胱经 →足小趾端交接→ 足少阴肾经 →胸中交接→ 手厥阴心包经 →无名指端交接→

肺中交接 ← 足厥阴肝经 ←足大趾外端交接← 足少阳胆经 ←目外眦交接← 手少阳三焦经

十二经脉循环流注顺序表

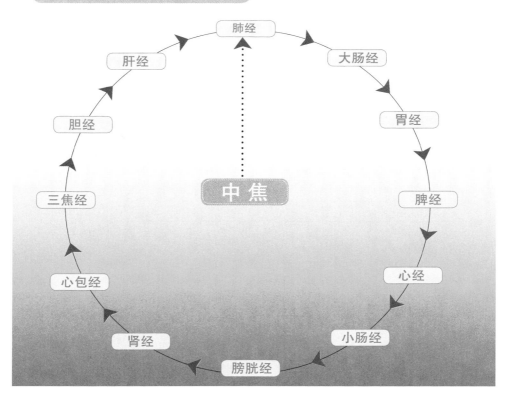

肺经 → 大肠经 → 胃经 → 脾经 → 心经 → 小肠经 → 膀胱经 → 肾经 → 心包经 → 三焦经 → 胆经 → 肝经 → 肺经

中焦

十二正经

十二正经是人体经络系统的主体，它们包括：手太阴肺经、手厥阴心包经、手少阴心经、手阳明大肠经、手少阳三焦经、手太阳小肠经、足阳明胃经、足少阳胆经、足太阳膀胱经、足太阴脾经、足厥阴肝经、足少阴肾经。

手太阴肺经

主治病症：咳嗽、哮喘、气短、咯血、咽痛、外感伤风、行经部位痛麻或活动受限等。

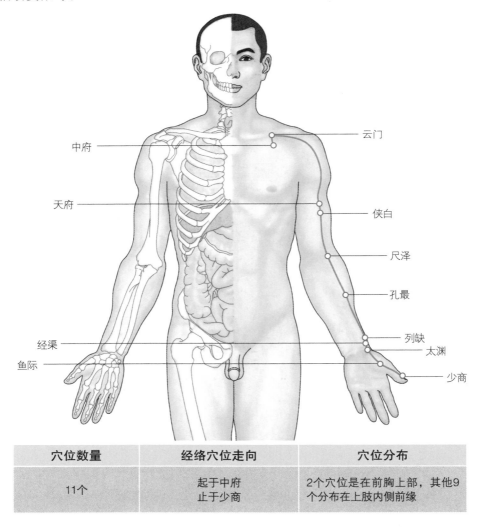

穴位数量	经络穴位走向	穴位分布
11个	起于中府 止于少商	2个穴位是在前胸上部，其他9个分布在上肢内侧前缘

手阳明大肠经

主治病症:腹痛、肠鸣、泄泻、便秘、咽喉肿痛、牙痛、本经循行部位疼痛、热肿或寒冷麻木等。

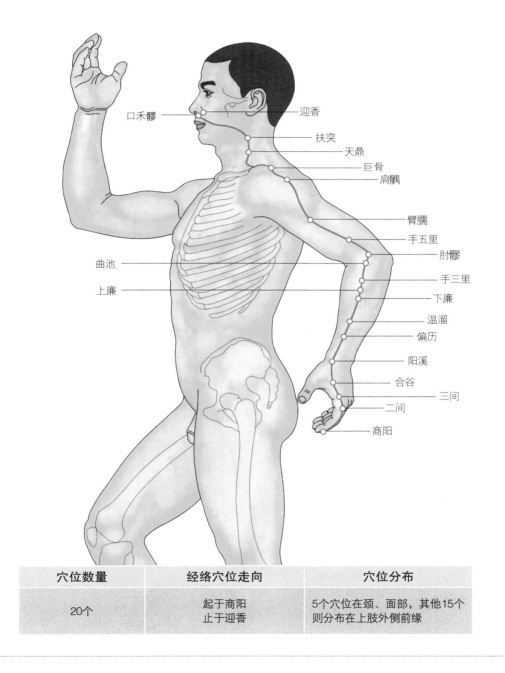

口禾髎　　迎香
　　　　　扶突
　　　　　天鼎
　　　　　巨骨
　　　　　肩髃
　　　　　臂臑
　　　　　手五里
　　　　　肘髎
曲池　　　手三里
上廉　　　下廉
　　　　　温溜
　　　　　偏历
　　　　　阳溪
　　　　　合谷
　　　　　三间
　　　　　二间
　　　　　商阳

穴位数量	经络穴位走向	穴位分布
20个	起于商阳 止于迎香	5个穴位在颈、面部,其他15个则分布在上肢外侧前缘

6

足阳明胃经

主治病症：肠鸣腹胀、水肿、胃痛、呕吐或消谷善饥、口渴、咽喉肿痛、鼻衄、胸部及膝髌等本经循行部位疼痛。

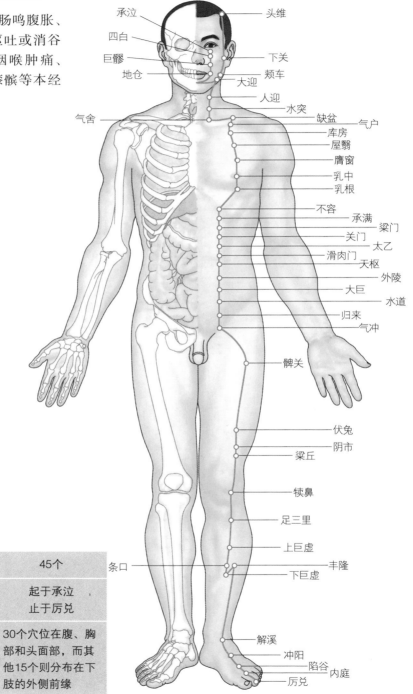

承泣　头维
四白　下关
巨髎　颊车
地仓　大迎
人迎
气舍　水突
缺盆　气户
库房
屋翳
膺窗
乳中
乳根
不容　承满
梁门
关门　太乙
滑肉门
天枢
外陵
大巨
水道
归来
气冲
髀关
伏兔
阴市
梁丘
犊鼻
足三里
上巨虚
条口　丰隆
下巨虚
解溪
冲阳
陷谷　内庭
厉兑

穴位数量	45个
经络穴位走向	起于承泣 止于厉兑
穴位分布	30个穴位在腹、胸部和头面部，而其他15个则分布在下肢的外侧前缘

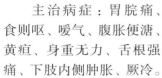

足太阴脾经

主治病症：胃脘痛、食则呕、嗳气、腹胀便溏、黄疸、身重无力、舌根强痛、下肢内侧肿胀、厥冷。

穴位数量	21个
经络穴位走向	起于隐白 止于大包
穴位分布	10个穴位分布在侧胸腹部，而其他11个则分布在下肢内侧前缘

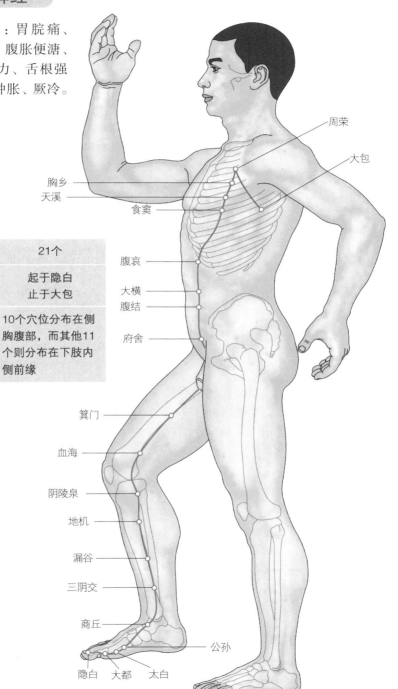

周荣

大包

胸乡

天溪

食窦

腹哀

大横

腹结

府舍

箕门

血海

阴陵泉

地机

漏谷

三阴交

商丘

公孙

隐白　大都　太白

6

手少阴心经

主治病症：心痛、咽干、口渴、目黄、胁痛、上臂内侧痛、手心发热等。

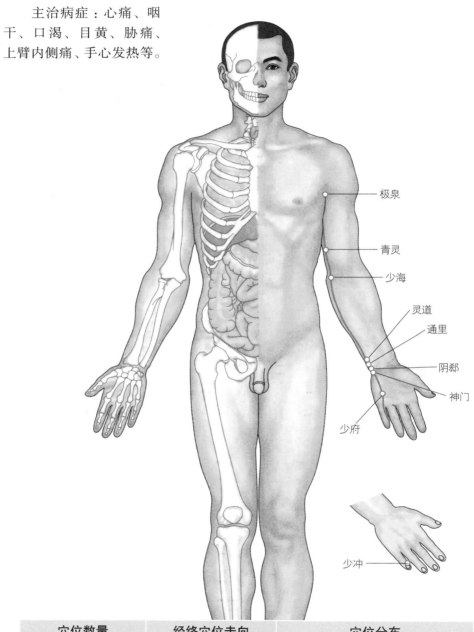

极泉

青灵

少海

灵道

通里

阴郄

神门

少府

少冲

穴位数量	经络穴位走向	穴位分布
9个	起于极泉 止于少冲	1个穴位在腋窝部，而其他8个穴位则位于上肢内侧面后缘

手太阳小肠经

主治病症：少腹痛、腰脊痛引睾丸、耳聋、目黄、颊肿、咽喉肿痛、肩臂外侧后缘痛等。

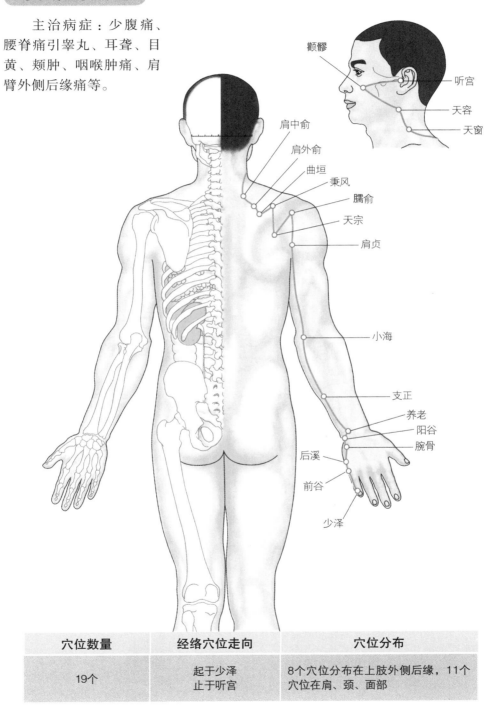

颧髎
听宫
天容
天窗

肩中俞
肩外俞
曲垣
秉风
臑俞
天宗
肩贞

小海

支正

养老
阳谷
腕骨

后溪

前谷

少泽

穴位数量	经络穴位走向	穴位分布
19个	起于少泽 止于听宫	8个穴位分布在上肢外侧后缘，11个穴位在肩、颈、面部

足太阳膀胱经

主治病症：小便不通、遗尿、癫狂、疟疾、目痛、见风流泪、鼻塞多涕、鼻衄、头痛；项、背、臀部及下肢循行部位痛麻等。

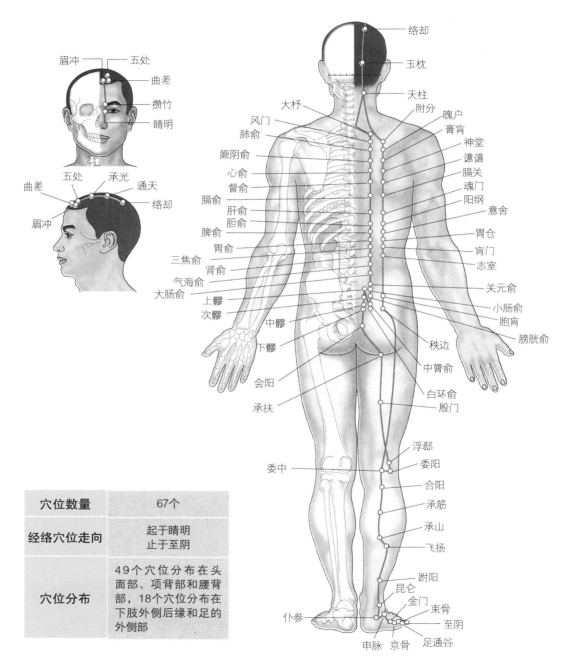

穴位数量	67个
经络穴位走向	起于睛明 止于至阴
穴位分布	49个穴位分布在头面部、项背部和腰背部，18个穴位分布在下肢外侧后缘和足的外侧部

足少阴肾经

主治病症：咯血、哮喘、舌干、咽喉肿痛、水肿、大便秘结、泄泻、腰痛、脊股内后侧痛、痿弱无力、足心热等。

穴位数量	27个
经络穴位走向	起于涌泉 止于俞府
穴位分布	10个穴位分布在下肢内侧后缘，17个穴位分布在胸腹部前正中线旁开0.5寸

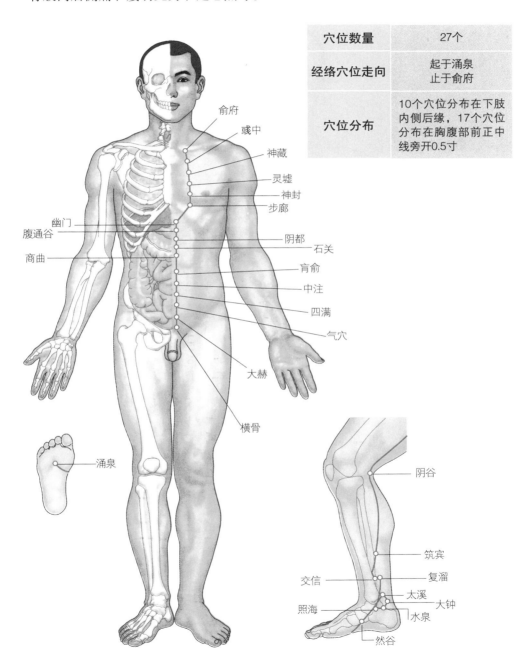

俞府
彧中
神藏
灵墟
神封
步廊
幽门
腹通谷
商曲
阴都
石关
肓俞
中注
四满
气穴
大赫
横骨
涌泉

阴谷
筑宾
复溜
交信
太溪
大钟
照海
水泉
然谷

手厥阴心包经

主治病症：心痛、胸闷、心悸、心烦、癫狂、腋肿、肘臂挛痛、掌心发热等。

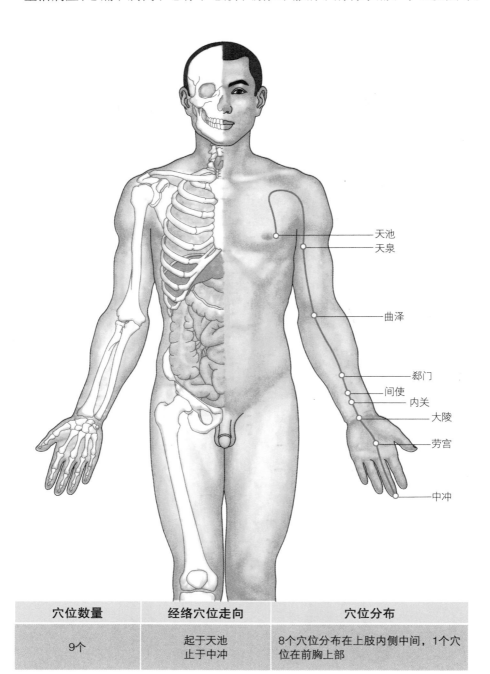

天池
天泉
曲泽
郄门
间使
内关
大陵
劳宫
中冲

穴位数量	经络穴位走向	穴位分布
9个	起于天池 止于中冲	8个穴位分布在上肢内侧中间，1个穴位在前胸上部

手少阳三焦经

主治病症:腹胀、水肿、遗尿、小便不利、耳聋、喉咽肿痛、目赤肿痛、颊肿;
耳后、肩臂肘部外侧痛等。

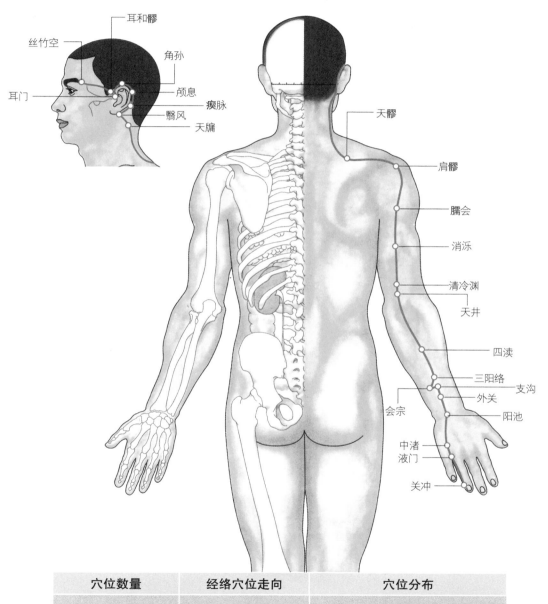

穴位数量	经络穴位走向	穴位分布
23个	起于关冲 止于丝竹空	13个穴分布在上肢背面,10个穴在颈部,耳郭后缘,眉毛外端

6

足少阳胆经

主治病症：口苦、目眩、疟疾、头痛、颌痛、目外眦痛；缺盆部、腋下、胸胁、股及下肢外侧、足外侧痛等。

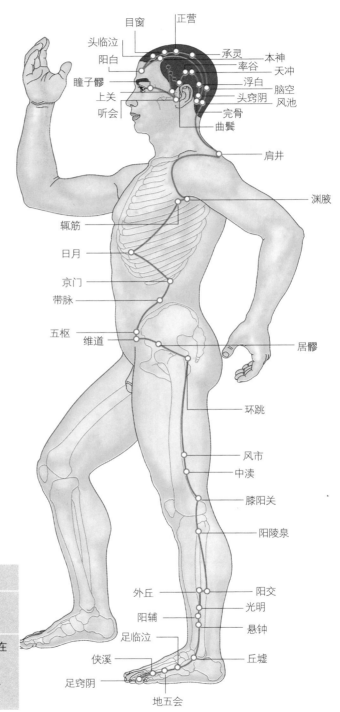

目窗　正营　头临泣　阳白　承灵　本神　率谷　天冲　瞳子髎　浮白　脑空　风池　上关　头窍阴　听会　完骨　曲鬓　肩井　渊腋　辄筋　日月　京门　带脉　五枢　维道　居髎　环跳　风市　中渎　膝阳关　阳陵泉　外丘　阳交　光明　阳辅　悬钟　足临泣　丘墟　侠溪　足窍阴　地五会

穴位数量	44个
经络穴位走向	起于瞳子髎 止于足窍阴
穴位分布	15个穴位分布在下肢的外侧面，29个穴位在臀、侧胸、侧头部

足厥阴肝经

主治病症：腰痛、胸满、呃逆、遗尿、小便不利、疝气、少腹肿等。

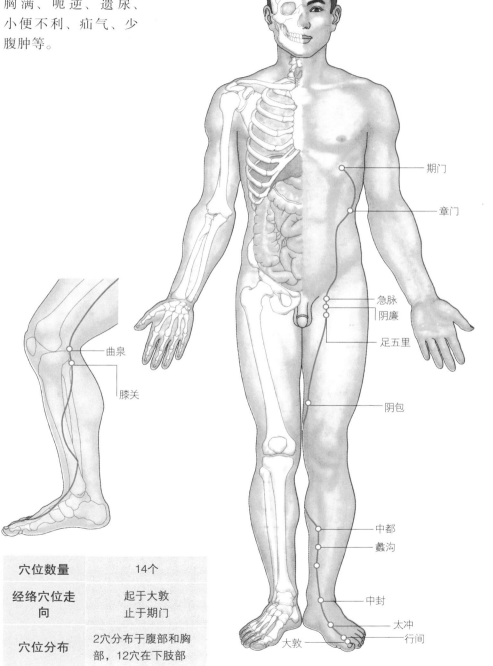

期门

章门

急脉
阴廉

足五里

阴包

曲泉

膝关

中都

蠡沟

中封

太冲

行间

大敦

穴位数量	14个
经络穴位走向	起于大敦 止于期门
穴位分布	2穴分布于腹部和胸部，12穴在下肢部

6

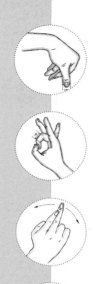

本章看点

● 白内障
按摩承泣穴、四白穴，还你一双明亮的眼睛

● 结膜炎
按摩阳溪穴、睛明穴，恢复秋水明眸

● 青光眼
按摩童子髎穴、阳白穴，降眼压，复光明

● 化脓性中耳炎
按摩听宫穴、耳门穴，缓解中耳炎症

● 外耳道疖肿
按摩商阳穴、下关穴，耳朵不再疼痛

● 鼻炎
按摩迎香穴、风池穴，时时顺畅呼吸

● 喉炎
按摩中渚、足窍阴，让你声如洪钟

● 慢性单纯性咽炎
按摩孔最穴、经渠穴，咽痛不再烦

● 牙痛
按摩列缺穴、液门穴，还你好牙口

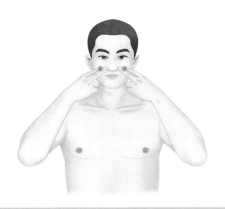

第二章

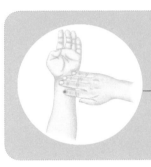

五官科疾病

　　五官科的病痛如眼部的白内障、耳部的中耳炎、鼻部的鼻炎、咽喉部的咽喉炎等等，任何一种都会给我们的生活或工作带来巨大困扰。为减轻或消除这些病痛，除了可以打针吃药之外，也可以选择经络疗法。本章列举了常见的五官科疾病，对每种疾病都详细介绍了相应的对治穴位和治疗方法。

白内障

按摩承泣穴、四白穴，还你一双明亮的眼睛

白内障是由于新陈代谢或其他原因导致晶体全部或部分混浊，而引起视力障碍的眼病，中医属圆翳内障。分先天性白内障和后天性白内障2种。

● 专家诊断

◆ 症状简介

(1)先天性白内障：先天性白内障多在出生前后即已存在，小部分在出生后逐渐形成，多为遗传性疾病，有内生性与外生性两类。内生性者与胎儿发育障碍有关，外生性者是母体或胎儿的全身病变对晶状体造成损害所致，常见于婴幼儿，生下来即有。晶状体混浊可能不是全部，也不会继续发展，对视力的影响决定于混浊的部位和程度。先天性白内障分为前极白内障、后极白内障、绕核性白内障及全白内障。前两者无须治疗，后两者须进行手术治疗。

(2)后天性白内障：出生后因全身疾病或局部眼病、营养代谢异常、中毒、变性及外伤等原因所致的晶状体混浊。最常见的是老年性白内障。

老年性白内障多见于40岁以上，且随年龄增长而增多，病因与老年人代谢缓慢发生退行性病变有关，也有人认为与日光长期照射、内分泌紊乱、代谢障碍等因素有关。根据初发混浊的位置可分为核性与皮质性两大类，视力障碍与混浊所在的部位及密度有关，后皮质及核混浊较早地影响视力，治疗以手术为主，术后可佩戴接触眼镜，也可手术同时进行人工晶状体植入术。除此之外，还有并发性白内障、外伤性白内障等。

症状分析	先天性白内障	一般在出生前后即已存在，是遗传性疾病
	后天性白内障	老年性白内障：多见于40岁以上，需进行手术解决
		并发性白内障：并发于其他眼病
		外伤性白内障：由于外伤导致晶状体部分或全部受损
		代谢性白内障：因内分泌功能不全所致，如糖尿病性白内障等
		辐射性白内障：由于与x射线、β射线、γ射线接触过多导致
		药物及中毒性白内障：长期服用某些药物，导致晶状体白化严重

◆ 中西疗法

白内障是内外因素共同作用于眼睛晶状体使之代谢功能发生改变，产生混浊。我国人民在长期的生产生活中，积累了大量的防治白内障的经验，有些食疗验方方便有效，现介绍如下。

(1)枸杞子20克，龙眼肉20枚，水煎煮连续服用。枸杞子富含胡萝卜素、维生素和钙、磷、铁等微量元素。龙眼肉富含维生素B_2、维生素C和蛋白质。这些营养素均能益精养血、滋补明目。

(2)黑芝麻炒熟研成粉，每次取1汤匙冲入牛奶或豆浆中服用，并可加入1汤匙蜂蜜。黑芝麻富含维生素E、铁和蛋白质，可延缓机体衰老，改善眼球代谢，能维护和增强造血系统、免疫系统的功能。

(3)猪肝150克，鲜枸杞叶100克，先将猪肝洗净切条，与枸杞叶共同煎煮，饮汤吃肝，每日口服2次。可明目清肝，改善视力。

(4)红枣7枚，枸杞子15克，加适量水煎服，每日1剂，连续服用。红枣含蛋白质、维生素C及钙、磷、铁等，可补血明目，提高视力。

中药推荐	明目地黄丸，口服，每日15克
	磁珠丸，口服，每日15克
西药推荐	每天服用肠溶阿司匹林100毫克，可达到防治白内障和降低血液黏稠度的双重目的

● 经穴疗法

◆ 特效穴位　承泣穴　四白穴

承泣穴：正坐、仰靠或者仰卧，眼睛直视前方，食指和中指伸直并拢，中指贴在鼻侧，用食指的指尖按压下眼球与眶下缘之间，瞳孔正下方，有酸痛感，即是承泣穴。双手的食指伸直，用食指的指腹按揉左右穴位，每次各按揉1~3分钟。

四白穴：正坐、仰靠或仰卧，两手中指和食指并拢伸直，不要分开，然后中指指腹贴两侧鼻翼，以食指指尖垂直按压眶下缘下部凹陷处，有酸痛感，即是四白穴。以食指指腹揉按左右穴位，每次1~3分钟。

◆ **追加穴位　天井穴**

　　天井穴：正坐，手前平伸，掌心向内，指尖向上，屈肘，前臂垂直于地面，与肘部大约成90度。用另一只手轻握肘下，四指在下，拇指在上，中指或食指弯曲，用指尖垂直向上按摩肘尖下凹陷的穴位处，有酸、胀、麻的感觉，即是天井穴。两侧穴位，每天早晚各按压1次，每次按压1~3分钟。

┌─────────────────────────────────┐
│　**治未病　早预防**

　　中老年人应定期进行健康检查，发现早期病变应及时使用有效药物治疗。另外，还应注意以下3点：

　　(1)避开强光或紫外线。强光特别是太阳光紫外线对晶状体损害较大，照射时间愈长，患白内障的可能性愈大；屈光不正的人应戴"过滤防紫外线辐射"镜片。

　　(2)避免机体缺水。老年人体内缺水，是导致晶状体变浊的原因之一。要养成多饮水的习惯，同时注意防止腹泻、呕吐、大量出汗等。

　　(3)补充蛋白质。缺乏蛋白质和维生素A会引起角膜病变、白内障、夜盲症等眼病。应常吃瘦肉、鱼类、蛋类、乳类和大豆制品。
└─────────────────────────────────┘

➤ 特效一：承泣穴

功能主治

承泣穴

属足阳明胃经穴位

主要治疗各种眼部疾病，如近视、远视、夜盲、眼颤动、眼睑痉挛、角膜炎、视神经萎缩等

对眼睛疲劳、迎风流泪、老花眼、白内障、散光、青光眼、色盲、睑缘炎、视神经炎、视网膜色素变性、眶下神经痛等也有较好疗效

还可以用于治疗神经系统疾病，如面肌痉挛、面神经麻痹等

配瞳子髎穴治疗目赤肿痛，配阳白穴治疗口眼歪斜

标准取穴

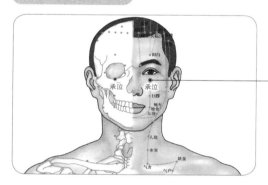

人体面部，瞳孔直下，眼球与眼眶下缘之间。

◇ 配伍治病

目赤肿痛：
承泣穴配太阳穴
口眼歪斜：
承泣穴配阳白穴
功用：
通络明目

取穴技巧及按摩手法

　　正坐、仰靠或仰卧，眼睛直视前方，食指与中指伸直并拢，中指贴于鼻侧，食指指尖位于眼球与下眼眶之间。

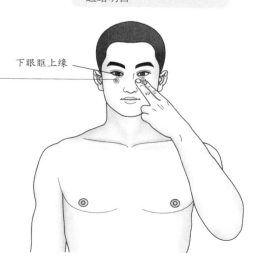

下眼眶上缘

程度	指法	时间/分钟
重		1 ~ 3

▶ 特效二：四白穴

功能主治

四白穴
属足阳明胃经穴位

- 按揉四白穴对于眼睛的保健和治疗近视有较好疗效
- 经常按摩此穴位，还可以治疗目赤、目翳、眼睑痉挛、口眼歪斜、头晕目眩等
- 按揉四白穴，还可以缓解神经系统疾病，如三叉神经痛、面神经麻痹、面肌痉挛等
- 对角膜炎、青光眼、夜盲症、结膜瘙痒、角膜白斑、鼻窦炎、胆道蛔虫病等，也有一定疗效

标准取穴

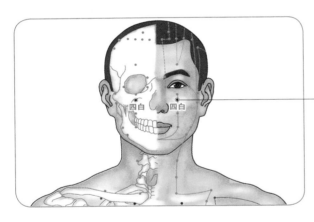

人体面部，双眼平视时，瞳孔正中央下约2厘米处。

◇ 配伍治病

口眼歪斜：
四白穴配阳白穴、地仓穴、颊车穴、合谷穴
眼睑痉挛：
四白穴配攒竹穴
功用：
通络明目、活血养颜

取穴技巧及按摩手法

两手中指和食指并拢伸直，不要分开，然后中指指腹贴两侧鼻翼，食指指尖所按的位置即是四白穴。

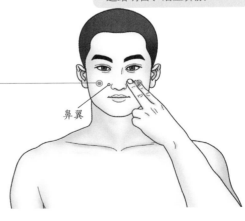

鼻翼

程度	指法	时间/分钟
轻		1～3

➤追加一：天井穴

属手少阳三焦经穴位。天井穴可清热凉血，为主治睑腺炎、淋巴结核的特效穴位，对白内障也有一定疗效。此外，此穴还可对治偏头痛，颈、项、肩、背痛，扁桃体炎、荨麻疹等病症。

标准取穴

该穴位于人体的臂外侧，屈肘时，当肘尖直上1寸凹陷处。

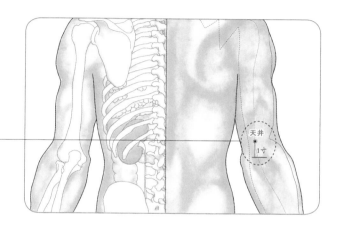

取穴技巧及按摩手法

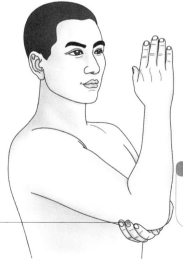

正坐，手平伸，屈肘，前臂垂直地面，掌心向内。用另一手轻握肘下，四指在下，拇指在上，用中指(或食指)指尖垂直向上压肘尖下凹陷的穴位即是天井穴。

◇ 这些症状也有效

◎ 睑腺炎　◎ 淋巴结核
◎ 偏头痛　◎ 颈、肩、背痛

程度	指法	时间/分钟
重		1～3

结膜炎

按摩阳溪穴、睛明穴，恢复秋水明眸

结膜炎是因为结膜经常与外界接触，受到外界的各种刺激和感染而引起结膜组织炎症的疾病。结膜炎主要分为急性结膜炎和慢性结膜炎两种。

● **专家诊断**

◆ **症状简介**

急性结膜炎可由细菌感染引起而具有传染性，如俗的称"红眼病"，在中医上属"天行赤眼"范围。

慢性结膜炎是一种常见的慢性眼病。由于急性结膜炎没有彻底根治，或因风尘刺激、饮酒过度，以及其他眼部疾病的刺激所引起。

症状分析	急性结膜炎	结膜充血：越近穹窿部结膜充血越明显。血管弯曲不规则，呈网状
		有大量黏液或脓性分泌物附着于睑缘，所以晨起不易睁眼
		轻者有痒、灼热和异物感；重者有怕光流泪及眼睑重垂；如有疼痛应注意角膜是否发炎
		有时还可以在球结膜或角膜缘出现圆形疱疹
		应与睫状充血相区别
	慢性结膜炎	结膜轻度充血，有少量黏性黄色分泌物，发病久后，可见睑结膜肥厚粗糙
		自觉眼痒、异物感、视物易感疲劳等

◆ **中西疗法**

急性结膜炎

1.中药

症系肺经风热壅滞，治以祛风清热。赤芍、羌活、黄芪、防风各15克，蒲公英50克，车前草20克。

加减法：热重加山栀15克，生大黄10克（后入）；风重加杭菊15克，薄荷10

克（后入）；有疱性结膜炎加苍术15克，川朴10克，陈皮15克。

2.草药单方

外用：大黄1片，浸乳敷眼；或将白及用人乳磨汁滴眼均可；也可用新鲜野菊叶50克煎成浓汤，澄清后洗眼。

内服：浮萍、野菊花叶、金银花、十大功劳叶任选1种，每次用40~50克，水煎服。

3.西药

(1)细菌性结膜炎患者可滴用抗生素眼药水，每2个小时1次，睡前用红霉素眼膏搽眼。

(2)过敏性结膜炎和病毒性结膜炎患者用抗生素治疗无效。过敏性结膜炎患者可口服抗组胺药，可以止痒和缓解刺激症状，也可用皮质类固醇眼药水。

(3)疱疹病毒性结膜炎患者则绝对不要滴用皮质类固醇眼药水，因其可能使病情加重，可试用0.1%酞丁安或阿昔洛韦眼药水。

(4)如果分泌物多时，可用冷开水、生理盐水或硼酸水冲洗，不能进行包扎。

慢性结膜炎

(1)用0.5%硫酸锌眼药水滴眼，每日3次。

(2)氯霉素眼药水滴眼，每日3~4次；同时配合去除其他的致病因素，如矫正屈光不正等。

(3)每日内服二妙丸15克，或用苦胆草片，每日3次，每次6片。

中药推荐	急性	内服汤剂1：羌活、防风、黄芩、赤芍各15克，蒲公英50克，车前草20克
		内服汤剂2：浮萍、野菊花叶、金银花、十大功劳叶任选一种，水煎服
		外用方1：大黄浸乳敷眼
		外用方2：白及用人乳磨汁滴眼
		外用方3：鲜菊叶煎浓汤洗眼
	慢性	中成药1：内服二妙丸15克
		中成药2：内服苦胆草片，每日3次
西药推荐	急性	细菌性结膜炎：抗生素眼药水滴眼，红霉素眼膏搽眼
		过敏性、病毒性结膜炎：口服抗组胺药物，或皮质类固醇眼药水滴眼
		疱疹病毒性结膜炎：0.1%酞丁安或阿昔洛韦眼药水
		分泌物较多：冷开水、生理盐水或硼酸水洗眼
	慢性	外用1：0.5%硫酸锌眼药水滴眼
		外用2：氯霉素眼药水滴眼

8

● 经穴疗法

◆ 特效穴位　阳溪穴　睛明穴

阳溪穴：将手掌侧放，拇指伸直向上跷起，在腕背的桡侧，手腕横纹上侧有一凹陷处。用另一只手轻握手背，拇指弯曲，用指甲垂直掐按穴位，会产生颇为酸胀的感觉。分别掐按左右手，每次各掐按1~3分钟。

睛明穴：正坐，轻闭双眼，两只手的手肘撑在桌面上，双手的手指交叉，除拇指外，其余八指的指尖朝上，拇指的指甲尖轻轻掐按鼻梁旁边与内眼角的中点，在骨上轻轻前后刮揉，有酸胀以及稍微刺痛的感觉。每天分别刮揉左右两穴位1次，每次1~3分钟，也可以两侧穴位同时刮揉。

◆ 追加穴位　曲池穴　攒竹穴　风府穴

曲池穴：正坐，轻抬左臂与肩齐高，手肘内屈，大约成直角；右手轻握左手肘下，拇指弯曲，用指腹垂直掐按，有酸痛感。先按压左手，再按压右手，每次各按压1~3分钟，早晚各1次。

攒竹穴：正坐，轻闭双眼，两手肘支撑在桌面上，双手的手指交叉，指尖向上，2个拇指的指腹向上，由下往上向眉棱骨按压，轻按有痛、酸、胀的感觉。每次左右两穴位各按揉1~3分钟，也可以两侧穴位同时按压。注意：一般人取穴，是由面部直接按压在眉棱骨上，正确的方法应该是由下往上按。

风府穴：正坐或俯卧，伸左手过颈，置于后脑处，掌心向头，扶住后脑勺，四指指尖向头顶，拇指指尖所在位置的穴位即是。拇指指尖相互叠加向下，用指腹(或指尖)揉按穴位，有酸痛、胀麻的感觉。每次揉按1~3分钟。

> ### 治未病　早预防
>
> 结膜炎极易传染，要注意预防。
>
> (1)结膜炎主要是因为接触患者眼部的分泌物而引起传染，所以要注意用眼卫生。
>
> (2)对患者的毛巾、手帕应进行消毒，防止传染。

➤ 特效一：阳溪穴

功能主治

阳溪穴

属手阳明大肠经穴位

- 阳溪穴有疏通气血，通经化淤的功能
- 对于头痛、耳鸣、听力障碍、扁桃体炎、牙痛、结膜炎、寒热疟疾等症，皆有调理保健的功效
- 对于手腕痛、肩臂不举、小儿消化不良等病症，长期按压会有很好的调理保健效果

标准取穴

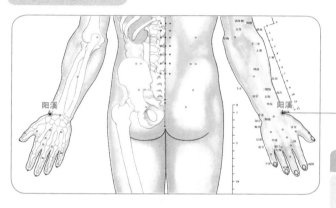

阳溪

阳溪

腕背横纹桡侧，拇指向上跷起时，拇短伸肌腱与拇长伸肌腱之间的凹陷中。

◇ 配伍治病

腕部腱鞘病：
阳溪穴配列缺穴
功用：
清热散风、通利关节

取穴技巧及按摩手法

　　将手掌侧放，拇指伸直向上跷起，在腕背桡侧，手腕横纹上侧有一凹陷处，即是阳溪穴。用另一手轻握手腕，弯曲拇指，用指甲垂直下按此凹陷处。

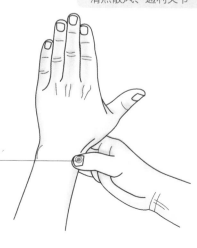

程度	指法	时间/分钟
重		1～3

➤ 特效二：睛明穴

功能主治

睛明穴	是主治一切眼病的要穴
属足太阳膀胱经穴位	对治疗结膜炎、眼睛充血红肿、翼状胬肉、假性近视、轻度近视、散光、老花眼、夜盲症、早期轻度白内障及迎风流泪等病症，都有很好的保健调理效果

标准取穴

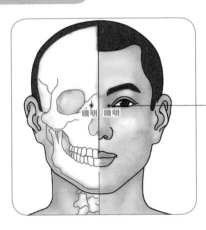

面部，距目内眦角上方0.1寸的凹陷处即是。

◇ 配伍治病

视目不明：
睛明穴配球后穴、光明穴
功用：
降湿除浊

取穴技巧及按摩手法

正坐轻闭双眼，双手手指交叉，八指指尖朝上，将拇指置于鼻梁旁与内眼角的中点，则拇指指尖所在的位置即是。

程度	指法	时间/分钟
轻		1 ~ 3

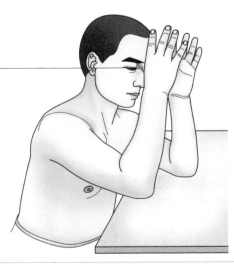

➤追加一：曲池穴

　　曲池穴是手阳明大肠经穴位，是大肠经的经气汇聚深入之处。因此对于大肠功能障碍，肠炎、肚腹绞痛，有很好的保健调理效果。此穴位功效在于清热解毒、凉血润燥，对于结膜炎、眼睑炎、荨麻疹、湿疹、齿槽出血、甲状腺肿、高血压等疾病有很好的保健疗效。

标准取穴

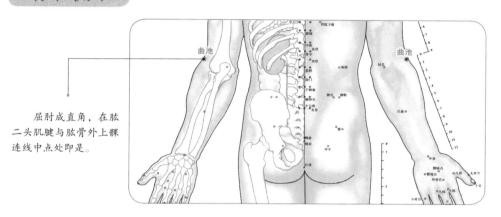

屈肘成直角，在肱二头肌腱与肱骨外上髁连线中点处即是。

取穴技巧及按摩手法

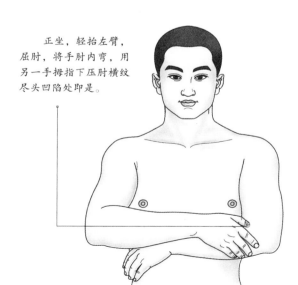

正坐，轻抬左臂，屈肘，将手肘内弯，用另一手拇指下压肘横纹尽头凹陷处即是。

◇ 这些症状也有效

◎ 肠炎　　◎ 腹部疼痛
◎ 荨麻疹　◎ 高血压
◎ 甲状腺肿大

程度	指法	时间/分钟
适度		1 ~ 3

➤追加二：攒竹穴

　　攒竹穴是足太阴膀胱经的穴位，诸阳之气攒聚于眉头，如新竹之茂；又眉头的外视如 "竹" 字，以象其形，故名攒竹。又名鱼头，明光、光明，夜光。此穴对结膜炎、泪液过多、眼睑痉挛、眼睛疼痛、眼睛红肿、视力不清等疗效显著。

标准取穴

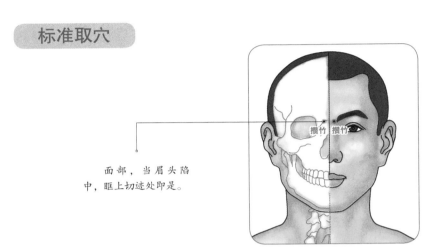

面部，当眉头陷中，眶上切迹处即是。

取穴技巧及按摩手法

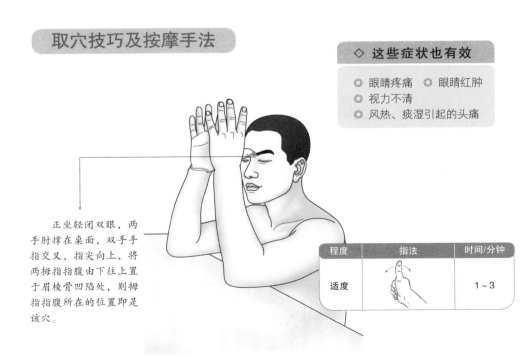

正坐轻闭双眼，两手肘撑在桌面，双手手指交叉，指尖向上，将两拇指指腹由下往上置于眉棱骨凹陷处，则拇指指腹所在的位置即是该穴。

◇ 这些症状也有效

◎ 眼睛疼痛　◎ 眼睛红肿
◎ 视力不清
◎ 风热、痰湿引起的头痛

程度	指法	时间/分钟
适度		1 ~ 3

➤追加三：风府穴

风府穴属督脉的穴位。风，穴内气血为风气；府，府宅的意思。"风府"是指督脉之气在此吸湿化风。此穴主治头痛、眩晕、咽喉肿痛、结膜炎、感冒、癫狂、痫症、中风、半身不遂、颈项强痛。

标准取穴

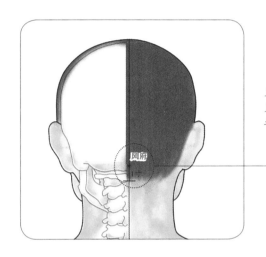

当后发际正中直上1寸，枕外隆凸直下，两侧斜方肌之间凹陷处。

风府
1寸

取穴技巧及按摩手法

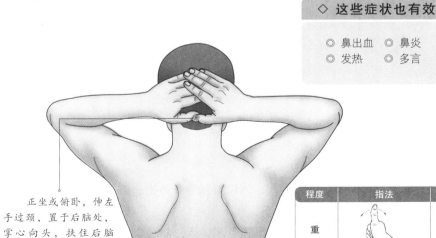

正坐或俯卧，伸左手过颈，置于后脑处，掌心向头，扶住后脑勺，四指指尖向头顶，拇指指尖所在位置的穴位即是风府穴。

◇ 这些症状也有效

◎ 鼻出血　◎ 鼻炎
◎ 发热　　◎ 多言

程度	指法	时间/分钟
重		1~3

9 青光眼

按摩瞳子髎穴、阳白穴，降眼压，复光明

临床上，青光眼可分为急性青光眼和慢性青光眼两种。根据发病原因，单独发生的眼球内压增高是原发性青光眼；由其他眼病引起的眼压增高，是继发性青光眼。

● 专家诊断

◆ 症状简介

症状分析		
	急性充血性青光眼	发病急，眼压迅速增高。触摸眼球，感到十分坚硬。用眼压计测定，发现眼压高于正常值（正常值为 15～25毫米汞柱）
		视物发糊，看灯光周围有彩色圈，也叫做虹视。随着病情发展，视力迅速减退，甚至失明，称为绝对期青光眼
		常常会出现眼痛、头痛，甚至恶心、呕吐的症状，往往误诊为其他内科疾病。因此，头痛、眼痛较剧者，应注意是青光眼的可能性
	慢性青光眼	发病缓慢，眼压逐渐升高，常可在没有明显症状的情况下逐渐失明。当发现视力逐渐减退，眼球变得坚硬时，就要考虑是青光眼的可能性
		眼压较高时，可有轻度头痛和眼部酸胀
		青光眼晚期除了视神经乳头萎缩凹陷外，也会出现瞳孔扩大和角膜混浊

◆ 中西疗法

慢性青光眼

(1)用1%毛果芸香碱液滴眼。

(2)吞服鲫鱼胆，每日2次，每次 1～2颗

(3)中药：症属肾阴不足，肝阳偏亢，治以益肾平肝为主。

生地、熟地各20克，夏枯草、黄芩、女贞子各15克，五味子10克，珍珠母、生牡蛎各50克。并应依据患者的全身状况和眼部病情，加减变化。

急性青光眼

(1)西药：甘油30～60毫升（每千克体重1～1.5毫升），加等量的生理盐水，每

日1次，口服。或内服乙酰唑胺250毫克，每日3次，每次1片，症状控制后，可逐步减量。

对重症患者，每次可静脉滴注20%甘露醇溶液250～500毫升以降压。β受体阻滞剂眼药水：通常可控制开角型青光眼，β受体阻滞剂可减少房水产生，如0.25%或0.5%噻吗心胺眼药水，每次1滴，每日1～2次。

(2)缩瞳剂：1%毛果芸香碱液滴眼，每次1～2小时。亦可用毒扁豆碱眼膏，每日3次。

(3)经上述治疗，眼压不降低者，需进行手术治疗。

继发性青光眼

首先应当除去病因，然后再设法降低眼压。

中药推荐	吞服鲫鱼胆，每日2次，每次1～2颗
	用生地、熟地各20克，夏枯草、女贞子、黄芩各15克，五味子10克，珍珠母、生牡蛎各50克，煎汤服用
西药推荐	甘油加等量生理盐水口服，每日1次
	内服乙酰唑胺，每日3次
	使用缩瞳剂

● 经穴疗法

◆ 特效穴位　瞳子髎穴　阳白穴

瞳子髎穴：正坐或者仰卧，两只手屈肘朝上，手肘弯曲并支撑在桌上，五指朝天，掌心向着自己，把两只手的拇指放在目外眦外侧0.5寸，两手的拇指相对用力，垂直揉按穴位，有酸、胀、痛感。左右两穴，每天早晚各揉按1次，每次揉按1～3分钟，或者两侧穴位同时揉按。

阳白穴：正坐、仰靠或者仰卧，两只手举起，两手肘的肘尖支撑在桌面上；轻轻握拳，手掌心向下，用拇指弯曲时的指节处压眉棱骨上1寸，从内往外轻轻刮按穴位处，有一种特殊的酸痛感。左右两穴位，每天早晚各刮按1次，每次刮按1～3分钟，或者两侧穴位同时刮按。

9

◆ **追加穴位 头维穴 丝竹空穴 四白穴**

头维穴：正坐或仰靠、仰卧，食指与中指并拢，中指指腹位于头侧部前发际额角发际处，食指指腹所在处即是。在瞬间吐尽空气的同时，用双手拇指指腹强压，每秒钟按压1次，如此重复10~20次。

丝竹空穴：正坐，举双手，四指指尖朝上，掌心向内，用拇指指腹向内按两边眉毛外端凹陷之穴位即是。揉按时有酸、胀、痛的感觉。每天早晚各1次，每次左右各揉按1~3分钟。

四白穴：正坐、仰靠或仰卧，两手中指和食指并拢伸直，不要分开，然后中指指腹贴两侧鼻翼，以食指指尖垂直按压眶下缘下部凹陷处，有酸痛感，即是四白穴。以食指指腹揉按左右穴位，每次1~3分钟。

> ## 治未病 早预防
>
> (1)保持心情舒畅，避免情绪过度波动，青光眼最主要的诱发因素就是长期不良精神刺激、脾气暴躁、抑郁、忧虑、惊恐等。
>
> (2)生活、饮食起居规律，劳逸结合，适量参加体育锻炼，但不要参加剧烈运动，保持睡眠质量。
>
> (3)饮食清淡，营养丰富，禁烟酒、浓茶、咖啡；适当控制进水量，每天不能超过1000~1200毫升，一次性饮水不得超过400毫升。
>
> (4)注意用眼卫生，不要在强光下阅读，暗室停留时间不能过长，光线必须充足且柔和，不要过度用眼。

➤ 特效一：瞳子髎穴

功能主治

瞳子髎穴	对目赤肿痛、角膜炎、屈光不正、青光眼等病症有特效
属足少阳胆经穴位	长期按压此穴对于头痛、三叉神经痛、颜面神经痉挛及麻痹等病症，也会有很好的调理保健功效

标准取穴

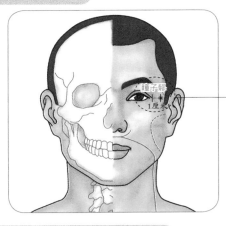

该穴位于面部，眼角外侧1厘米凹陷处。

◇ 配伍治病

目生内障：
瞳子髎穴配合谷穴、临泣穴和晴明穴
妇人乳肿：
瞳子髎穴配少泽穴
功用：
降浊去湿

取穴技巧及按摩手法

端坐，两手屈肘朝上，手肘弯曲、支撑于桌上，五指朝天，掌心向着自己。两手拇指置于目外眦凹陷处，太阳穴斜下、前方，两拇指相对用力垂直按压处即是。

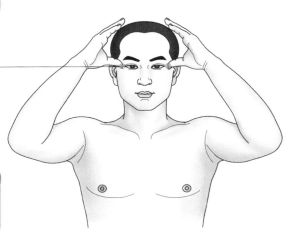

程度	指法	时间/分钟
重		1~3

9

➤ 特效二：阳白穴

功能主治

阳白穴	对眼部疾病有一定功效
属足少阳胆经穴位	长期按压此穴，对头痛、视物模糊、眼眶神经痛、面神经麻痹、眼睑下垂、夜盲症、眼睑瘙痒、呕吐、恶寒等病症，也会有很好的调理保健功效

标准取穴

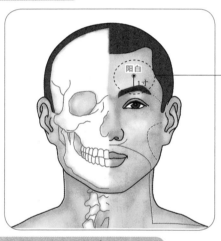

该穴位于前额部，当瞳孔直上，眉上1寸。

◇ 配伍治病

目赤肿痛、视物昏花、上睑下垂：
阳白穴配太阳穴、睛明穴和鱼腰穴
功用：
益气壮阳

取穴技巧及按摩手法

正坐，举两手，两肘尖顶放桌面上，轻握拳，掌心向下，将拇指指尖贴于眉梢正上方，拇指指尖正上方的穴位即是。

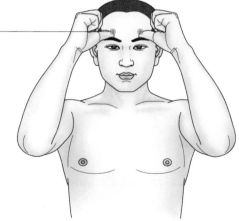

程度	指法	时间/分钟
轻		1~3

▶ 追加一：头维穴

　　"头"是指穴位所在的位置，也指该穴可辅助调节的人体部位是头；"维"是维持、维系的意思。"头维"的意思就是说按摩此穴具有维持头部正常功能的作用。头部乃诸阳之会，要依靠各条经脉不断输送阳气及营养物质才能够维持正常运行。经常按摩头维穴，可以治疗寒热头痛、目痛多泪、喘逆烦满、呕吐流汗、眼睑痉挛、面部额纹消失、迎风泪出、目视不明、青光眼、结膜炎等症。

标准取穴

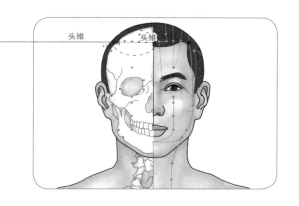

头侧部，当额角发际上0.5寸，头正中线旁4.5寸处。

取穴技巧及按摩手法

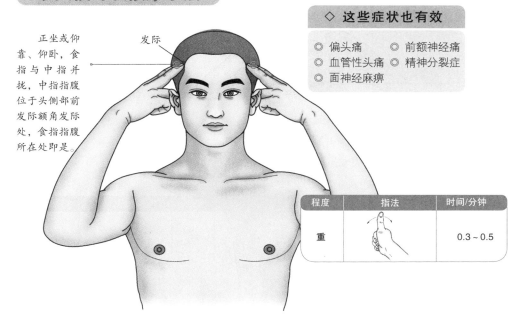

正坐或仰靠、仰卧，食指与中指并拢，中指指腹位于头侧部前发际额角发际处，食指指腹所在处即是。

发际

◇ 这些症状也有效

◎ 偏头痛　　◎ 前额神经痛
◎ 血管性头痛　◎ 精神分裂症
◎ 面神经麻痹

程度	指法	时间/分钟
重		0.3 ~ 0.5

9

▶追加二：丝竹空穴

丝竹空穴属手少阳三焦经穴位。"丝竹空"的意思是指穴外天部的寒湿水气从此处穴位汇入三焦经后冷降归地。按摩这个穴位，能够有效治疗各种头痛、头晕、目眩、目赤疼痛等疾患。长期坚持按压这个穴位，可以使面神经麻痹、牙痛、癫痫等病症得到很好的调理和改善。

标准取穴

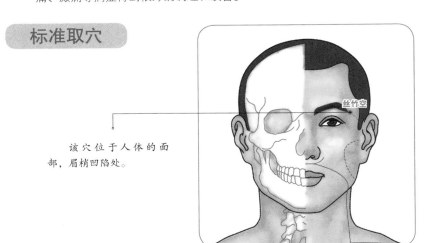

该穴位于人体的面部，眉梢凹陷处。

取穴技巧及按摩手法

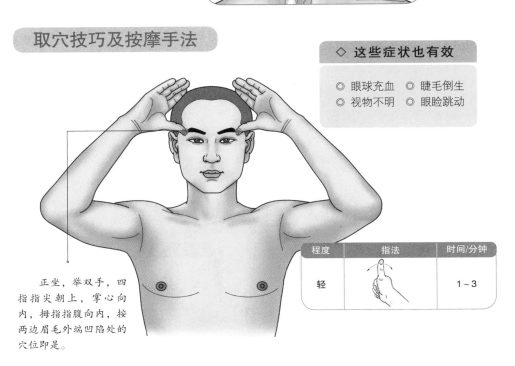

正坐，举双手，四指指尖朝上，掌心向内，拇指指腹向内，按两边眉毛外端凹陷处的穴位即是。

◇ **这些症状也有效**

◎ 眼球充血　◎ 睫毛倒生
◎ 视物不明　◎ 眼睑跳动

程度	指法	时间/分钟
轻		1～3

➤追加三：四白穴

　　属足阳明胃经穴位。"四"是数词，四面八方之意，也指此穴位所在的周围空间；"白"是可见的颜色，脉之色。胃经的经水在此处穴位迅速气化成天部之气。此穴的物质是从承泣穴传来的地部之水，性温热，从地部流到四白穴时，因为吸收脾土之热而在此处穴位迅速气化，气化后形成白雾之状，充斥四周，清晰可见，所以名"四白穴"。经常按摩此穴位，可以有效治疗角膜炎、白内障、青光眼、夜盲症、结膜瘙痒、角膜白斑、鼻窦炎等。

标准取穴

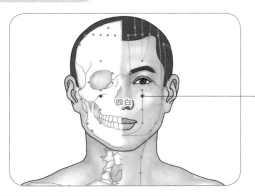

人体面部，双眼平视时，瞳孔正中央下约2厘米处。

取穴技巧及按摩手法

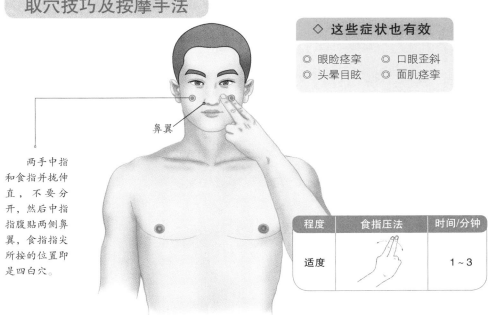

◇ 这些症状也有效

◎ 眼睑痉挛　　◎ 口眼歪斜
◎ 头晕目眩　　◎ 面肌痉挛

鼻翼

　　两手中指和食指并拢伸直，不要分开，然后中指指腹贴两侧鼻翼，食指指尖所按的位置即是四白穴。

程度	食指压法	时间/分钟
适度		1～3

9

化脓性中耳炎

按摩听宫穴、耳门穴，缓解中耳炎症

上呼吸道感染、流行性感冒、急性呼吸道传染病等细菌或病毒通过耳咽管，或者外界细菌、病毒直接通过陈旧性穿孔的鼓膜进入中耳，引起的中耳化脓性炎症，就是化脓性中耳炎。化脓性中耳炎是由于细菌进入鼓室而引起的化脓感染，常累及中耳其他部位，多发于儿童。

● **专家诊断**

◆ **症状简介**

主要有以下原因会导致化脓性中耳炎。

(1) 多因急性化脓性中耳炎延误治疗或治疗不当，为坏死型中耳炎的直接延续。

(2) 鼻、咽部存在慢性病灶也是一个重要原因。一般在急性炎症开始后6~8周，若中耳炎症仍然存在，统称为慢性。

(3) 常见致病菌多为变形杆菌、金黄色葡萄球菌、绿脓杆菌等，尤以革兰氏阴性杆菌较多，无芽孢厌氧的感染或混合感染亦逐渐受到重视。

症状分析	患者有不同程度的耳痛。轻者为阵发性耳痛；重者则成剧烈性跳痛。幼儿因不能主诉，常哭闹，烦躁不休
	发热：严重的可高达40℃，特别小儿不明病因的高热，有可能就是急性化脓性中耳炎在作怪
	患者常感到耳鸣、听力减退等听力障碍，但常被耳痛症状所掩盖
	鼓膜穿孔后有大量脓液流出，以上症状可逐步减轻
	局部检查：鼓膜急性充血，穿孔后则有搏动性脓液涌出
	危险时可出现耳后肿痛、头痛、高热、寒战、颈项强直或昏迷等，须尽快转上级医院治疗。若耳后已形成脓肿，可先行切开引流

◆ **中西疗法**

中药推荐	虎耳草（或万年青、土牛膝）捣烂，取汁滴耳
	轻粉1.5克，枯矾15克，冰片2克，研成粉吹入耳内
	柴胡7.5克，龙胆草7.5克，金银花20克，连翘20克，赤芍15克，栀子15克，黄芩15克，水煎服
西药推荐	鼓膜未穿孔时，用2%酚甘油、4%硼酸酒精滴耳
	鼓膜穿孔流脓时，用3%双氧水清洗后，用抗生素溶液或30%黄连溶液滴耳
	口服磺胺类、青霉素等抗生素消炎

● **经穴疗法**

◆ **特效穴位 听宫穴 耳门穴**

　　听宫穴：正坐目视前方，口微微张开，举起双手，手指尖朝上，手掌心向前，用拇指的指尖垂直并且轻轻插入耳屏前面的凹陷正中处，穴位处会有刺痛感，轻轻用拇指的指尖揉按该穴。左右揉按，每次揉按1~3分钟，或者两侧穴位同时揉按。

　　耳门穴：正坐，举起双手，指尖朝上，手掌心向内，轻轻扶住头部，四指放在偏头处，拇指的指尖摸到耳屏上的缺口前，轻轻张开嘴，拇指的指尖垂直揉按凹陷中的穴位，有胀痛的感觉。左右两穴位，每天早晚各揉按1次，每次揉按1~3分钟，也可以两侧同时揉按。

◆ **追加穴位 角孙穴**

　　角孙穴：正坐，举起左手，用左右拇指的指腹由后向前将左右耳郭摺屈，并顺势向上滑到耳尖的部位，中指指尖恰好位于头顶正中线上，用拇指的指腹揉按这个穴位，会有胀痛的感觉。两侧穴位，每天早晚各揉按1次，每次揉按1~3分钟，也可以两侧穴位同时揉按。

➤ 特效一：听宫穴

功能主治

听宫穴
属手太阳小肠经穴位

听宫主治耳朵以及与听觉有关的疾病，例如耳鸣、耳聋、中耳炎、外耳道炎

长期按压此穴，对于失声、牙痛、心腹痛等病症有很好的调理保健功效

标准取穴

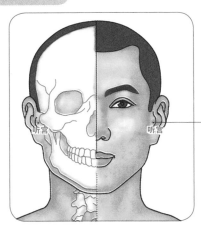

位于面部，耳屏前，下颌骨髁状突的后方，张口时呈凹陷处即是。

◇ 配伍治病

耳鸣、耳聋：
听宫穴配翳风穴、中渚穴
功用：
清头聪耳、宁神止痛

取穴技巧及按摩手法

正坐目视前方，口微张开。举双手，指尖朝上，掌心向前。将拇指指尖置于耳屏前凹陷正中处，则拇指指尖所在的位置即是该穴。

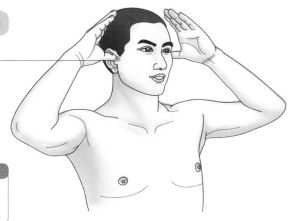

程度	指法	时间/分钟
适度		1 ~ 3

➤ 特效二：耳门穴

功能主治

耳门穴	本穴是治疗耳部疾病的特效穴位
	可治疗耳流脓液、重听、耳鸣、耳道炎
属手少阳三焦经穴位	长期按压此穴，对下颌关节炎、上牙痛等病症会有很好的调理保健功效

标准取穴

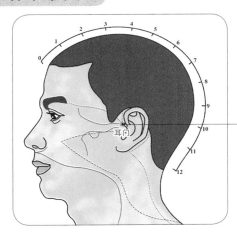

耳门穴位于人体的头部侧面耳前部，耳屏上方稍前缺口陷中，微张口时取穴。在听宫的稍上方。

◇ 配伍治病

牙痛：
耳门穴配丝竹空穴
上齿龋：
耳门穴配兑端穴
功用：
降浊升清

取穴技巧及按摩手法

正坐，举双手，指尖朝上，掌心向内，轻扶头，四指放在偏头处。拇指指尖摸至耳屏上缺口前，轻张嘴。拇指指尖垂直揉按凹陷中穴位即是。

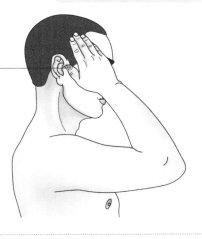

程度	指法	时间/分钟
重		1~3

　　角孙穴属手少阳三焦经穴位。"角孙"的意思是指天之天部的收引冷降之气从此处穴位汇入三焦经。按摩这个穴位，具有吸湿、降浊、明目的作用。长期按摩这个穴位，对于白内障、目生翳膜、牙龈肿痛、中耳炎、耳鸣等疾病，具有非常明显的疗效。

标准取穴

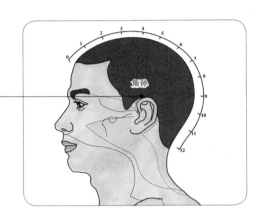

折耳郭向前，当耳尖直上入发际处。

取穴技巧及按摩手法

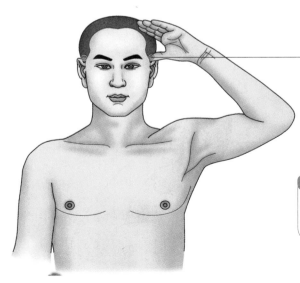

◇ **这些症状也有效**

◎ 咀嚼困难　　◎ 口腔炎
◎ 唇燥　　　　◎ 呕吐

　　正坐，举左手，用拇指指腹由后向前将耳郭摺屈，并顺势向上滑向耳郭尖所着之处，中指指尖恰好位于头顶正中线上，用拇指指腹揉按所在位置的穴位即是。

程度	指法	时间/分钟
重		1～3

外耳道疖肿

按摩商阳穴、下关穴，耳朵不再疼痛

外耳道疖肿常因挖耳或浸水后外耳道上皮细胞损伤继发感染所致，又称局限性外耳道炎。多发生于外耳道软骨部，是外耳道皮肤或皮下组织呈弥漫性炎症。

● **专家诊断**

◆ **症状简介**

症状分析	患者有不同程度耳痛，咀嚼时更痛
	以指压耳屏或牵引耳郭，则患者疼痛加剧（这是与急性中耳炎相鉴别的最简易方法）
	检查耳部，发现有局限性隆起小疖，弥漫性红肿及充血
	严重时可引起耳前或耳后脓胀
	若疖肿溃破，则有脓液流出

◆ **中西疗法**

（1）局部热敷。

（2）疖成熟者宜作切开排脓（可略加冰冻麻醉或表面麻醉）。

（3）疖肿已破溃或外耳道有炎症物质分泌时，应常用棉花棒浸3%双氧水清洗脓液，再滴消炎耳剂（0.5%氯霉素溶液、1%新霉素溶液或4%硼酸酒精等）。

（4）手术。

手术器械：尖头手术刀1把，蚊式血管钳1只，眼科无齿镊1把。

术前准备：以1%苯扎溴铵消毒皮肤。

麻醉：不用麻醉或1%普鲁卡因局部浸润或针刺合谷穴。

中药推荐	外用1：新鲜野菊叶50克，煎浓汤，澄清后滴耳
	内服1：如肿胀明显者可内服解毒消炎丸、银黄片
西药推荐	外用1：10%鱼石脂甘油滴耳、1%~2%酚甘油或4%硼酸酒精滴耳
	外用2：外耳道疖肿如靠近耳道口处，可外敷红膏药
	口服1：口服青霉素或磺胺类药物

● 经穴疗法

◆ 特效穴位 商阳穴 下关穴

商阳穴：采用正坐的姿势，用右手轻轻握住左手的食指，左手的手掌背朝上，手掌心朝下，右手的拇指弯曲，用指甲尖沿垂直方向，掐按靠着拇指旁侧食指上的穴位，会有一种特殊的刺痛感。注意：轻轻掐压，并不需要用大力气，分别掐按左右两手，每天分别掐按1~3分钟。

下关穴：正坐、仰卧或者仰靠，闭口，手掌轻轻握拳，食指和中指并拢，食指贴在耳垂旁边，以中指的指腹按压所在部位，有酸痛感。用双手食指的指腹按压两侧穴位，每次1~3分钟。

◆ 追加穴位 颅息穴 少泽穴 支沟穴

颅息穴：站立，将食指和中指并拢，平贴在耳后根处，食指的指尖所在部位就是颅息穴。将食指和中指并拢，轻轻贴于耳后根处，顺时针按摩1~3分钟，每天早晚各1次。

少泽穴：一只手的掌背向上、掌面向下；用另一只手轻握小指末节，拇指弯曲，用指甲尖端垂直下压；轻轻掐按指甲外侧下缘处，有强烈的刺痛感。每次掐按1~3分钟。

支沟穴：正坐，手平伸，屈肘，掌心向着自己，指尖向上，肘臂大约弯曲成90度；用另外一只手轻握手腕下方，拇指在内侧，其余四指在手的外侧，食指指尖在阳池穴上，则小指指尖所在位置即是支沟穴，揉按穴位，有酸和痛的感觉。先左后右，每天早晚两穴位各揉按1次，每次揉按1~3分钟。

➤ 特效一：商阳穴

功能主治

商阳穴	主治胸中气满、咳喘、四肢肿胀、热病汗不出
属手阳明大肠经穴位	长期按压此穴，对咽喉肿痛、牙痛、中风昏迷、手指麻木、耳鸣、耳聋等病症，会有很好的调理保健功效

标准取穴

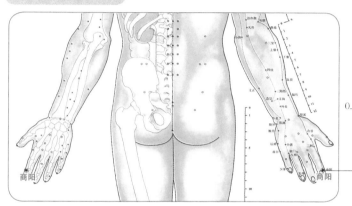

食指末节桡侧，距指甲角0.1寸处。

◇ 配伍治病

中风、中暑：
商阳穴配少商穴、中冲穴
咽喉肿痛：
商阳穴配合谷穴、少商穴
功用：
理气平喘、消肿退热、活血止痛

取穴技巧及按摩手法

以右手轻握左手食指，左手掌背朝上，屈曲右手拇指以指甲尖垂直掐按靠拇指侧食指上的位置即是。

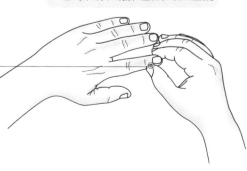

程度	指法	时间/分钟
轻	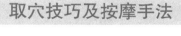	1 ~ 3

11

➤ 特效二：下关穴

功能主治

下关穴
属足阳明胃经穴位

- 此穴具有消肿止痛、聪耳通络、疏风清热、通关利窍的作用
- 常按此穴，能够有效治疗耳聋、耳鸣、压脓性中耳炎、外耳道炎等疾病
- 长期按压此穴，对牙痛、口歪、面痛、牙关紧闭、面神经麻痹都有良好的疗效
- 下颌脱臼，颞下颌关节功能紊乱综合征等，也可利用此穴进行治疗
- 按摩此穴，还可缓解眩晕、颈肿等症状

标准取穴

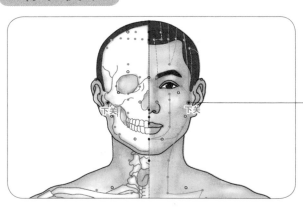

下关

面部耳前方，当颧弓与下颌切迹所形成的凹陷中。

◇ 配伍治病

耳疾：
下关穴配翳风穴
热邪导致的牙痛：
下关穴配合谷穴
面瘫：
下关穴配大迎穴、颊车穴、地仓穴、风池穴
功用：
祛风活血、通窍止痛

取穴技巧及按摩手法

正坐或仰卧、仰靠，闭口，手掌轻握拳，食指和中指并拢，食指贴于耳垂旁，中指指腹所在位置即是。

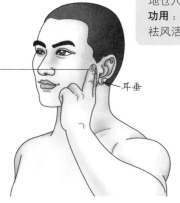

耳垂

程度	指法	时间/分钟
重		1 ~ 3

➤ 追加一：颅息穴

此穴属手少阳三焦经穴位，按摩此处，有通窍聪耳、泻热镇惊的作用，对于头痛、耳鸣、中耳炎、小儿惊痫、呕吐涎沫等症状，都具有明显的缓解作用。

标准取穴

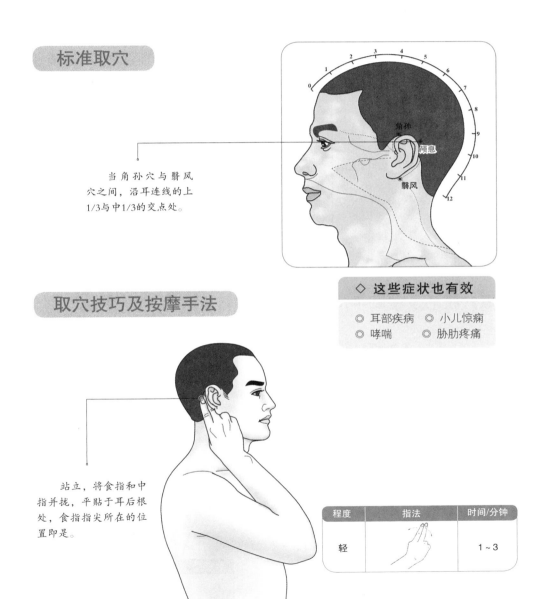

当角孙穴与翳风穴之间，沿耳连线的上1/3与中1/3的交点处。

角孙
颅息
翳风

取穴技巧及按摩手法

◇ 这些症状也有效

◎ 耳部疾病　　◎ 小儿惊痫
◎ 哮喘　　　　◎ 胁肋疼痛

站立，将食指和中指并拢，平贴于耳后根处，食指指尖所在的位置即是。

程度	指法	时间/分钟
轻		1~3

11

➤ 追加二: 少泽穴

此穴属手太阳小肠经穴位，掐按此处或针刺此处放血，可救中风、人事不省，有起死回生之效。另外，头痛、目翳、咽喉肿痛、乳腺炎、耳聋、肋间神经痛等症，按压此穴也可缓解。

标准取穴

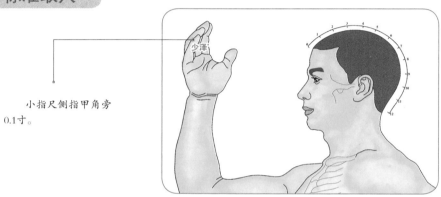

小指尺侧指甲角旁
0.1寸。

取穴技巧及按摩手法

掌背向上、掌面向下，以另一手轻握小指，弯曲拇指，指尖所到达的小指指甲外侧下缘处即是该穴。

◇ 这些症状也有效

◎ 头痛	◎ 目翳
◎ 咽喉肿痛	◎ 乳腺炎
◎ 乳汁分泌不足	
◎ 肋间神经痛	◎ 寒热汗不出

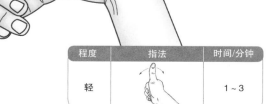

程度	指法	时间/分钟
轻		1 ~ 3

➤追加三：支沟穴

属手少阳三焦经穴位，按压此处，对便秘有很好的疗效，此外，还有助于缓解耳鸣、耳聋、肩臂痛、心绞痛、肋间神经痛、乳汁分泌不足、产后血晕等病症。

标准取穴

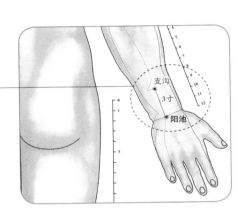

该穴位于人体的前臂背侧，阳池穴与肘尖的连线上，腕背横纹上3寸，尺骨与桡骨之间。

取穴技巧及按摩手法

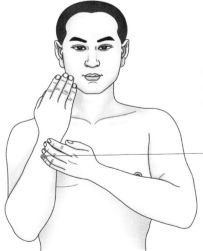

◇ 这些症状也有效

◎ 便秘　　　◎ 耳鸣
◎ 肩臂痛　　◎ 心绞痛
◎ 肋间神经痛

正坐，手平伸，屈肘，掌心向自己，肘臂弯曲约成90度。用另一手轻握手腕下方，拇指在内侧，四指弯曲置于外侧，食指指尖在阳池穴上，那么小指指尖所在位置即是支沟穴。

程度	指法	时间/分钟
重	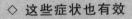	1～3

鼻炎

按摩迎香穴、风池穴，时时顺畅呼吸

急性鼻炎反复发作，有害的刺激性气体长期影响，病毒、细菌各种理化因子等因素都会导致慢性鼻炎。

● **专家诊断**

◆ **症状简介**

慢性单纯性鼻炎

可呈现交替性，即左侧卧时左鼻腔阻塞，右侧卧时右鼻腔阻塞。鼻涕多且呈黏液性、黏液脓性或脓性分泌。可有嗅觉减退，头昏脑涨，咽部不适。鼻黏膜弥漫性充血、鼻甲肿胀、黏膜表面或仅于鼻腔底部有分泌物积聚，而中鼻道及嗅沟没有脓液。这也是与副鼻窦炎区别所在。

慢性肥厚性鼻炎

慢性肥厚性鼻炎主要表现为鼻黏膜逐渐变厚，收缩功能减退，鼻塞程度加重，下鼻甲黏膜呈暗红色，表面凹凸不平呈桑葚样，骨膜及骨组织增生，鼻甲骨骨质也可呈肥厚改变。它与慢性单纯性鼻炎的区别是，滴麻黄碱等药物后肥厚黏膜无明显收缩，鼻塞亦无改善。

过敏性鼻炎

过敏性鼻炎又称变态反应性鼻炎，多因天气变冷、多风、粉尘、某些植物花粉、螨虫、宠物毛发等外界过敏性抗原刺激而引起以鼻痒、打喷嚏、流清涕等为主要症状的疾病，过敏性体质更容易发作。

萎缩性鼻炎

萎缩性鼻炎发展很慢，临床上主要表现为鼻黏膜萎缩干燥，骨膜、鼻甲骨萎缩，鼻腔宽大有脓痂，附有黄绿色痂皮。患者嗅觉减退，伴有头痛及少量鼻出血，有的呼出气体很臭（早期不臭），带臭味者称为臭鼻症，女性多于男性，山区多于平原。一般认为此病与遗传、缺乏维生素、内分泌功能紊乱、鼻腔慢性炎症、鼻甲手术切除过多以及物理、化学刺激有关。

症状分析	**慢性鼻炎**	鼻塞：可呈现交替性，即左侧卧时左鼻腔阻塞；右侧卧时右鼻腔阻塞
		鼻涕多：黏液性、黏液脓性或脓性分泌
		可有嗅觉减退，脑涨头昏，咽部不适
		检查鼻腔发现：鼻黏膜弥漫性充血、鼻甲肿胀、黏膜表面或仅于鼻腔底部有分泌物积聚，而中鼻道及嗅沟没有脓液
	肥大性鼻炎	鼻黏膜逐渐变厚，收缩功能减退，鼻塞程度加重
		下鼻甲黏膜呈暗红色，表面凹凸不平呈桑葚样
		骨膜及骨组织增生，鼻甲骨骨质也可呈肥大改变
	过敏性鼻炎	突然发作性的鼻塞、鼻痒、喷嚏、大量流清水鼻涕
		检查时可见鼻黏膜颜色比较苍白（紫灰色）及水肿
		常有其他过敏性疾患史，如哮喘、荨麻疹等
	萎缩性鼻炎	鼻黏膜萎缩干燥，骨膜、鼻甲骨萎缩，鼻腔宽大有脓痂，附有黄绿色痂皮
		患者嗅觉减退，伴有头痛及少量鼻出血，有的呼出气体很臭

◆ **中西疗法**

慢性单纯性鼻炎

1.中药：苍耳子、辛夷花各15克，水煎服。

2.局部治疗：目的是消除鼻黏膜肿胀，保持鼻腔呼吸道的通畅和分泌物的顺利排出。

(1)用1%～2%麻黄碱溶液或萘甲唑啉滴鼻，每日3~4次（萘甲唑啉久滴反而促使鼻塞加重，不宜久用）。

(2)用10%大蒜液滴鼻，要达到咽部，效果较好。

(3)鹅不食草（鲜）100克，加米酒适量，浸10天滤过备用，用棉花蘸药汁塞入鼻腔内或滴鼻。

(4)70%鹅不食草汁100毫升，氯化钠1克，麻黄碱0.5克，苯海拉明 0.15克，制成滴鼻剂，每日1~2次。

慢性肥厚性鼻炎

同慢性单纯性鼻炎。一般治疗方法无效时可考虑进行下鼻甲硬化剂注射疗法或鼻甲部分切除术。

过敏性鼻炎

(1)与慢性单纯性鼻炎相同。另外，用鹅不食草干粉制成的25%软膏涂鼻腔有一定效果，还可加服抗过敏药物。

(2)按摩法。

萎缩性鼻炎

(1)清除脓痂：一般用温热生理盐水、2%小苏打水或3%硼酸水作鼻腔灌洗。

(2)滴鼻：用0.5%链霉素溶液或含薄荷的油剂（如液状石蜡）；还可用液状石蜡、麻油、菜油等油类，每日3~5次。

(3)患者应多接受日光照射，常食含有维生素A的胡萝卜或其他多种维生素。

● 经穴疗法

◆ 特效穴位 迎香穴 风池穴

迎香穴：正坐或仰卧，双手轻握拳，食指伸直，与中指并拢，中指指尖贴鼻翼两侧，用食指的指腹垂直按压穴位，有酸麻感，也可单手拇指与食指弯曲，直接垂直按压穴位。每天早晚各按1次，每次按压1~3分钟。

风池穴：正坐，举臂抬肘，手肘大约与肩同高，屈肘向头，双手放在耳后，手掌心朝内，指尖向上，四指轻轻扶住头（耳上）的两侧，用拇指的指腹从下往上揉按穴位，有酸、胀、痛的感觉，重按时鼻腔还会有酸胀感。左右两穴位，每天早晚各揉按1次，每次揉按1~3分钟。

◆ 追加穴位 神庭穴 列缺穴 曲差穴

神庭穴：正坐或仰卧，双手举过头，掌心朝下，手掌放松，自然弯曲，指尖下垂，大约成瓢状，中指指尖触碰的部位就是穴位。左右手的中指的指尖垂直，相并放在穴位上；指甲或指背轻触。用双手中指的指尖揉按穴位，或者用指尖掐按穴位，每次揉按或掐按3~5分钟。

列缺穴：两只手的拇指张开，左右两手的虎口接合成交叉形，右手食指压在左手的桡骨茎状突起的上部，在食指尖到达的地方，用食指的指腹揉按，或者用食指的指尖掐按，会有酸痛或酥麻的感觉。先左手后右手，每次各揉（掐）按1~3分钟。

曲差穴：一手掌心向颜面，中间三指并拢，其他两指弯曲，无名指指腹入前发际，放于发际正中处，则食指指尖所在的位置即是该穴。以食指指腹按压穴位，每次左右各1~3分钟。

➤ 特效一：迎香穴

功能主治

迎香穴	本穴主治鼻病，如鼻腔闭塞、嗅觉减退、鼻疮、鼻内有息肉
属手阳明大肠经穴位	长期按压此穴，对于面神经麻痹、呼吸急促、唇肿痛、颜面痒肿等病症，有很好的调理保健功效

标准取穴

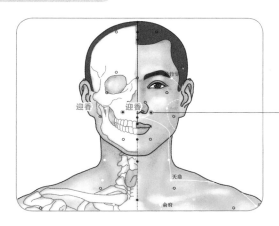

人体的面部，在鼻翼旁开约1厘米鼻唇沟中。

◇ 配伍治病

鼻炎：
迎香穴配印堂穴、合谷穴
面神经麻痹、面肌痉挛：
迎香穴配四白穴、地仓穴
功用：
通窍活络、止血驱虫

取穴技巧及按摩手法

正坐，双手轻握拳，食指与中指并拢，中指指尖贴鼻翼两侧，食指指尖所在的位置即是。

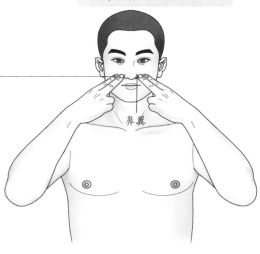

鼻翼

程度	指法	时间/分钟
重		1~3

➤ 特效二：风池穴

功能主治

风池穴	本穴能清热、醒脑、明目的功效
属足少阳胆经穴位	长期按压此穴，对感冒、头痛、头晕、中风、热病、颈项强痛、眼病、鼻炎、耳鸣，耳聋、咽喉疾患、腰痛等病症，会有很好的调理保健功效

标准取穴

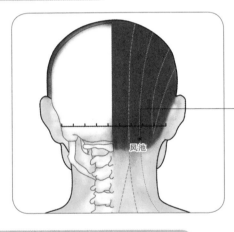

风池穴位于后颈部，后头骨下，两条大筋外缘陷窝中，相当于耳垂平齐。

◇ 配伍治病

偏正头痛：
风池穴配合谷穴和丝竹空穴
目痛不能视：
风池穴配脑户穴
功用：
壮阳益气

取穴技巧及按摩手法

正坐，举臂抬肘，手肘约与肩同高，屈肘向头，双手置于耳后，掌心向内，指尖朝上，四指轻扶头（耳上）两侧。拇指指腹位置的穴位即是。

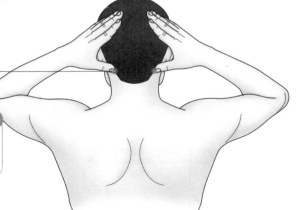

程度	指法	时间/分钟
重		1~3

➤追加一：神庭穴

神庭穴属督脉穴位。对重感冒、晕车、晕船等兼有头昏、呕吐、眼昏花的症状，神庭穴有很好的保健调理功效，古籍有"头晕、呕吐、眼昏花，神庭一针病如抓"的记载。另外，按摩此穴对鼻部炎症也很有效。

标准取穴

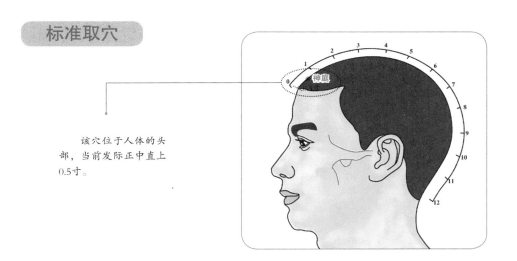

该穴位于人体的头部，当前发际正中直上0.5寸。

取穴技巧及按摩手法

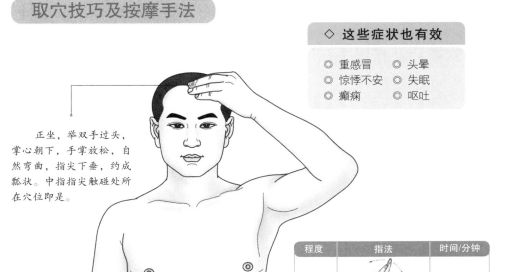

正坐，举双手过头，掌心朝下，手掌放松，自然弯曲，指尖下垂，约成瓢状。中指指尖触碰处所在穴位即是。

◇ 这些症状也有效

◎ 重感冒　　◎ 头晕
◎ 惊悸不安　◎ 失眠
◎ 癫痫　　　◎ 呕吐

程度	指法	时间/分钟
重		3～5

▶ 追加二：列缺穴

此穴属手太阴肺经穴位。列，是指"分解"；缺，就是"器破"的意思；列缺，指的是"天闪"，中国古代称闪电，就是天上的裂缝(天门)为列缺。肺脏位于胸中，居五脏六腑之上，象征"天"。主治头部、颈项各种疾病，对任何热病均具有良好的退热效果．现代常用于治疗感冒、支气管炎、鼻炎、神经性头痛、落枕、腕关节及周围软组织疾患等。

标准取穴

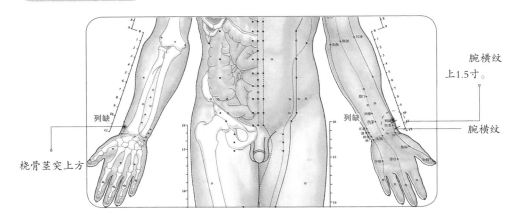

腕横纹
上1.5寸。

列缺

桡骨茎突上方

列缺

腕横纹

取穴技巧及按摩手法

两手拇指张开，两虎口接合成交叉形。再用右手食指压在左手桡骨茎状突起上部，食指尖到达的位置即是。

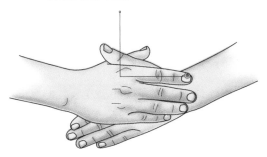

◇ 这些症状也有效

◎ 咳嗽　　◎ 哮喘
◎ 牙痛　　◎ 脑缺血
◎ 健忘　　◎ 惊悸

程度	指法	时间/分钟
适度		1～3

➤追加三：曲差穴

此穴在人体头部。"曲差穴"也被称为"鼻冲"，鼻主肺，指穴位内的物质为气；冲，"冲行"的意思；"鼻冲"的意思就是说穴位内的气血运行为冲行之状。因为此穴位内的物质是眉冲穴传来的水湿之气，在此穴位进一步吸热膨胀散行，并且向穴外冲行，所以称"鼻冲"。按摩曲差穴，能够清热降浊，通窍明目，对于鼻部疾病有很好的疗效。

标准取穴

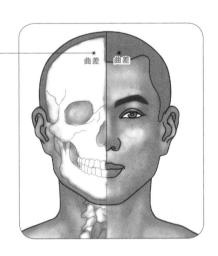

曲差　曲差

人体头部，前发际正中直上0.5寸，旁开1.5寸，即神庭穴与头维穴连线的内1/3与中1/3交点处即是。

取穴技巧及按摩手法

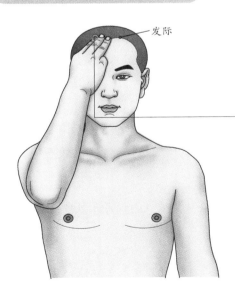

发际

◇ 这些症状也有效

◎ 头痛　　◎ 鼻塞
◎ 流涕　　◎ 目视不明
◎ 鼻出血

一手掌心向颜面，中间三指并拢，其他两指弯曲，无名指指腹入前发际，放于发际正中处，则食指指尖所在的位置即是该穴。

程度	指法	时间/分钟
适度		1～3

12

13 喉炎

按摩中渚穴、足窍阴穴，让你声如洪钟

喉炎是指喉部黏膜的一般性病菌感染所引起的炎症，主要分急性喉炎和慢性喉炎两种。

● **专家诊断**

◆ **症状简介**

急性喉炎：过度使用声带，吸入有害蒸气和气体，过度吸烟、饮酒、张口呼吸等都会引发喉炎，局部和全身受凉是引起急性喉炎的重要因素。

慢性喉炎：通常急性喉炎反复发作就会引起慢性喉炎，过度使用声带、不良的外界刺激、过度烟酒、全身和局部循环障碍等是慢性喉炎的诱发因素。

症状分析	急性喉炎	声音粗糙、嘶哑或完全失音。体温正常或稍高
		轻度喉痛，常有干咳或咳出少量黏液。若同时有气管炎，则有剧烈咳嗽
		儿童可能出现吸气困难，有喉鸣音，夜间尤其明显
	慢性喉炎	间歇性或持续性嘶哑，且可能在疲劳和过度使用声带后加重。但完全失音者较少见
		间接喉镜检查：全部或部分喉黏膜呈慢性充血性增厚，可见"声带小结"，即看到扩张的小血管，有时发现声带闭合不全或声带边缘见到小结节，左右对称，颜色较白
		老年人有逐渐加重的声音嘶哑，也可能是喉癌的征兆

◆ **中西疗法**

急性喉炎

（1）适当休息，病情严重者、儿童、有咳嗽及吸气困难者尤其要注意休息和保养。

（2）中医辨证施治

(1)风寒：干咳喉痒，轻度喉痛，苔薄，治宜祛风散寒。金沸草15克，牛蒡子

10克，前胡7.5克，桔梗5克，甘草5克，荆芥10克。

(2)风热：喉痛有灼热感，剧烈咳嗽或有体温升高，苔薄黄，治宜清热止咳。连翘15克，牛蒡子10克，杏仁15克，炙桔梗10克，金银花15克，薄荷7.5克。

加减法：音哑加铁笛丸1粒或胖大海5枚，木蝴蝶2.5克；气急加白芥子15克，炙苏子15克。

慢性喉炎

为使声带充分休息，要尽量少说话。

鲜石斛25克（或川石斛15克），鲜沙参15克，胖大海15克，木蝴蝶5克，麦冬10克，桔梗10克，甘草5克，水煎服。

中药推荐	治疗方法与扁桃体炎基本类似。还可用木蝴蝶5克代茶饮
	胖大海，每日2~5枚，开水冲泡代茶饮，还可加甘草5克，桔梗10克，冲水饮
	皂荚1个，刮去里皮和种子，萝卜1个，切片，加水2碗，煎剩半碗（不可加盐）服，如能连萝卜吃下就更好
	铁笛丸，每日服1粒
	清音丸，每日服1粒
西药推荐	发热者，给予抗生素；咳嗽者，给予止咳祛痰药水
	复方安息香酊10滴，滴入沸水500毫升，张口吸入药物蒸气，每日3次。如无药物，单纯水蒸气亦可
	有喉水肿、呼吸困难者，可喷入1%麻黄碱溶液，内服泼尼松
	小儿急性喉炎常可引起喉水肿、喉阻塞而危及生命，必须严密观察
	药物蒸气或水蒸气吸入，每日3次
	必要时可试用泼尼松，每日3次，每次1片
	有声带小结者宜手术摘除

● 经穴疗法

◆ 特效穴位 中渚穴 足窍阴穴

中渚穴：半握拳，第4~5掌骨之间，掌关节近端凹陷处即是。先左后右，每天早晚各揉按1次，每次揉按1~3分钟。

足窍阴穴：正坐、垂足，抬起左脚跷放在坐椅上，伸出左手，轻轻握住左脚的脚趾，四指在下，拇指弯曲，用指甲垂直轻轻掐按穴位，用拇指的指腹揉按穴位，会有酸、胀、痛的感觉。先左后右，两侧穴位每次各揉按1~3分钟。

◆ 追加穴位 鱼际穴 涌泉穴 阳池穴

鱼际穴：用一只手的手掌轻握着另一只手的手背，拇指弯曲，用指甲尖垂直方向轻轻掐按第1掌骨侧中点处，会有痛感及强烈的酸胀感。分别掐揉左右两手的同一穴位，每次1~3分钟。

涌泉穴：正坐，把一只脚跷在另一只脚的膝盖上，脚掌尽量朝上，用另一侧的手轻握住脚，四指放在脚背，拇指弯曲并放在穴位处，用拇指的指腹从下往上推按穴位，有痛感。左右脚心每日早晚各推按1~3分钟。

阳池穴：正坐或者仰卧，手平伸，屈肘向内，翻掌，掌心向下，用另一只手轻握手腕处，四指在下，拇指在上，拇指弯曲，用指尖垂直揉按腕横纹中点的穴位，有酸、痛感。先左后右，每天早晚各揉按1次，每次揉按1~3分钟。

➤ 特效一：中渚穴

功能主治

中渚穴	耳聋、耳鸣、头痛、头晕、咽喉痛、失眠等
属手少阳三焦经	对前额痛，在太阳穴附近有跳痛的感觉时，可按此穴止痛
	对落枕、肩背痛、肋间神经痛、手指不能屈伸等病症，长期按压会有很好的调理保健功效

标准取穴

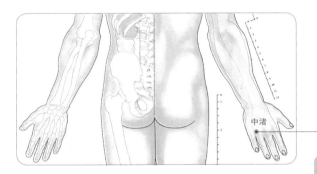

小指与无名指指根间下2厘米手背凹陷处，或当无名指掌指关节的近端，第4~5掌骨间的凹陷处。

中渚

◇ 配伍治病

耳鸣耳聋：
中渚穴配角孙穴
咽痛：
中渚穴配支沟穴和内庭穴
功用：
传递气血、生发风气

取穴技巧及按摩手法

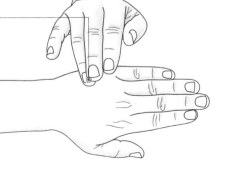

半握拳，第4~5掌骨之间，掌关节近端凹陷处即是。

程度	指法	时间/分钟
重		1 ~ 3

➤ 特效二：足窍阴穴

功能主治

足窍阴穴 属足少阳胆经穴位	对头痛、心烦、胸痛、咳逆不得息、手足烦热、汗不出等病症有特效
	对脑缺血、咽喉肿痛、失眠、多梦、热病、肘不可举、卒聋不闻人声等病症有调理保健功效

标准取穴

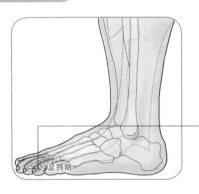

足窍阴

该穴位于人体脚背部的第4趾末节外侧，距趾甲角0.1寸。

取穴技巧及按摩手法

正坐，垂足，抬左足跷置于坐椅上，伸左手，轻握左脚趾，四指在下，弯曲拇指，用指甲垂直轻轻掐按穴位即是。

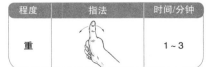

◇ 配伍治病

神经性头痛：
足窍阴穴配太冲穴、太溪穴和内关穴
胆道疾患：
足窍阴穴配阳陵泉穴、期门穴、支沟穴和太冲穴
功用：
沟通内外经脉气血

程度	指法	时间/分钟
重		1 ~ 3

小穴位大疗效全书

►追加一：鱼际穴

属手太阴肺经穴位，是治疗咽喉疾病的特效穴，尤其对失声有很好的疗效。此外，对于头痛、眩晕、神经性心悸、胃出血、腹痛、风寒、脑充血、脑缺血等病症，长期按压此穴会有很好的调理保健功效。

标准取穴

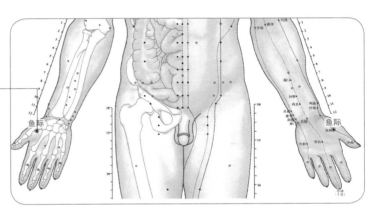

拇指本节（第1掌指关节）后凹陷处，约当第1掌骨中点桡侧，赤白肉际处。

取穴技巧及按摩手法

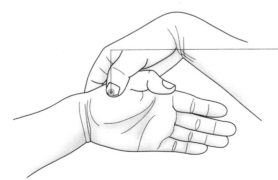

◇ 这些症状也有效

◎ 头痛晕眩　◎ 胃出血
◎ 风寒　　　◎ 腹痛

以一手手掌轻握另一手手背，弯曲拇指，以指甲尖垂直下按第1掌骨侧中点的肉际处即是。

程度	指法	时间/分钟
轻		1 ~ 3

➤追加二：涌泉穴

　　此穴属足少阴肾经穴位。涌，溢出的意思；泉，泉水。"涌泉"是指体内肾经的经水从此处穴位溢出体表，所以称"涌泉"。经常按摩此穴，具有散热生气的作用，能够益肾、清热、开郁，还能缓解并治疗神经衰弱、糖尿病、更年期综合征、肾脏不适等疾病。

标准取穴

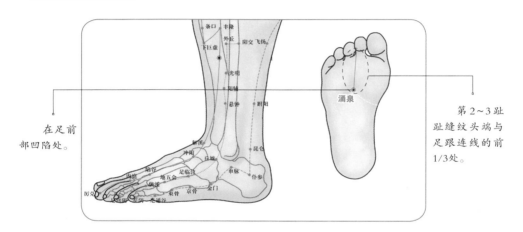

在足前部凹陷处。

第2~3趾趾缝纹头端与足跟连线的前1/3处。

取穴技巧及按摩手法

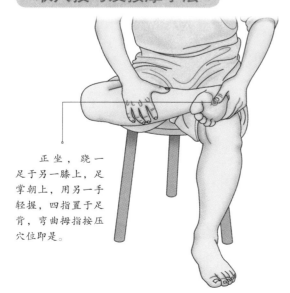

　　正坐，跷一足于另一膝上，足掌朝上，用另一手轻握，四指置于足背，弯曲拇指按压穴位即是。

◇ 这些症状也有效

◎ 小便不利	◎ 休克
◎ 中暑	◎ 中风
◎ 高血压	◎ 癫痫
◎ 女性不孕	

程度	指法	时间/分钟
重		1~3

➤追加三：阳池穴

此穴属手少阳三焦经穴位。阳，指天部阳气；池，指屯物之器。"阳池"的意思是指三焦经气血在这个穴位处吸热后，化为阳热之气。此穴位能治妊娠呕吐、女性汗毛过长、咽喉肿痛。按摩此穴，对腕关节及周围软组织风湿等疾患，腕痛无力，肩臂痛不得举等症状具有疗效。长期按压此穴，对糖尿病、子宫不正等病症具有调节、改善作用。

标准取穴

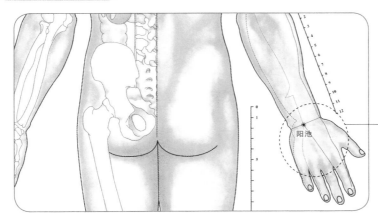

腕背横纹上，前对中指、无名指指缝。或在腕背横纹中，当指总伸肌腱的尺侧缘凹陷处。

阳池

取穴技巧及按摩手法

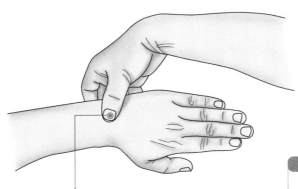

正坐，手平伸，屈肘向内，翻掌，掌心向下，用另一手轻握手腕处，四指在下，拇指在上，弯曲拇指，以指尖垂直按腕横纹中点穴位即是。

◇ 这些症状也有效

◎ 耳鸣　　　◎ 耳聋
◎ 眼睛红肿

程度	指法	时间/分钟
重		1～3

14 慢性单纯性咽炎

按摩孔最穴、经渠穴，咽痛不再烦

慢性咽单纯性炎是一种病程发展缓慢的慢性炎症，常与邻近器官的疾病或全身性疾病并存，如急性咽炎、鼻炎、副鼻窦炎、扁桃体炎等。有时，过度吸烟、饮酒等不良习惯刺激鼻咽部，也会引起慢性单纯性咽炎。

● 专家诊断

◆ 症状简介

症状分析	咽部干燥不适，有异物感或胀痛感
	检查发现：咽部充血呈深红色，软腭、咽侧壁肥厚，咽后壁有血管扩张，淋巴滤泡增生
	后期黏膜干燥，无光泽，有痂皮附着于咽后壁

◆ 中西疗法

从病因上治疗，如根治扁桃体炎或副鼻窦炎，禁烟酒以消除不良刺激。

中药推荐	新鲜的萝卜菜适量，捣汁服；或干萝卜菜，煎汤服
	苦胆草片，每日3次，每次 4~6片，饭后服
	用左金丸，每次5克，每日3次
	解毒消炎丸，每日3次，每次4~6粒
西药推荐	0.25%利多卡因溶液颈前三角区进行皮下局部封闭，左右各10毫升
	冰硼散吹患处或选用薄荷含片、碘含片等

◉ 经穴疗法

◆ 特效穴位 孔最穴 经渠穴

孔最穴：手臂向前，仰掌向上，以另一只手握住手臂中段处，用拇指指甲垂直下压揉按穴位，有强烈的酸痛感。左右两手各有一穴，先左后右，每次各揉按1~3分钟。

经渠穴：伸出一手，掌心向上，用另一手给此手把脉，中指指腹按压其所在之处，稍微用力，会有轻微的酸胀感，用中指指腹揉按左右2穴，每次各1~3分钟。

◆ 追加穴位 人迎穴 太渊穴 少商穴 三间穴

人迎穴：正坐或者仰靠，拇指和小指弯曲，中间三指伸直并拢，将无名指放在喉结旁边，用食指的指腹按压所在部位，有酸胀感，用拇指的指腹上下轻轻按压穴位，每天早晚按压左右两侧穴位，每次1~3分钟。

太渊穴：取穴的时候，应该让患者采用正坐的姿势，手臂前伸，手掌心朝上。太渊穴位于人体的手腕横纹上，拇指的根部。用右手手掌轻轻握住左手手腕，右手拇指弯曲，用拇指的指腹和指甲尖垂直方向轻轻掐按穴位，会有酸胀的感觉。分别掐按左右两手，每次掐按各1~3分钟。

少商穴：将拇指伸出，用另一只手的食指和中指轻轻握住此拇指，并将另一手拇指弯曲，用指甲的甲尖垂直掐按，有刺痛感。依次掐按左右两手，每次各1~3分钟。

三间穴：一只手平放，稍稍侧立，用另一只手轻轻握住，拇指弯曲，用指甲垂直掐按穴位，有酸痛感。分别掐按左右两手，每次各1~3分钟。

治未病 早预防

（一）锻炼身体，增强体质。平时生活要有规律，劳逸结合，多进行室外活动，呼吸新鲜空气。

（二）预防上呼吸道感染，防止慢性单纯性咽炎急性发作。应注意天气的冷暖变化，在流感易发季节，尽量少去公共场所，以免相互传染。

（三）注意口腔和鼻腔卫生，平时要注意保持口腔清洁，及时治疗牙周疾病。

（四）注意饮食卫生，保证身体营养平衡。少吃过热、过冷及辛辣刺激食物，保持大便通畅。

➤ 特效一：孔最穴

功能主治

孔最穴
属手太阴肺经穴位

- 可治疗大肠炎及痔疮
- 有助排汗，稍微出力强压(或灸)20分钟即可出汗
- 对于身体热病、头痛、吐血、肺结核、手指关节炎、咳嗽、嘶哑失声、咽喉痛等病症都有很好的调理保健功效
- 治疗支气管炎、支气管哮喘、肺结核、肺炎、扁桃体炎、肋间神经痛等
- 配肺俞穴、风门穴主治咳嗽、哮喘，用电针刺激治疗哮喘发作；配少商穴主治咽喉肿痛

标准取穴

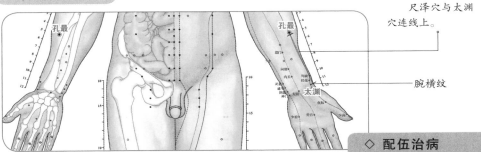

尺泽穴与太渊穴连线上。

腕横纹

◇ 配伍治病

咳嗽，哮喘：
孔最穴配肺俞穴和尺泽穴
咳血：
孔最配鱼际穴
功用：
散淤通窍、调理肺气、清热止血

取穴技巧及按摩手法

手臂向前，仰掌向上，以另一手握住手臂中段处。用拇指指尖垂直下压该穴。左右各有一穴。

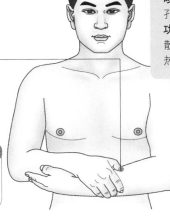

程度	指法	时间/分钟
适度		1~3

➤ 特效二：经渠穴

功能主治

经渠穴	按摩此穴，对咳嗽、喉痹、咽喉肿痛具有很好的疗效
属手太阴肺经穴位	按摩此穴，对胸痛、手腕疼痛也有一定的理疗效果
	长期坚持按摩，可缓解一些神经系统疾病，如膈肌痉挛、食管痉挛、桡神经痛或麻痹等
	现代医学中，可用于治疗呼吸系统疾病，如支气管炎、哮喘、肺炎、扁桃体炎等

标准取穴

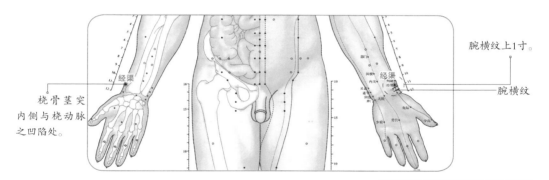

经渠

桡骨茎突内侧与桡动脉之凹陷处。

腕横纹上1寸。

经渠

腕横纹

取穴技巧及按摩手法

◇ **配伍治病**

咳嗽：
经渠穴配肺俞穴和尺泽穴
功用：
宣肺利咽、降逆平喘

伸出左手，掌心向上，用右手给左手把脉，中指所在位置即是。用中指指腹揉按。

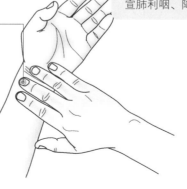

程度	指法	时间/分钟
适度		1 ~ 3

➤ 追加一：人迎穴

属足阳明胃经穴位。胃经气血由此向胸腹以下的身体部位传输，按压此处，可治疗慢性单纯性咽炎、咽喉肿痛、哮喘、瘰疬、瘿气、高血压等症状。

标准取穴

颈部，喉结旁，当胸锁乳突肌的前缘，颈总动脉搏动处。

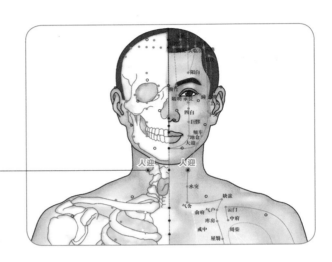

取穴技巧及按摩手法

正坐或仰靠，拇指与小指弯曲，中间三指伸直并拢，将无名指位于喉结旁，食指指腹所在的位置即是。用拇指的指腹上下轻轻按压穴位。按摩时要避开颈总动脉。

喉结

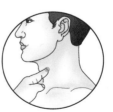

侧面

◇ 这些症状也有效

◎ 咽喉肿痛　◎ 哮喘
◎ 瘰疬　　　◎ 高血压

程度	指法	时间/分钟
轻		1~3

➤追加二：太渊穴

　　此穴属于手太阴肺经的穴位。太，大并达到了极致的意思；渊，深涧、深洞的意思，此处是指穴位的形态。这个穴位的名称来自于从类似的角度描述穴位在微观下的形态特征，指肺经水液在这个地方散化成为凉性水湿。此穴能够治疗气不足、无脉症；对流行性感冒咳嗽、支气管炎、哮喘、胸痛、咽喉肿痛等具有良好的疗效。

标准取穴

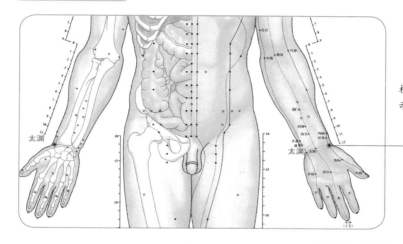

太渊

太渊

腕掌侧横纹桡侧，桡动脉搏动处。

取穴技巧及按摩手法

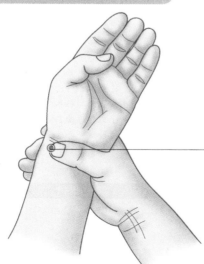

◇ 这些症状也有效

◎ 失眠　　◎ 腕关节
◎ 周围软组织疾病
◎ 肋间神经痛

　　以一手手掌轻握另一只手手背，弯曲拇指，拇指指腹位于太渊穴，拇指指腹及甲尖垂直下按就是。

程度	指法	时间/分钟
适度		1～3

14

➤追加三：少商穴

　　此穴属于手太阴肺经的穴位。少，阴中生阳的意思。中国古代的五音六律，分宫、商、角、徵、羽。在中医上，"商"属肺经之根，所以称少商。遇到流行性感冒、腮腺炎、扁桃体炎或者小儿惊风、喉部急性肿胀、呃逆等，都可以用少商穴来调治。现代临床医学利用此处穴位治疗一些呼吸系统疾病，如支气管炎、肺炎、咯血等。

标准取穴

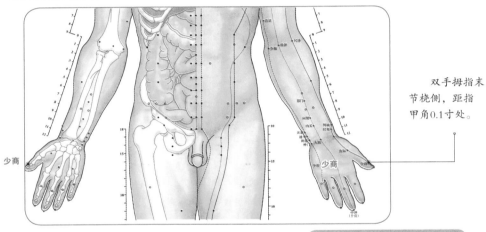

双手拇指末节桡侧，距指甲角0.1寸处。

取穴技巧及按摩手法

◇ 这些症状也有效

◎ 昏厥　　　◎ 癫狂
◎ 拇指痉挛　◎ 牙龈出血
◎ 舌下肿瘤

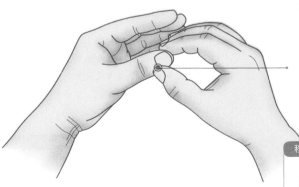

　　将拇指伸出，以另一手食指、中指两指轻握该拇指，再将另一手拇指弯曲，以指甲甲尖垂直掐按拇指甲角边缘即是。

程度	指法	时间/分钟
轻		1 ~ 3

（左侧竖排）小穴位大疗效全书

牙痛

按摩列缺穴、液门穴，还你好牙口

牙痛是一种常见疾病，常表现为牙龈红肿、遇冷热刺激痛、面颊部肿胀等。

● 专家诊断

◆ 症状简介

牙痛大多由牙龈炎、牙周炎、龋齿（蛀牙）或折裂牙而导致牙髓（牙神经）感染所引起的。中医认为牙痛是由于外感风邪、胃火炽盛、肾虚火旺、虫蚀牙齿等原因所致。牙龈炎是常见的牙周组织疾病，是由于不注意口腔卫生，牙齿受到牙齿周围食物残渣、细菌等物结成的软质的牙垢和硬质的牙石所致的长期刺激，及不正确的刷牙习惯、维生素缺乏等原因所造成。

龋齿：初龋一般无症状，如龋洞变大而深时，可出现进食时牙痛，吃甜食或过冷、过热的食物时疼痛加重。这时可先用防酸止痛牙膏，温水刷牙，必要时用民间验方止痛，但有效的治疗方法应是填补龋洞。

牙髓炎：多是由于深龋未补致牙髓感染，或化学药物、温度刺激引起，其疼痛为自发性、阵发性剧痛，可有冷、热刺激痛和叩痛。这种牙痛的应急处理是用芬必得300毫克口服，每日2次，止痛，或用民间验方止痛。根治的方法是在局麻下用牙砧磨开牙髓腔进行牙髓治疗。

牙根尖周炎：多由牙髓炎扩散到根管口，致根尖周围组织发炎。表现为持续性牙痛。患牙有伸长感，触、压痛明显，不能咬食物。这时可服消炎止痛药，如先锋霉素四号0.5克，每日3次；甲硝唑0.4克，每日3次；吲哚美辛25毫克，每日3次；并吃软食。也可用民间验方应急止痛。待消炎后再进行根管治疗。

牙外伤：如意外摔倒、碰伤或吃饭时咬到沙粒等致牙折或牙裂开，引起牙痛。可先服消炎药、止痛药，也可用民间验方止痛。有条件者应到口腔科处理。

◆ 中西疗法

若是深龋引起的牙髓炎及根尖周炎疼痛，可用镊子针头或缝衣针挑去蛀牙洞内食物残渣，放入蘸有牙痛水、十滴水或清凉油的小棉球。如仍不能止痛，可在局部麻醉或针刺合谷穴下，用1个注射针头对准蛀牙洞较薄弱处用力刺穿髓腔顶，再放止痛棉球。

若是根尖周炎、牙周炎，视病情可加用牛黄解毒丸、银黄片、解毒消炎丸等，或用磺胺药、青霉素。

如牙周炎反复发作，松动较大，建议拔牙。

第二章 五官科疾病

中药推荐	一枝黄花30克，水煎去渣，再加鸭蛋1个冲服
	七叶一枝花15克，用烧酒100克，浸3～5天备用。牙痛时用药棉蘸药酒少量，搽患牙，可止痛
	白英15克，煎汁加蜂蜜适量冲服
	如果是牙周炎引起的疼痛，则视病情服用牛黄解毒丸、银黄片、解毒消炎丸等
西药推荐	服用各种止痛片
	如果由炎症引起，则可服用磺胺类药物、青霉素等
	如果牙痛严重，则进行补牙或拔牙

◉ 经穴疗法

◆ 特效穴位 列缺穴 液门穴

列缺穴：两只手的拇指张开，左右两手的虎口接合成交叉形。右手食指压在左手的桡骨茎状突起的上部，在食指尖到达的地方，用食指的指腹揉按，或者用食指的指尖掐按，会有酸痛或酥麻的感觉。先左手后右手，每次各揉（掐）按1～3分钟。

液门穴：正坐，伸手屈肘，朝着自己的胸前，掌心向下。轻轻握拳，用另外一只手轻轻扶住小指侧的掌心处，拇指弯曲，用指尖或者指甲尖垂直掐按穴位，有酸胀的感觉。先左后右，每天早晚两侧穴位各掐按1次，每次掐按1～3分钟。

◆ 追加穴位 内庭穴 少海穴 合谷穴

内庭穴：正坐，屈膝，把脚抬起，放在另一条腿上，把对侧手的四指放在脚掌底托着脚，拇指放在脚背，弯曲拇指，用指尖下压揉按内庭穴，有胀痛的感觉。早晚各揉按1次，先左后右，每次揉按1～3分钟。

少海穴：正坐，抬手，手肘略屈，手掌向上，用一只手轻握另一只手的肘尖，四指在外，用拇指的指腹按压内肘尖的内下侧、横纹内侧端的凹陷处，有酸痛感，用同样的方法按压另一侧穴位。每天早晚左右两穴各按压一次，每次按压1～3分钟。

合谷穴：一只手轻握空拳，拇指和食指弯曲，两指的指尖轻触、立拳；另一只手掌轻轻握在拳头外，用拇指的指腹垂直按压穴位，有酸痛胀感。分别按压左右两手，每次各按1～3分钟。

➤ 特效一：列缺穴

功能主治

列缺穴
属手太阴肺经穴位

- 主治头部、颈项各种疾病，对热病具退热卓效
- 还可以调理食管痉挛
- 经常掐按此穴，对于三叉神经痛、面神经麻痹、桡骨部肌炎、咳嗽、哮喘、鼻炎、牙痛、脑缺血、健忘、惊悸、半身不遂等病症，可起到显著的保健调理的效果
- 现代常用于治疗感冒、支气管炎、神经性头痛、落枕、腕关节炎及周围软组织疾病等

标准取穴

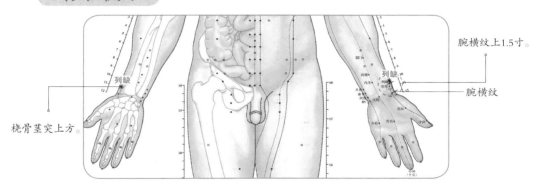

桡骨茎突上方。

列缺

腕横纹上1.5寸。

列缺

腕横纹

取穴技巧及按摩手法

　　两手拇指张开，两虎口接合成交叉形。再用右手食指压在左手桡骨茎状突起上部，食指尖到达凹陷的位置即是。

◇ 配伍治病

感冒、咳嗽、头痛：
配风池穴、风门穴
咽喉疼痛：
配照海穴
功用：
宣肺理气、利咽宽胸、通经活络

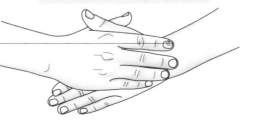

程度	指法	时间/分钟
适度		1～3

➤ 特效二：液门穴

功能主治

液门穴	具有去火散热的特殊功能，对头痛、目眩、咽喉肿痛、眼睛赤涩、龋齿等病症有特效
属手少阳三焦经穴位	长期按压此穴，对耳聋、耳鸣、手指肿痛、手臂痛等病症，会有很好的调理保健功效

标准取穴

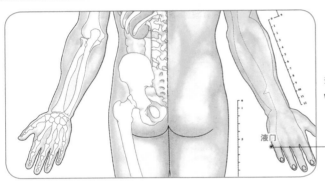

该穴位于人体的手背部，当第4~5指间，指蹼缘后方赤白肉际处。

取穴技巧及按摩手法

正坐，伸手屈肘向自己胸前，掌心向下。轻握拳，用另一手轻扶小指侧掌心处，弯曲拇指，用指尖或指甲尖垂直掐按穴位即是。

◇ 配伍治病

喉痛：
液门穴配鱼际穴
功用：
降浊升清、清热泻火

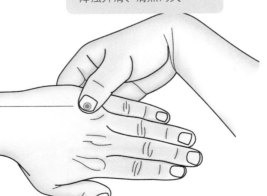

程度	指法	时间/分钟
重	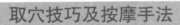	1~3

➤追加一：内庭穴

属足阳明胃经穴位。此穴对牙痛、风疹、急性肠胃炎有特效。此外，对流鼻血、口歪、咽喉肿痛、胃痛吐酸、腹胀、泄泻、痢疾、便秘、足背肿痛等症，都有很好的保健调理作用。

标准取穴

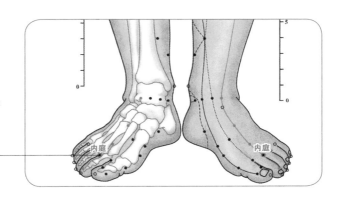

足背第2~3趾间缝纹端处。

取穴技巧及按摩手法

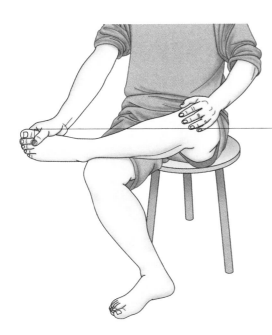

◇ **这些症状也有效**

◎ 风疹　　◎ 急性肠炎
◎ 流鼻血　◎ 咽喉肿痛
◎ 便秘

正坐，屈膝，把脚抬起，放另一腿上，用对侧手之四指置脚掌底托着，拇指在脚背，并置于第2~3趾之间，弯曲拇指，用指尖下压揉按脚趾缝尽处的陷凹中即是。

程度	指法	时间/分钟
适度		1 ~ 3

15

➤追加二：少海穴

属手少阴心经穴位，具有宁神、通络之功效，主治神经衰弱、头痛目眩、心悸、牙痛、肋间神经痛。对于前臂麻木、肘关节痛及肘关节周围软组织疾患、健忘等病症，有很好的调理保健功效。

标准取穴

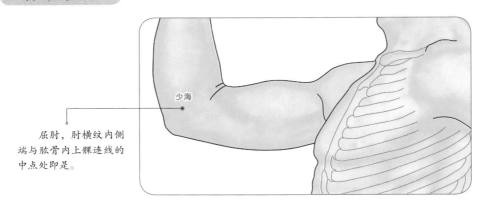

屈肘，肘横纹内侧端与肱骨内上髁连线的中点处即是。

少海

取穴技巧及按摩手法

正坐，抬手，手肘略屈，手掌向上，用另一手轻握肘尖，四指在外，以拇指指腹按压其所在的内肘尖内下侧、横纹内侧端陷凹处即是。

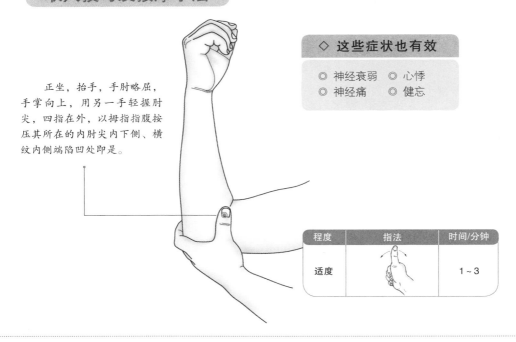

◇ 这些症状也有效

◎ 神经衰弱　◎ 心悸
◎ 神经痛　　◎ 健忘

程度	指法	时间/分钟
适度		1~3

➤追加三：合谷穴

属手阳明大肠经穴位。此穴是全身反应最大的刺激点，可以降低血压、镇静神经、调节功能，开关节而利痹疏风，行气血而通经清淤。除对于牙齿、眼、喉科有卓著功效外，对于气喘及疔疮也具有特殊疗效。

标准取穴

手背第1~2掌骨间，第2掌骨桡侧的中点处。

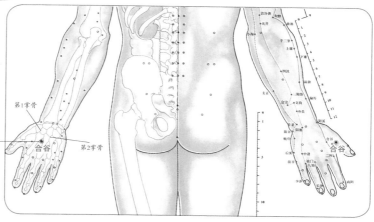

第1掌骨 合谷 第2掌骨 合谷

取穴技巧及按摩手法

◇ 这些症状也有效

◎ 头痛　　◎ 高血压
◎ 神经衰弱　◎ 鼻炎

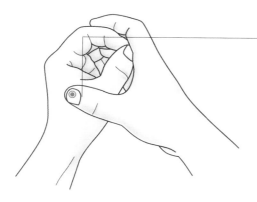

一手轻握空拳，弯曲拇指与食指，两指指尖轻触、立拳，以另一手掌轻握拳外，以拇指指腹垂直下压该穴。

程度	指法	时间/分钟
重		1~3

15

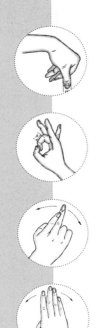

本章看点

● 呕吐
  按摩角孙穴、章门穴，远离恶心呕吐

● 腹泻
  按摩长强穴、隐白穴，迅速止泻

● 腹痛
  按摩大横穴、归来穴，让你的肠胃平静下来

● 慢性胃炎
  按摩公孙穴、足三里穴，胃病远离你

● 急性胃、十二指肠溃疡穿孔
  按摩大赫穴、气穴，保养消化道

● 急性胆囊炎、胆囊结石
  按摩期门穴、神阙穴，缓解疼痛，保护肝胆

● 腹水
  按摩厉兑穴、商曲穴，缓解腹水症状

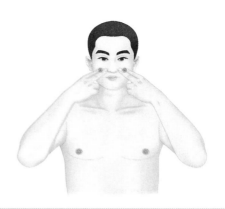

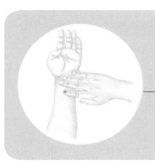

第三章
消化内科疾病

　　脾、胃、肝、胆等消化器官出现问题，也可以通过经穴疗法来进行治疗。用穴位疗法来治疗腹泻、腹痛，效果非常好。慢性胃炎、胆囊炎、肝腹水等重症，虽然不能完全依托经络穴位进行治疗，但也可以通过经穴疗法来进行预防或保健，效果也非常不错。

呕吐

按摩角孙穴、章门穴，远离恶心呕吐

呕吐是胃内食物反入食管，经口吐出的一种现象。呕吐发作时常有出汗、心跳不规则、脸色苍白和腹部不适或疼痛的感觉，开始时吐出胃里的残渣，以后甚至可以呕出胆汁。

● **专家诊断**

◆ **症状简介**

（一）中枢性呕吐：常见的有流行性乙型脑炎、流行性脑脊髓膜炎、脑血管疾病、颅内肿瘤等。

（二）周围性呕吐：常见的有胃炎、胃溃疡、胃穿孔、胃癌、肠梗阻、腹膜炎等。

（三）详细询问病史

1. 呕吐与恶心的关系：呕吐时没有感觉恶心，呕吐后并不感到轻松，常见于中枢性呕吐；呕吐时感觉恶心，呕吐后感到恶心暂时缓解，常见于周围性呕吐。

2. 呕吐物的性质：呕吐物有酸臭味及隔日的食物，见于幽门梗阻；混有胆汁或粪便，见于肠梗阻；混有血液，说明呕吐剧烈，使胃黏膜少量出血或上消化道急性出血。

3. 呕吐物的量：少量呕吐可能是胃肠功能紊乱及妊娠呕吐；大量的呕吐可能是幽门梗阻。

4. 呕吐与饮食的关系：如果食物尚未到达胃内就发生呕吐，多为食管的疾病，如食管癌；呕吐发生于饭后2～3小时，可见于胃炎、胃溃疡和胃癌；发生于饭后4～6小时，可见于十二指肠溃疡；发生于饭后6～12小时，并吐出前一天所吃的食物，常见于幽门梗阻。

5. 呕吐伴发的症状

（1）呕吐伴发热、头痛和喷射式呕吐，应考虑是流行性脑脊髓膜炎或流行性乙型脑炎等。

（2）呕吐伴发腹泻，应考虑是急性胃肠炎、霍乱等。

（3）呕吐伴发腹痛，应考虑是溃疡病、阑尾炎、胆囊炎等。

（4）呕吐伴发昏迷，应考虑是尿毒症、糖尿病酮中毒、肝昏迷等。

（5）呕吐伴发神经系统症状，应考虑是脑血管疾病等。

（6）呕吐伴发黄疸，应考虑是传染性肝炎等。

6．已婚妇女突然停止月经将近2个月，则应考虑是妊娠呕吐。

7．如果服用氯化铵、氨茶碱、水杨酸盐、磺胺类和奎宁等药物后，出现呕吐，应考虑是药物反应。

（四）体格检查要点

1．如果呕吐伴有发热症状，应详细检查抬腿试验和划足底试验；若皮肤上出现红色淤斑，可以考虑是流行性脑脊髓膜炎或流行性乙型脑炎。

2．注意腹部肌肉紧张度和压痛。腹软、上腹部多有压痛，常见于溃疡病；右上腹部有压痛，常见于胆囊炎或传染性肝炎；腹部若有块状物，应考虑是肿瘤等。

3．剧烈呕吐后，水分会大量丧失，容易引起脱水，所以要及时地补充水分。

症状分析	流行性脑脊髓膜炎	突然高热，头痛，喷射式呕吐，皮下淤斑，昏迷，抽搐，发病于冬春季，颈有抵抗，抬腿试验、划足底试验阳性
	阳性流行性乙型脑炎	高热，头痛，呕吐，烦躁不安，嗜睡昏迷，发病于夏秋季，颈可有抵抗，抬腿试验、划足底试验可出现阳性
	结核性脑膜炎	高热，头痛，呕吐，昏迷，有结核病史，散发于四季
	慢性胃炎	上腹部疼痛，饭后有灼热感和饱胀感，胃口不好，口臭，嗳气，上腹部可有压痛
	胃下垂	上腹部有下坠感，胃口不好，有时可出现恶心、呕吐，体形较瘦，常伴有肝、肾等内脏下垂
	溃疡病	溃疡病引起幽门梗阻时出现明显呕吐，平时有慢性、节律性、周期性上腹部疼痛，上腹部有压痛，幽门梗阻时可有振水音
	胃穿孔	上腹部突然剧烈疼痛，常发生于饱餐后，有溃疡病史腹肌紧张如板样
	胃肠功能紊乱	恶心、呕吐频繁，甚至厌食，常伴有头痛、上腹不适等症状
	胆囊结石	突然发生于多食油腻后的晚上，右上腹疼痛，向右肩放射，发热，呕吐，可出现黄疸，右上腹有触痛，肌紧张，有时可触及胆囊
	急性胰腺炎	突然发生，多见于暴饮暴食后，上腹部持续性剧烈疼痛，多向腰背部放射，恶心，呕吐，2～3天后发热，中上腹部横位性触痛，血、尿中淀粉酶明显升高
	急性阑尾炎	转移性右下腹疼痛，发热，恶心，呕吐，右下腹阑尾点局限性触痛，反跳痛
	急性腹膜炎	腹痛剧烈，恶心，呕吐，发热，可出现休克，腹肌紧张如板样，腹部有明显触痛，白细胞计数明显升高
	肠梗阻	腹部有阵发性绞痛，大便秘结，呕吐出胆汁或粪液，腹部有压痛，可见到肠型及蠕动波
	急性传染性肝炎	发热，恶心，呕吐，厌食油腻，体温下降时有的出现黄疸，小便如红茶，肝轻度肿大，有压痛

16

◆ 中西疗法

除了穴位治疗之外，治疗呕吐最主要的方法还是口服药物。中西医都有比较有效的对治药物，具体见下列表格。

中药推荐	藿香正气丸，每日2次，每次15~20克。适用于恶心呕吐、发热畏寒
	纯阳正气丸，每日2次，每次2.5~5克。适用于恶心呕吐、腹痛腹泻
	左金丸，每日2次，每次5~10克。适用于口吐酸水、呕吐物酸臭
	木香槟榔丸，每日2次，每次15克。适用于呕吐、腹泻
	制半夏15克，生姜4片，煎汤草7.5克，水煎服，每日1剂
	加减法：吐清水加吴茱萸5克；若舌质红加淮山药15克，莲肉15克，去干姜
西药推荐	阿托品，每次0.3毫克，每日3次
	复方颠茄片，每日3次，每次 1~2片
	维生素B_6，每次10~20毫克，每日3次。常用于妊娠呕吐
	氯丙嗪，每次12.5~25毫克，每日3次。有强烈的镇吐作用，可用于剧烈的呕吐，不可与苯巴比妥钠配伍
	呕吐严重，出现脱水现象时，可用5%葡萄糖液或生理盐水1000~2000毫升，加维生素C1000毫克，进行静脉滴注

● 经穴疗法

◆ 特效穴位 角孙穴 章门穴

角孙穴：正坐，举起左手，用拇指的指腹由后向前将耳郭折屈，并顺势向上滑到耳郭尖的部位，中指的指尖恰好位于头顶正中线上，用拇指的指腹揉按这个穴位，会有胀痛的感觉。两侧穴位，每天早晚各揉按1次，每次揉按1~3分钟，也可以两侧穴位同时揉按。

章门穴：正坐或仰卧，两只手的手掌心向下，指尖朝下放在双乳下、肋骨上，用鱼际揉按穴位，并有胀痛的感觉。左右两侧穴位，每次揉按1~3分钟，也可以两侧穴位同时揉按。

◆ 追加穴位　内关穴　膻中穴

内关穴：将右手中间3个手指并拢，无名指放在左手腕横纹上，这时右手食指和左手手腕交叉点的中点，就是内关穴。用拇指指尖或指甲尖垂直掐按穴位，有特别酸、胀、微痛的感觉。每天早晚，左右各掐按1~3分钟，先左后右。

膻中穴：正坐，伸双手向胸，手掌放松，约成瓢状，掌心向内，中指指尖置于双乳的中点位置即是。双手中指同时出力揉按穴位，有刺痛的感觉。每次揉按各1~3分钟，先中指左上右下，后右上左下。

治未病 早预防

（一）保持情绪的安定与心情舒畅。

（二）居室尽量布置得清洁、安静、舒适，避免异味的刺激。呕吐后应立即清除呕吐物，以避免恶性刺激，并用温开水漱口，保持口腔清洁。

（三）注意饮食卫生，饮食宜营养价值稍高且易消化为主，可少吃多餐。

（四）为防止脱水，应保持每天的液体摄入量，平时宜适量吃一些西瓜、梨、甘蔗等水果。

（五）呕吐严重者，须卧床休息。

（六）保持大便的通畅。

（七）呕吐较剧者，可食前口中含生姜1片，以达到暂时止呕的目的。

16

➤ 特效一：角孙穴

功能主治

角孙穴

属手少阳三焦经穴位

此穴具有吸湿、降浊、明目之功效

长期按摩这个穴位，对白内障、目生翳膜、牙龈肿痛等疾病，也有很好的疗效

按摩此穴，对于咀嚼困难、口腔炎、唇干燥、呕吐等病症也会有很好的保健调理功效

标准取穴

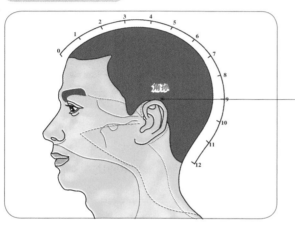

折耳郭向前，当耳尖直上入发际处。

◇ 配伍治病

眩晕：
角孙穴配足临泣穴
功用：
吸湿降浊

取穴技巧及按摩手法

正坐，举左手，用拇指指腹由后向前将耳郭折屈，并顺势向上滑向耳郭尖所着之处，中指指尖恰好位于头顶正中线上，用拇指指腹揉按所在位置的穴位即是。

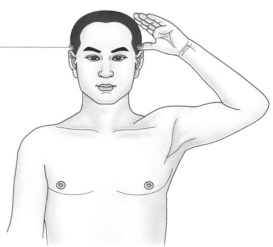

程度	指法	时间/分钟
重	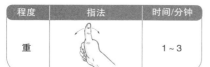	1~3

➤ 特效二：章门穴

功能主治

章门穴	本穴为五脏精气之会穴，有舒肝行气之特效，主治心胸郁闷、胃痉挛、肝气淤结、胸肋疼痛等
属足厥阴肝经穴位	对肝脾肿大、肝炎、肠炎、泄泻、腹胀、呕吐等病症，有明显疗效

标准取穴

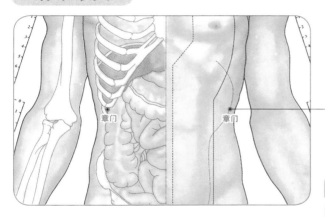

该穴位于人体的侧腹部，当第11肋游离端的下方。

◇ 配伍治病

荨麻疹：
章门穴配足三里穴
肝脾不和之腹胀：
章门穴配天枢穴、脾俞穴、中脘穴和足三里穴
功用：
降浊固土

取穴技巧及按摩手法

正坐或仰卧，双手掌心向下，指尖朝下，放在双乳下、肋骨上。用鱼际揉按穴位即是。

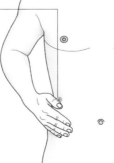
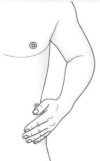

程度	指法	时间/分钟
轻		1～3

16

➤ 追加一：内关穴

　　此穴属手厥阴心包经经脉的穴位。内，内部；关，关卡；"内关"是指心包经的体表经水由此穴位注入体内。这个穴位对于晕车、手臂疼痛、头痛、眼睛充血、呕吐、胸肋痛、上腹痛、腹泻、痛经等症状，具有明显的缓解作用；长期按压这个穴位，对心绞痛、精神异常、风湿疼痛、中风、哮喘、偏瘫、偏头痛、产后血晕、忧郁症，具有明显的改善和调理作用。

标准取穴

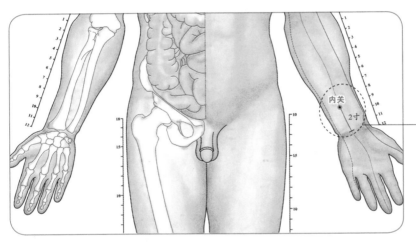

位于前臂正中,腕横纹上2寸,在桡则腕屈肌腱同掌长肌腱之间。

取穴技巧及按摩手法

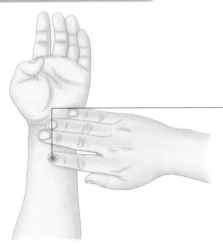

◇ 这些症状也有效

◎ 胃脘痛　　◎ 失眠
◎ 呃逆　　　◎ 心悸

　　将右手中间3个手指并拢，无名指放在左手腕横纹上，用拇指指尖或指甲尖垂直掐按右手食指和左手手腕交叉点的中点即可。

程度	指法	时间/分钟
重		1～3

▶ 追加二：膻中穴

此穴属任脉的穴位。"膻中"指任脉之气在此吸热膨胀散行。本穴物质为中庭穴传来的天部水湿之气，至本穴后吸热膨胀散行，变为热燥之气，如羊肉带辛膻气味一样，所以名"膻中"。按摩这个穴位，有调气降逆、宽胸利膈的作用，能够治疗支气管哮喘、支气管炎、咳嗽、哮喘、咯唾脓血、胸痹心痛、心悸、心烦等疾病；配中脘穴、气海穴，可治疗呕吐反胃。

标准取穴

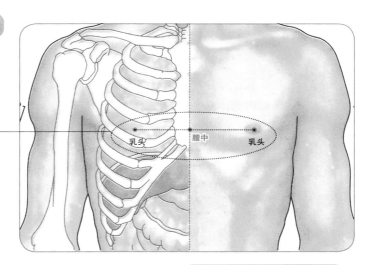

乳头　膻中　乳头

膻中穴位于胸部，当前正中线上，平第4肋间，两乳头连线的中点。

取穴技巧及按摩手法

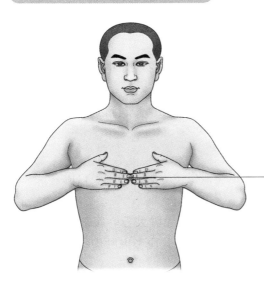

◇ 这些症状也有效

◎ 产后缺乳　　◎ 乳腺炎
◎ 肋间神经痛
◎ 乳汁过少

正坐，伸双手向胸，手掌放松，约成瓢状，掌心向内，中指指尖置于双乳的中点，用中指揉按穴位。

程度	指法	时间/分钟
重		1 ~ 3

16

腹泻

按摩长强穴、隐白穴，迅速止泻

腹泻是一种常见症状，是指排便次数明显超过平日习惯的频率，粪质稀薄，水分增加。腹泻常伴有排便急迫感、肛门不适、失禁等症状。腹泻分急性和慢性两类。

● 专家诊断

◆ 症状简介

（一）急性感染：急性胃肠炎、食物中毒、痢疾等。

（二）慢性疾病：慢性结肠炎、血吸虫病、肠结核、直肠癌或结肠癌等。

（三）对于腹泻的诊断，首先要详细了解以下情况

1. 有无腹痛：肚脐周围绞痛，应考虑是食物中毒；左下腹疼痛，应考虑是细菌性痢疾；右下腹疼痛，应考虑是阿米巴痢疾或肠结核；中上腹部疼痛，应考虑是胃肠炎；腹泻后腹痛不缓解者，应考虑是痢疾；腹泻后腹痛能缓解者，应考虑肠结核、肠炎等。

2. 病程和大便次数：急性腹泻，一般发病急、病程短、腹泻次数较多；慢性腹泻，一般病程长，腹泻次数较少。

3. 大便的性状：脓血样大便常见于细菌性痢疾；豆瓣酱样大便常见于阿米巴痢疾；水样大便常见于急性胃肠炎；米泔水样大便常见于霍乱；白色黏冻样大便常见于食物中毒或慢性结肠炎。

4. 有无里急后重：一般肠炎没有里急后重的症状；细菌性痢疾多见里急后重。

5. 年龄：肠系膜淋巴结核，多见于儿童；肠结核，多见于中年人；结肠癌和直肠癌，多见于老年。

6. 流行区：要了解当地地方病的情况。在血吸虫病流行区域，要考虑血吸虫病。

（四）体检和实验室检查

1. 检查患者的全身状况：注意有无皮肤干皱发冷、眼窝凹陷、口渴喜饮、脱水等现象。

2. 检查腹部的状况：有无压痛、肿块、肝脾有无肿大等。腹部不同部位的疼痛，可能是不同的疾病引起的腹泻。腹部若有肿块，应考虑肿瘤；肝脾出现肿大，应考虑是血吸虫病。

3. 检查大便：大便中有红细胞、脓细胞和巨噬细胞，则是细菌性痢疾；大便中有阿米巴滋养体及包囊，则是阿米巴痢疾。

4. 肛门指诊：对可能是直肠癌变的患者，必要时可做肛门指诊。

症状分析		
	伤寒、副伤寒	体温逐渐上升，一周后持续高热，恶心，呕吐，腹泻，神志呆滞，肝脾肿大，玫瑰色皮疹，相对性缓脉
	细菌性痢疾	怕冷，发热，腹痛，腹泻，里急后重，脓血样大便，左下腹压痛，大便镜检可见到巨噬细胞、脓细胞和红细胞
	急性胃肠炎	有饮食不洁或受寒病史，呕吐物有馊气，水样大便，常在腹泻后有松快感，上腹部或脐周围部有压痛
	食物中毒	常有进食未煮熟的蟹、变质的鱼和肉等饮食不洁史，且同食的人，常同时有相同的症状。症见呕吐，腹泻，水样大便，可伴有发热，脐周围绞痛，大便可培养出致病菌
	阿米巴痢疾	低热或无热，腹泻，无明显的里急后重，豆瓣酱样大便，常有特殊臭味，右下腹压痛，大便镜检可找到阿米巴滋养体及包囊
	霍乱、副霍乱	一般先有腹泻，再见呕吐，米泔水样大便，便量多，便次多，脱水，小腿肌肉酸痛，严重的患者可因周围循环衰竭而死亡，大便可培养出霍乱弧菌
	血吸虫病	有疫水接触史，腹泻一般较轻，可有脓血样大便，可见肝脾肿大，急性者有发热、荨麻疹等，大便沉渣检查可找到血吸虫卵，大便孵化可见阳性
	肠结核	常有结核病史，腹胀、腹泻与便秘常交替出现，右下腹痛多发生于饭后，大便后可缓解，右下腹可有压痛
	慢性结肠炎	病程长，症状轻，大便有白色黏冻，腹泻前常腹痛加剧，腹泻后即缓解无明显阳性体征
	结肠癌、直肠癌	年龄多在中年以上，贫血，消瘦，大便常带有血液。在肛指检查时，可触及坚硬而高低不平的肿块
	消化不良	小儿常因喂养不当，成人常因消化道慢性疾病所引起，大便中可见不消化食物，出现消瘦、贫血、营养不良等

◆ 中西疗法

（一）饮食

一般可给予粥、米汤、面条等易消化的食物，宜多饮盐开水。如有脱水者，应及时补充水分。

17

（二）中医辨证施治

1．湿热：如果出现舌苔黄腻、发热、腹泻、大便脓血的症状，宜清化湿热。白头翁25克，秦皮25克，黄芩15克，黄柏20克，白芍10克，甘草5克，水煎服，每日1剂。

加减法：肛门下坠者，可加木香15克。

2．寒湿：如果出现怕冷发热、恶心呕吐、腹痛喜热、大便溏薄、舌苔白腻、脉沉缓的症状，宜散寒温中。藿香、苏梗叶、姜半夏各15克，吴茱萸、干姜各5克，水煎服，每日1剂。

加减法：因饮食生冷而引起的腹泻，可加肉桂5克；因食物不洁而引起的腹泻，可加玉枢丹1.5克，用开水吞服。

3．脾虚：食欲低下、消化不良、大便稀薄、苔薄、脉弱的症状，宜健脾化湿。党参、茯苓、炒白术、炒莲肉各15克，炒扁豆、薏苡仁各20克，水煎服，每日1剂。

加减法：如出现四肢发冷的症状，可加附子15克（先煎），肉桂5克（后下）；若五更腹泻，可加补骨脂、肉豆蔻各15克。

4．伤食：如果出现腹泻、腹胀痛、舌苔腻的症状，宜消食化滞。山楂、枳实、白术、黄芩各15克，黄连、大黄各5克，六麴20克，水煎服，每日1剂。

中药推荐	按摩1：患者正坐，横擦脾俞穴、胃俞穴、肾俞穴，以热为度
	按摩2：患者仰卧，先摩中脘穴10分钟，接着摩腹10分钟
	按摩3：患者俯卧，按脾俞穴、胃俞穴及大肠俞穴，以酸胀为度
	内服1：可选用马齿苋、铁苋菜、凤尾草、辣蓼、鸡眼草、地锦草等，各用50克，水煎服
	内服2：木香槟榔丸，主治伤食腹泻，每日2次，每次15克
	内服3：香连丸，主治湿热腹泻，每日3次，每次5克
西药推荐	内服1：碱式碳酸铋，用于治疗一般性腹泻，每次0.3～1.5克，每日3次
	内服2：矽炭银，用于治疗急性肠炎，或者因受冷而引起的腹泻。每次1～3片，每日3次
	内服3：复方樟脑酊，用于治疗剧烈的腹泻，效果较好，但不宜长期连续服用，每次2～5毫升

● 经穴疗法

◆ 特效穴位 长强穴 隐白穴

长强穴：正坐，上身前俯，左手伸到臀后，用中指用力揉按穴位，便秘、腹泻或者有痔疮的人，会有酸胀的感觉，同时会感觉酸胀感向体内和四周扩散。每天分别用左右两手各揉按1～3分钟，先左后右。

隐白穴：正坐，把脚抬起，放在另一条大腿上，用另一侧手的拇指的指甲垂直掐按穴位，有刺痛感。每天早晚各掐按1次，每次掐按1～3分钟。

◆ 追加穴位 会阳穴 天枢穴 肓俞穴

会阳穴：双手向后，手掌心朝向背部，中指伸直，其他手指弯曲，将中指的指腹放在尾骨端两旁，用中指指腹按压所在之处，有酸痛感。用中指的指腹按揉穴位，左右两侧穴位每次各按揉1～3分钟。

天枢穴：仰卧或正坐，双手手背向外，拇指与小指弯曲，中间三指并拢，以食指指腹贴于肚脐，无名指所在的位置即是。双手掌心向下，以食指、中指、无名指三个手指指尖垂直下按并向外揉压，施力点在中指指腹。每天早晚各按一次，每次揉按1～3分钟。

肓俞穴：正坐或仰卧，举两手掌心向腹，以中指指尖垂直下按脐旁穴位即是。深吸气，让腹部下陷，用中指指尖稍出力揉按，有热痛的感觉。每天早晚，左右各(或双侧同时)揉1~3分钟。

17

➤ 特效一：长强穴

功能主治

长强穴	本穴有促进直肠收缩作用，通大便、疗便秘、止腹泻
属督脉穴位	有通任督二脉、调肠腑之功效，主治肠炎、腹泻，痔疮、便血、脱肛
	长期按压此穴，对阴囊湿疹、引产、阳痿、精神分裂、癫痫、腰神经痛等病症，能有很好的调理保健功效

标准取穴

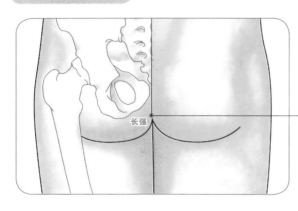

长强穴位于人体的尾骨端下，当尾骨端与肛门连线的中点处。

长强

◇ 配伍治病

痔疮：
长强穴配二白穴、阴陵泉穴、上巨虚穴和三阴交穴

脱肛、痔疮：
长强穴配精宫穴、二白穴和百会穴

功用：
向体表输送阳热之气

取穴技巧及按摩手法

正坐，上身前俯，伸左手至臀后，用中指用力揉按所在位置的穴位即是。

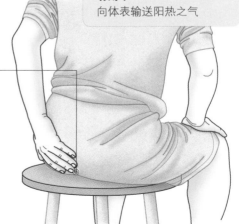

程度	指法	时间/分钟
轻		1～3

➤ 特效二：隐白穴

功能主治

隐白穴	此穴对止血有奇效，另外，还用于月经崩漏（过多）、子宫痉挛（经痛）
属足太阴脾经穴位	对小儿疳积（消化不良）、肠炎、腹泻、多梦等病症，都有很好的调治效果
	对腹胀、不得安卧、便血、尿血等病症，也都有很好的保健调理作用

标准取穴

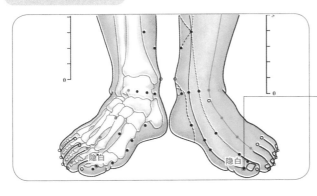

足大趾内侧指甲角旁0.1寸处。

◇ 配伍治病

月经过多：
隐白穴配气海穴、血海穴、三阴交穴

吐血：
隐白穴配脾俞穴、上脘穴、肝俞穴

功用：
调经止血、安神健胃

取穴技巧及按摩手法

正坐，把脚抬起，放置另一大腿上。用另一手拇指掐按足大趾内侧指甲角旁即是。

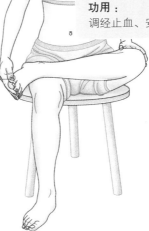

程度	指法	时间/分钟
适度		1~3

17

➤追加一：会阳穴

属足太阳膀胱经穴位，此穴具有散发水湿、补阳益气的作用。经常按压此处，对泄泻、便血、痔疮、阳痿、带下等都具有很好的疗效。

标准取穴

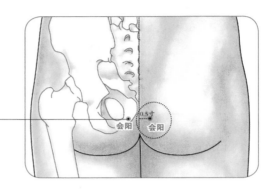

人体骶部,尾骨端旁开0.5寸处即是。

取穴技巧及按摩手法

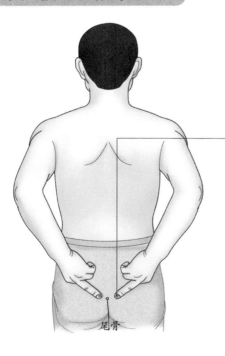

尾骨

◇ 这些症状也有效

◎ 便血　　◎ 痔疮
◎ 前列腺炎

正坐，双手向后，手心朝向背部，中指伸直，其他手指弯曲，将中指指腹置于尾骨端两旁，用中指指腹按压所在位置。

程度	指法	时间/分钟
适度		1~3

➤追加二：天枢穴

此穴属足阳明胃经穴位。天枢是天星名，即天枢星。在这里，用天枢来比喻天地之气相交的中点，正居人身体之中点，应天枢星象，所以名为"天枢"。此处穴位正好在大肠通过的地方，经常按摩，能够治疗便秘、腹泻、肠鸣等病症；按揉此处穴位，对腹痛、虚损劳弱、伤寒等疾病有很好的抑制作用。

标准取穴

中腹部，平脐中，距脐中2寸处。

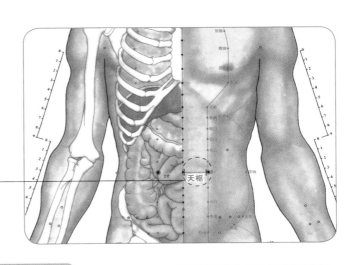

取穴技巧及按摩手法

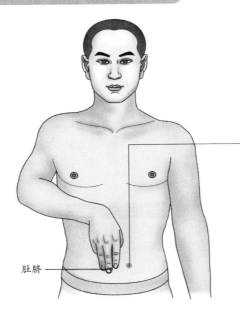

肚脐

◇ **这些症状也有效**

◎ 男性生殖器官疾病

◎ 月经失调　◎ 女性不孕

◎ 中暑呕吐

　　仰卧或正坐，双手手背向外，拇指与小指弯曲，中间三指并拢，以食指指腹贴于肚脐，无名指所在的位置即是。

程度	指法	时间/分钟
适度		1～3

17

➤追加三：肓俞穴

　　此穴属足少阳肾经穴位。肓，心下的膈膜，指穴位内膏脂之类的物质；俞，输的意思。"肓俞"的意思是胞宫中的膏脂之物由此穴外输体表。本穴位内物质是来自胞宫中的膏脂之物，膏脂之物由本穴地部孔隙外输体表，因此名"肓俞"，也称"肓俞穴""子户"。这个穴位有积脂散热的作用；经常按摩这个穴位，对黄疸、胃痉挛、习惯性便秘、肠炎、腹痛绕脐、腹胀、痢疾、泄泻、疝气、腰脊疼痛，都具有良好的疗效。

标准取穴

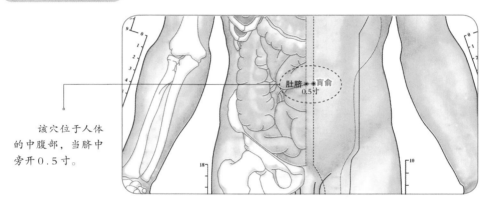

該穴位于人体的中腹部，当脐中旁开0.5寸。

取穴技巧及按摩手法

◇ 这些症状也有效

- ◎ 疝痛
- ◎ 排尿疼痛
- ◎ 尿道涩痛
- ◎ 子宫痛
- ◎ 睾丸炎

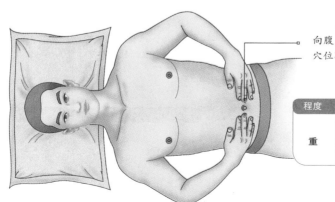

正坐或仰卧，举两手，掌心向腹，以中指指尖垂直下按脐旁穴位即是。

程度	指法	时间/分钟
重		1~3

腹痛

按摩大横穴、归来穴，让你的肠胃平静下来

腹痛是一种常见的病症，指由于各种原因引起的腹腔内外脏器官的病变，而表现为腹部的疼痛。

● 专家诊断

◆ 症状简介

腹痛可分为急性与慢性两类。急性腹痛的特点是发病突然，发展迅速，由于大部分患此病者需尽快手术治疗，所以被称为"急腹症"。

急性腹痛是多种疾病的共同症状，由于病因不同，腹痛的部位、性质及体征等均具有不同的特点。在诊断和鉴别诊断上，要透过腹痛的现象看清疾病的实质。因此要问清病史，仔细检查，再结合必要的化验检查，作深入的分析研究，才能得出早期的正确诊断。

（一）问清病史

1. 腹痛部位：首先要明确腹痛开始和现在的部位。要求患者用手指头指出腹痛最剧烈的部位和范围。一般说来，腹痛的固定部位，大多是病变的部位。例如上腹部疼痛多为胃的疾患，右上腹部疼痛多为肝和胆道的疾患，右下腹部疼痛多为回盲部的疾患（如阑尾炎、肠结核等），左下腹部疼痛多为结肠的疾患（如菌痢等），脐周围疼痛多为小肠的疾患（如肠梗阻、蛔虫痛等）。如先有局部疼痛而后向全腹发展，多为阑尾、胃、肠、胆囊穿孔而并发弥漫性腹膜炎。

2. 腹痛时间：突然发生的腹痛，常见有胃溃疡穿孔、肠梗阻、胆道蛔虫病等；逐渐加剧的腹痛，常见的则为急性阑尾炎、急性胆囊炎等。

3. 腹痛性质：阵发性腹痛多见于梗阻；持续性腹痛多见于炎症以及内出血；持续性腹痛伴阵发性加剧者，则为炎症伴有梗阻，如急性胆囊炎、胆囊结石、绞窄性肠梗阻等；绞痛则多为梗阻；钝痛和胀痛多见于炎症；放射痛为腹内脏器病变之一，如急性胆囊炎放射到右侧肩胛部，肾绞痛放射到大腿内侧和外生殖器，患肺炎、胸膜炎时也可有放射痛到达腹部。

要注意腹痛性质的改变，如若突然减轻甚至不痛或阵发性绞痛变为持续性疼痛，则病变部位有坏死、穿孔可能，如急性阑尾炎、胃溃疡病穿孔等。

4. 消化道症状：先腹痛，而后恶心、呕吐，多为急性阑尾炎、肠梗阻等。呕吐发生在腹痛之前，常为急性胃肠炎。阵发性腹痛后发生腹泻多见于急性肠炎。

腹痛后无大便、不放屁，则多为肠梗阻。

5．饮食：溃疡病穿孔常发生于饱食之后。急性胆囊炎、急性胰腺炎常发生在多吃油腻食物之后。

6．寒热：先有发冷、发热而后有腹痛者，多见于内科疾病，如急性胃肠炎、肺炎等。先有腹痛而后有发冷、发热、黄疸者则为胆总管结石。胆道蛔虫病、急性胰腺炎、急性肠梗阻等，发病初期均无发热。急性阑尾炎早期体温不高。

（二）细致体检

1．视诊：腹部呼吸运动受限制，多见于弥漫性腹膜炎。腹部膨隆则为腹腔内有积气、积液。有肠蠕动波出现，可能为肠梗阻。

2．听诊：肠梗阻时，肠鸣音亢进，并可听到气过水声或金属音。腹膜炎时，肠鸣音可减退或消失。

3．触诊：根据不同部位出现的压痛、肌紧张、反跳痛、肿块等，结合腹内脏器的解剖位置，说明所在脏器有病变。

4．叩诊：移动性浊音出现表示腹腔内有积液；肝浊音界缩小或消失，表明有胃、肠穿孔。

（三）化验与X线检查

检验血、尿、粪，进行X线透视、造影或摄片，虽是良好的辅助诊断方法，但只能作为诊断时的参考，而决不能单凭这类资料确诊。

症状分析	病名	发病情况与病史	疼痛部位	腹痛性质	腹部特征	发热	消化道症状	化验及检查
	急性阑尾炎	逐渐发生	始于上腹部或脐周围，转移至右下腹	持续性疼痛，伴轻度阵发性加剧	右下腹阑尾点局限性压痛，反跳痛，肌紧张	体温轻度升高	恶心，呕吐	白细胞数增高，但常不超过20000个
	急性胆囊炎、胆囊结石	常突然发生于多食油腻后的晚上	中上腹或右上腹	持续性疼痛或阵发性绞痛，向右肩胛部放射	右上腹有压痛，肌紧张，肝区常有叩击痛，有时可触及胆囊	高热可伴有寒战	恶心，呕吐，可出现黄疸	白细胞计数增高
	胆道蛔虫病	突然发生，可有近期服驱虫药病史	剑突右下方	阵发性剧烈绞痛，有"钻顶"感	剑突右下方有轻度压痛，反跳痛	早期不发热，伴胆道感染时可有寒战、高热	恶心，呕吐，可吐出蛔虫	血中嗜酸性细胞增加，大便中可找到蛔虫卵

症状分析

病名	发病情况与病史	疼痛部位	腹痛性质	腹部特征	发热	消化道症状	化验及检查
急性胃、十二指肠溃疡穿孔	突然发生，多见于饱餐后，过去可有溃疡病史，常伴有休克	中上腹部，但很快发展到全腹	持续性刀割样痛	剧烈压痛，腹肌紧张，硬如木板，肝浊音界消失	休克时体温下降，6~12小时后明显升高	恶心，呕吐	白细胞数增高，X线发现腹腔内游离气体
急性肠梗阻	突然发生，可有腹外疝史、手术史	多起自中腹部	阵发性绞痛	有压痛，腹胀，有时可见到肠型，肠鸣音亢进，有气过水声、金属音	早期不发热	可吐出胆汁、粪汁，无大便，肛门不排气	白细胞数增高，X线发现肠腔内有积气、积液
急性胰腺炎	突然发生，多见于暴饮暴食后，可伴有休克	上腹部	持续性剧烈疼痛，多向腰背部放射	横位性压痛，轻度肌紧张，严重者可有腹胀	2~3天后有发热症状	恶心，呕吐	白细胞增数高，血、尿中淀粉酶含量明显升高
肾绞痛	突然发生，可有血尿史	上腹部或腰部	阵发性剧烈绞痛，多向大腿内侧、外生殖器放射，伴有排尿痛	压痛轻微，但肾区有叩击痛	伴感染时可有发热	恶心，呕吐	尿中红细胞数显著增加

◆ 中西疗法

严密观察患者的全身情况如体温、脉搏、血压等；局部体征的变化如腹痛、压痛、肌紧张的程度和范围等。要早期预防和治疗休克。采取禁食、输液、半卧位、抗感染等基本治疗措施。止痛可用阿托品0.5毫克肌肉注射,或针刺足三里穴、阳陵泉穴、太冲穴、合谷穴等穴，但必须禁用吗啡类药物。对腹胀患者应放胃管，用注射器不断抽出胃肠内的气体和液体。

虽经一定时期的严密观察而病情仍未好转，或反而加剧者，应及时考虑送医院作剖腹探查。

● 经穴疗法

◆ 特效穴位 大横穴 归来穴

大横穴：正坐或仰卧，右手五指并拢，手指朝下，将拇指放于肚脐处，则小指边缘与肚脐所对的位置即是。用两手中指的指尖垂直下压穴位，此时吸气、缩腹效果更好，揉按穴位，有胀痛的感觉。每天早晚各按揉一次，每次揉按1～3分钟。

归来穴：仰卧或正坐，左手五指并拢，拇指贴于肚脐处，其余四指位于肚脐下，找到肚脐正下方小指所在的位置，并以此为基点，跷起拇指，并拢其余四指，手指朝下，把食指贴于此基点，则小指所在的位置即是。用食指、中指、无名指的指腹垂直按下腹部两侧穴位处，中指稍微用力，由内向外揉按，有微微的刺痛和胀的感觉。每天早晚各揉按1次，每次揉按1～3分钟。

◆ 追加穴位 府舍穴 阴陵泉穴 大敦穴 鱼际穴

府舍穴：正坐或仰卧，右手五指并拢，将拇指放在肚脐处，找到肚脐正下方小指边缘处，以此为基点，再将右手手指向下，拇指放在此点，则小指边缘之处即是此穴。用同样的方法找出左边穴位，食指和中指伸直并拢，其余手指弯曲，用指腹揉按穴位。每天早晚各按压1次，每次按压1～3分钟。

阴陵泉穴：正坐，将一只脚跷起，放在另外一只脚的膝腿上，一只手轻轻握住膝下，拇指弯曲，用拇指的指尖从下往上用力揉按，会有刺痛和微酸的感觉。每天早晚各揉按1次，每次揉按1～3分钟。

大敦穴：正坐垂足，屈曲左膝，抬左足置于椅上，用左手轻握左脚趾，四指在下，弯曲拇指，以指甲尖垂直掐按穴位即是。用拇指指腹揉按穴位，有酸、胀、痛的感觉。每次左右各揉按3~5分钟，先左后右。

鱼际穴：用一只手的手掌轻握着另一只手的手背，拇指弯曲，用指甲尖垂直方向轻轻掐按第1掌骨侧中点处，会有痛感及强烈的酸胀感。分别掐按左右两手的同一穴位，每次1～3分钟。

➤ 特效一：大横穴

功能主治

大横穴	
属足太阴脾经穴位	本穴主治大肠疾病，尤其对习惯性便秘、腹胀、腹泻、小腹寒痛、肠寄生虫等病症，有很好的调理功效
	长期按压此穴对于多汗、四肢痉挛、小腹肥胖等症，也有很好的调理与保健功效
	按摩此处，还可治疗各种急慢性肠炎、细菌性痢疾、肠麻痹等
	配伍天枢穴、足三里穴，治疗腹痛效果会更显著

标准取穴

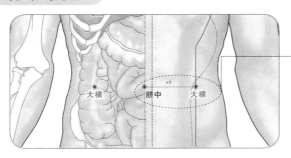

人体的中腹部，距脐中4寸处即是。

◇ **配伍治病**

腹痛：
大横穴配天枢穴、足三里穴
功用：
通便止痛

取穴技巧及按摩手法

正坐或仰卧，右手五指并拢，手指朝下，将拇指放于肚脐处，则小指边缘与肚脐所对的位置即是。再依此法找出左边穴位。

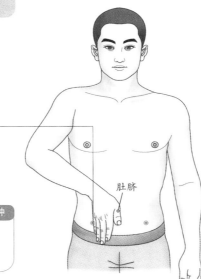

肚脐

程度	指法	时间/分钟
适度	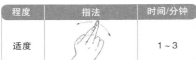	1～3

18

➤ 特效二：归来穴

功能主治

归来穴 属足阳明胃经穴位	疝气、月经失调、不孕、带下、子宫内膜炎、阳痿、睾丸炎、阴茎病、男女生殖器等病症
	常按压此穴，对腹痛、虚弱、畏寒等病症，能有很好的调理保健功效
	配大敦穴治疗疝气；配三阴交、中极穴，治疗月经失调

标准取穴

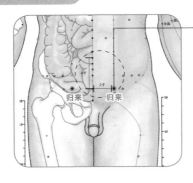

人体的下腹部，当脐中下4寸，距前正中线2寸处。

◇ 配伍治病

五淋：
归来穴配三阴交穴
泻痢便秘、绕脐腹痛：
归来配公孙穴、水分穴、天枢穴、足三里穴
功用：
调经止痛、治疝气

取穴技巧及按摩手法

仰卧，左手五指并拢，拇指贴于肚脐处，其余四指位于肚脐下，找到肚脐正下方小指所在的位置，并以此为基点，跷起拇指，并拢其余四指，手指朝下，把食指贴于此基点，则小指所在的位置即是归来穴。

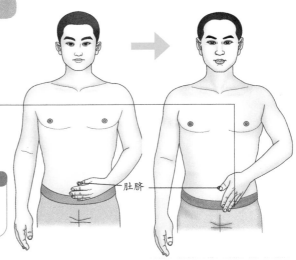

肚脐

程度	指法	时间/分钟
适度		1 ~ 3

➤追加一：府舍穴

属足太阴脾经穴位，此穴具有润脾燥，生脾气的作用。按摩此穴，可缓解腹痛、疝气症状，配伍气海穴，治疗腹痛更加有效。

标准取穴

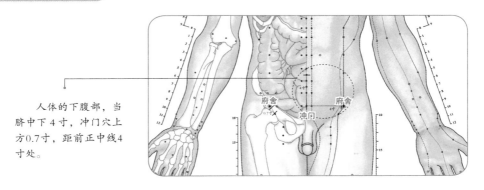

人体的下腹部，当脐中下4寸，冲门穴上方0.7寸，距前正中线4寸处。

取穴技巧及按摩手法

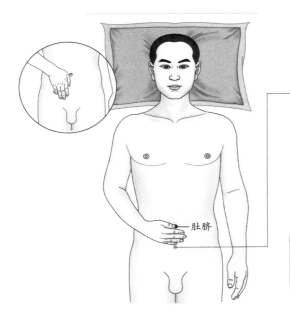

肚脐

◇ 这些症状也有效

◎ 疝气　　◎ 脾胃不适

正坐或仰卧，右手五指并拢，将拇指放于肚脐处，找出肚脐正下方小指边缘的位置，以此为基点，再将右手手指向下，拇指放于此点处，则小指边缘的位置即是此穴。以此法找出左边穴位。

程度	指法	时间/分钟
适度		1 ~ 3

▶追加二：阴陵泉穴

　　阴，水的意思；陵，土丘的意思；泉，水泉穴。"阴陵泉"的意思就是指脾经地部流行的经水和脾土物质的混合物在此穴中聚合堆积。这个穴位能够清脾理热、宣泄水液、化湿阳，对通利小便，治疗脐下水肿具有特效；按摩这个穴位，能够使腹胀、腹痛、肠炎、痢疾、膝痛等得到缓解。长期按压这个穴位，对尿失禁、尿路感染、膝关节及周围软组织疾患，都具有很好的改善、调理和保健效果。

标准取穴

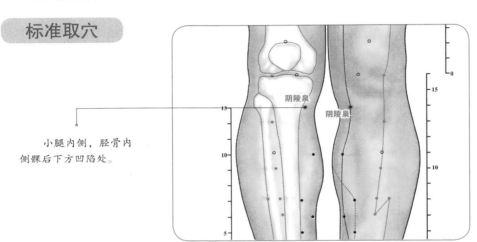

阴陵泉

阴陵泉

小腿内侧，胫骨内侧髁后下方凹陷处。

取穴技巧及按摩手法

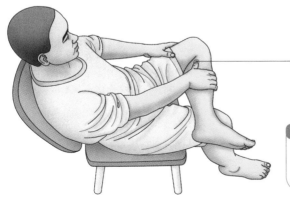

◇ 这些症状也有效

◎ 小便不利	◎ 黄疸
◎ 月经失调	◎ 阴道炎

　　正坐，将一脚跷起，置放于另一腿膝上。另一侧手轻握膝下处，拇指指尖所在的膝下内侧凹陷处即是。

程度	指法	时间/分钟
重		1 ~ 3

➤追加三：大敦穴

　　大敦，指穴内气血的生发特性。本穴物质为体内肝经外输的温热水液，本穴又是肝经之穴，水液由本穴的地部孔隙外出体表后蒸升扩散，表现出春天般的生发特性，所以名"大敦"，也称"水泉穴""大训穴"。按摩这个穴位，对疝气、阴中痛、月经失调、血崩、尿血、癃闭、遗尿、癫狂、腹痛等病症，具有良好的疗效。

标准取穴

　　人体大敦穴位于足大趾末节外侧，距趾甲角0.1寸。

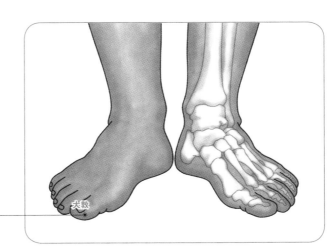

取穴技巧及按摩手法

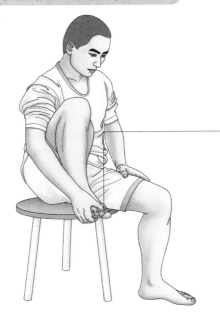

◇ 这些症状也有效

◎ 痛经	◎ 小便不利
◎ 阴挺	◎ 冷感症

　　正坐垂足，屈曲左膝，抬左足置于椅上，用左手轻握左脚趾，四指在下，弯曲拇指，以指甲尖垂直掐按穴位即是。

程度	指法	时间/分钟
重		3~5

慢性胃炎

按摩公孙穴、足三里穴，胃病远离你

慢性胃炎，成因一般来自三个方面：一是由急性胃炎转变而来；二是由其他疾病引起的续发炎症，如溃疡病、胃癌、胃扩张、胃下垂等；三是由饮食无节制、爱吃生冷辛辣、长期饮酒、过度吸烟、精神刺激等因素诱发所致。

● 专家诊断

◆ 症状简介

症状分析	适应证：上腹部不适或疼痛，进食后加重；常有口臭、口苦、嗳气、恶心、食欲不振等症
	肥厚性胃炎可见胃酸分泌增多，临床征象可似溃疡病，也可发生胃出血。萎缩性胃炎后期可见营养不良、消瘦、贫血、舌萎缩，部分患者胃酸分泌减少，有时出现腹泻，本病可恶变成胃癌
	在医院进行胃液分析，进一步诊断

◆ 中西疗法

（一）胃气上逆

适应证：胃部胀满疼痛，有重压感，食欲不振，嗳气、泛酸、恶心，甚则呕吐，苔厚腻，宜和胃降逆。

药方：陈皮、枳实、厚朴各10克，姜半夏、茯苓、苍术各15克，黄连2.5克（或黄芩15克），水煎服。

若患者胃痛剧烈，可加延胡索、川楝子各15克。若患者出血，可加生地榆、仙鹤草各25克，生蒲黄（包煎）20克。

（二）脾气虚弱

适应证：上腹部隐痛，呕吐或胀满，头重眩晕，四肢无力，舌淡苔薄，脉细小，宜益气健脾。

药方：姜半夏、白术、茯苓、党参各15克，陈皮10克，生姜3片，炙甘草5克，红枣4枚，水煎服。

中药推荐	岗稔根25克，水煎服
	蒲公英50克，水煎服
	炙甘草5克，橘皮15克，水煎服，加蜂蜜1汤匙，每日分2次服，连服35天
	广木香25克，五灵脂50克，共研细末，每次服5克，每日2~3次，温开水送服
	每日早晨饮1~2杯温热的淡盐汤，有助于清洁胃黏膜，减轻炎症
西药推荐	疼痛和胃酸分泌增多的患者，可按溃疡病治疗，给予制酸解痉药。如果效果不好，可加用镇静药，或口服0.25%~0.5%普鲁卡因，每次10毫升，每日3~4次
	有消化不良的患者，可用多种健胃剂，如胃蛋白酶合剂，每次10毫升，每日3次。胃酸缺乏者，可用稀盐酸（10%盐酸）0.5~2毫升，溶于半杯温开水中服下，每日3次
	身体衰弱，有舌萎缩或贫血的患者，可给予稀盐酸口服，并配合维生素B_{12}肌肉注射，每日或隔日1次，每次100微克，连续1~2个月

● 经穴疗法

◆ 特效穴位 公孙穴 足三里穴

公孙穴：正坐，将左足跷起放在右腿上，用右手轻握左足背，拇指弯曲，指尖垂直揉按穴位，有酸、麻、痛的感觉。每天早晚各揉按1次，每次揉按1~3分钟。

足三里穴：正坐，屈膝90度，除拇指外，其余四指并拢，放在外膝眼直下四横指处，用中指的指腹垂直用力按压，有酸痛、胀、麻的感觉，并因人的不同感觉向上或向下扩散。每天早晚各揉按1次，每次1~3分钟。

◆ 追加穴位 上脘穴 滑肉门穴 太白穴

上脘穴：正坐，伸双手向胸，手掌放松，约成瓢状，掌心向下，中指指尖所在位置的穴位即是。用中指指尖垂直揉按穴位，有酸、胀、麻的感觉。两侧穴位，每天早晚各按压1次，每次按压1~3分钟。

19

滑肉门穴：仰卧或正坐，拇指与小指弯曲，中间三指伸直并拢，手指朝下，以食指第1关节贴于肚脐之上，则无名指第2关节所在位置即是该穴。以食指、中指、无名指三指，指腹垂直下按，再向外拉，出力揉按，早晚各1次，每次揉按1~3分钟。

　　太白穴：正坐，把脚抬起，放置另一大腿上，以另一侧手的拇指按脚的内侧缘靠近足大趾的凹陷处即是。以拇指指腹垂直按压穴位，每日早晚各按1次，每次左右各按压1~3分钟。

治未病 早预防

　　（一）平时要保持精神愉快，因为精神抑郁或过度紧张和疲劳，容易造成幽门括约肌功能紊乱，胆汁反流而引发慢性胃炎。

　　（二）加强体育锻炼，增强体质，加强肠胃功能。

　　（三）积极治疗口腔、鼻腔、咽部慢性感染灶，以防局部感染灶的细菌或毒素被长期吞食，造成胃黏膜炎症。

　　（四）饮食应按时定量、营养丰富，多食维生素含量丰富的食物；晚餐不宜过饱，且应待食物消化后再睡觉；忌服浓茶、浓咖啡等有刺激性的饮料。

➤ 特效一：公孙穴

功能主治

公孙穴	本穴理脾胃、调冲脉，可治胃痛、腹痛、呕吐、腹泻、痢疾
属足太阴脾经穴位	并治生理痛、月经失调、足踝痛、颜面水肿、食欲不振等病症
	长期按压此穴对胸闷、腹胀能有很好的调理保健功效

标准取穴

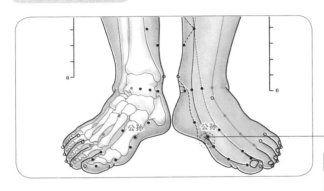

足内侧第一跖骨基底部前下缘，第一跖趾关节后1寸处。

◇ 配伍治病

胃脘胀痛：
公孙穴配中脘穴、足三里穴
呕吐、眩晕：
公孙穴配丰隆穴、膻中穴
功用：
和胃祛痛、消肿止泻

取穴技巧及按摩手法

正坐，将左足跷起放在右腿上。将另一侧手的食指与中指并拢，中指位于足内侧足大趾的关节后，则食指所在位置即是。

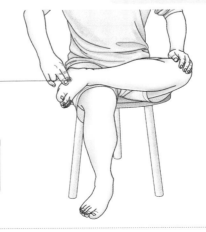

程度	指法	时间/分钟
适度		1~3

19

➤ 特效二：足三里穴

功能主治

足三里穴

属足阳明胃经穴位

- 能够理脾胃，调气血、补虚弱，主治一切胃病
- 对急慢性胃炎、胃溃疡、消化不良、胃痉挛、食欲不振，以及急慢性肠炎、便秘、四肢倦怠、麻痹或神经痛等著有疗效
- 对于胸中淤血、乳痈、心腹胀满、足癣、眼疾、荨麻疹等病症，长期按摩此穴也会有很好的调理保健功效

标准取穴

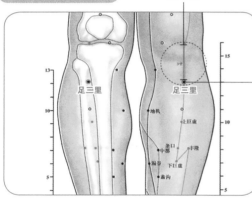

外膝眼

外膝眼下3寸，距胫骨前嵴1横指，当胫骨前肌上。

◇ 配伍治病

胃痛：
足三里穴配中脘穴、梁丘穴
呕吐：
足三里穴配内关穴
功用：
补气行气、调理脾胃、疏通经络、清理水湿

取穴技巧及按摩手法

正坐，屈膝90度，手心对髌骨(左手对左腿，右手对右腿)，手指朝向下，无名指指端处即是该穴。

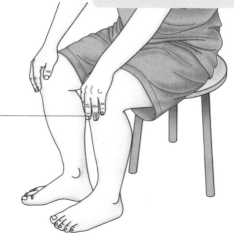

程度	指法	时间/分钟
重		1~3

▶追加一：上脘穴

属任脉穴位，按摩此穴，具有和胃降逆、化痰宁神之功效，对反胃、呕吐、消化不良、腹胀腹痛、咳嗽痰多、黄疸、胃炎、膈肌痉挛、肠炎等均具有较好疗效。

标准取穴

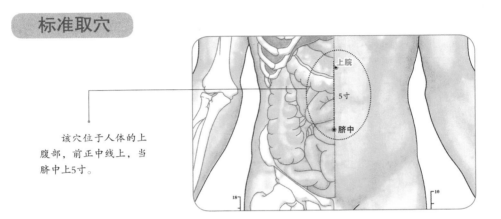

该穴位于人体的上腹部，前正中线上，当脐中上5寸。

取穴技巧及按摩手法

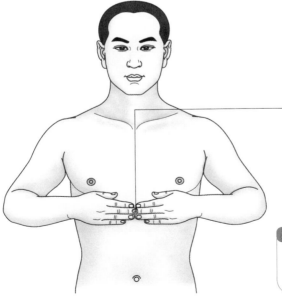

◇ 这些症状也有效

◎ 腹胀腹痛　　◎ 黄疸
◎ 肠炎

正坐，伸双手向胸，手掌放松，约成瓢状，掌心向下，中指指尖所在位置的穴位即是。

程度	指法	时间/分钟
重		1~3

19

➤追加二：滑肉门穴

　　滑，滑行的意思；肉，脾之属，土的意思；门，出入的门户。"滑肉门"的意思是说胃经中的脾土微粒在风气的运化下，输布人体各部位。经常按摩滑肉门，能够治疗吐舌、舌强、重舌等病症；每天坚持按摩此处穴位，对调理人体脂肪、健美减肥具有非常明显的效果；配足三里穴，能够治疗胃溃疡、胃炎等。

标准取穴

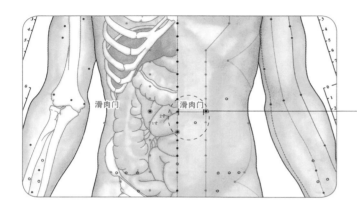

　　人体的上腹部，当脐中上1寸，距前正中线2寸处即是。

取穴技巧及按摩手法

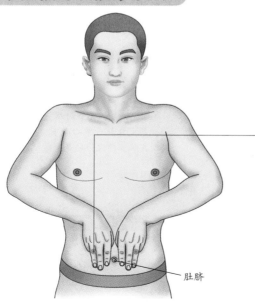

肚脐

◇ 这些症状也有效

◎ 呕吐　　◎ 胃出血
◎ 月经失调　◎ 肠套叠
◎ 脱肛

　　仰卧或正坐，拇指与小指弯曲，中间三指伸直并拢，手指朝下，以食指第1关节贴于肚脐之上，则无名指第2关节所在位置即是该穴。

程度	指法	时间/分钟
重		1～3

➤追加三：太白穴

太，大的意思；白，肺的颜色，气也；"太白"的意思就是脾经的水湿云气在此吸热蒸升，化为肺金之气。经常按摩、捶打此穴，能够治疗各种脾虚，如先天脾虚、肝旺脾虚、心脾两虚、脾肺气虚、病后脾虚等；按揉此穴，对胃痛、腹胀、吐泻、痢疾、肠鸣等，具有良好的治疗效果；配中脘穴、足三里穴，可以治疗胃炎。

标准取穴

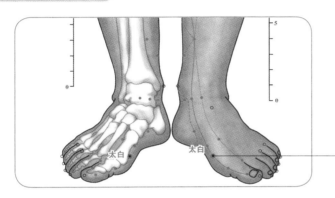

足内侧缘，足大趾本节(第1跖骨关节)后下方赤白肉际凹陷处。

取穴技巧及按摩手法

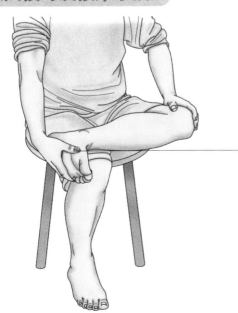

◇ **这些症状也有效**

◎ 便秘　　◎ 足癣
◎ 痔疮

正坐，把脚抬起，放置另一大腿上，以另一侧手的拇指按脚的内侧缘靠近足大趾的凹陷处即是。

程度	指法	时间/分钟
适度		1~3

急性胃、十二指肠溃疡穿孔

按摩大赫穴、气穴，保养消化道

此病是溃疡病的危重并发症之一，大多是因患者对溃疡病没有足够认识和有效地治疗，而致溃疡逐渐加深，最后引起穿孔。穿孔后，胃、十二指肠中的内容物如胃酸、胆汁等流入腹腔，就会并发急性腹膜炎。

● **专家诊断**

◆ **症状简介**

症状分析	大部分患者有溃疡病史，穿孔前症状常会加重
	患者出现面色苍白、皮肤湿冷、焦急忧虑、呼吸短而浅、脉搏增快等现象
	初起多在上腹正中或偏右，突然发生剧痛，持续性或阵发性加剧，很快向全腹发展，但仍以上腹部或右下腹为主。患者静卧不动。两髋微屈则腹痛可显著减轻
	腹肌强直及压痛：腹肌明显紧张，硬如"木板"，以上腹部更为显著。全腹均有压痛及反跳痛，以上腹部及右下腹更为严重
	有恶心呕吐：晚期由于肠麻痹引起腹胀，所以腹部听诊时肠鸣音多消失
	腹腔内积气：由于穿孔后空气进入腹腔，检查时可发现肝浊音界缩小或消失。如有条件作X线透视或照片时，可发现膈下与肝阴影之间有半月形透明区

◆ **中西疗法**

诊断明确后，应争取尽早施行手术。

（一）术前准备

在手术前，必须做好充分的准备，包括给予患者半卧位、禁食、胃肠减压、抗生素、补液等基本治疗，用来改善全身情况，为手术做好准备。

（二）手术方法

1. 穿孔缝合修补术。在缝合有困难或不可能缝合时，则用大网膜填塞穿孔处，并固定于穿孔周围。

2. 胃大部切除术。

● 经穴疗法

◆ 特效穴位 大赫穴 气穴

大赫穴：仰卧，将一只手掌放在腹部，掌心朝内，拇指刚好位于肚脐眼，无名指所在位置就是这个穴位，用双手的四指头轻轻压揉这个穴位，每天早晚各1次，每次压揉3～5分钟。

气穴：一只手掌的四指并拢，拇指收起，放在腹部，掌心朝内，食指刚好位于肚脐眼处，小指所在的位置就是这个穴位，用双手的四指头轻轻压揉这个穴位，每天早晚各1次，每次压揉1～3分钟。

◆ 追加穴位 肓俞穴 内庭穴

肓俞穴：正坐或仰卧，举起两手，掌心向下，用中指的指尖垂直下按肚脐旁的穴位；深深地吸气，让腹部下陷，用中指的指尖稍稍用力揉按穴位，有热痛感；左右两穴位，每天早晚各揉按1次，每次1～3分钟。

内庭穴：正坐，屈膝，把脚抬起，放在另一条腿上，把对侧手的四指放在脚掌底部托着脚，拇指放在脚背上，弯曲拇指，用指尖下压揉按内庭穴，有胀痛的感觉。早晚各揉按1次，先左后右，每次揉按1～3分钟。

➤ 特效一：大赫穴

功能主治

大赫穴	此穴具有散热生气的作用
属足少阴肾经穴位	经常按摩此穴，可以治疗泄泻、痢疾等消化系统疾病，对胃、十二指肠穿孔等症有较好的调理保健作用
	此穴还是治疗生殖系统的特效穴位，对男子阳痿、早泄、遗精，女性子宫脱垂、带下、月经失调、痛经等症，均具有较好的疗效

标准取穴

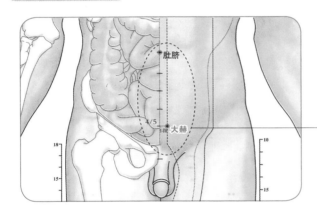

从肚脐到耻骨上方画一线，将此线五等分，从肚脐往下4/5的左右各一指宽处，即为此穴。

◇ 配伍治病

阳痿、遗精、带下：
大赫穴配阴交穴、带脉穴、大敦穴和中极穴
男科病、不育症：
大赫穴配命门穴、肾俞穴、志室穴和中极穴
功用：
散热生气

取穴技巧及按摩手法

平躺，将一手掌放于腹部，掌心朝内，拇指刚好位于肚脐眼，无名指所处的位置即是。

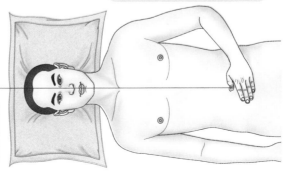

程度	指法	时间/分钟
轻		3～5

➤ 特效二：气穴

功能主治

气穴	此穴具有补益冲任的作用
属足少阴肾经穴位	长期按摩此穴，能够有效治疗泄泻、痢疾、胃炎、十二指肠炎、月经失调、白带、小便不通、阳痿、腰背疼痛等疾病
	配天枢穴、大肠俞穴，治疗消化不良；配中极穴、阴陵泉穴、膀胱俞穴，治疗小便不利；配气海穴、三阴交穴、肾俞穴、血海穴，治疗月经失调、阳痿、不孕不育症

标准取穴

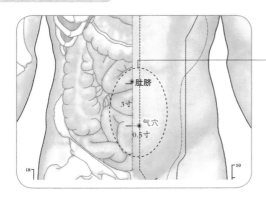

在下腹部，当脐中下3寸，前正中线旁开0.5寸。

◇ 配伍治病

消化不良：
气穴配天枢穴、大肠俞穴
生殖系统疾病：
气穴配气海穴、三阴交穴、
肾俞穴、血海穴
泌尿系统疾病：
气穴配中极穴、阴陵泉穴、
膀胱俞穴
功用：
补益冲任

取穴技巧及按摩手法

站立，将一手掌的四指并拢，拇指收起，放于腹部，掌心朝内，食指刚好位于肚脐眼，小指所处的位置即是。

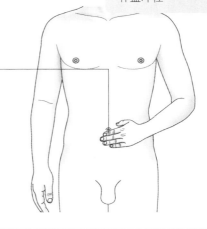

程度	指法	时间/分钟
轻		1~3

20

➤ 追加一：肓俞穴

本穴位内物质是来自胞宫中的膏脂之物，膏脂之物由本穴外输体表，因此名"肓俞"。主治腹痛绕脐、呕吐、腹胀、痢疾、泄泻、便秘、疝气、月经失调、腰脊痛、胃炎、肠炎等症。

标准取穴

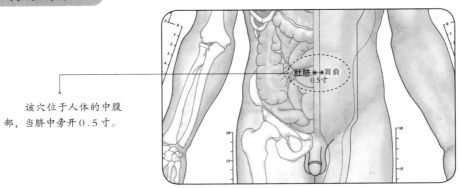

该穴位于人体的中腹部，当脐中旁开0.5寸。

取穴技巧及按摩手法

正坐或仰卧，举两手掌心向下，以中指指尖垂直下按脐旁穴位即是。

◇ 这些症状也有效

◎ 腹痛　　◎ 痢疾
◎ 便秘　　◎ 疝气
◎ 月经失调　◎ 腰背疼痛

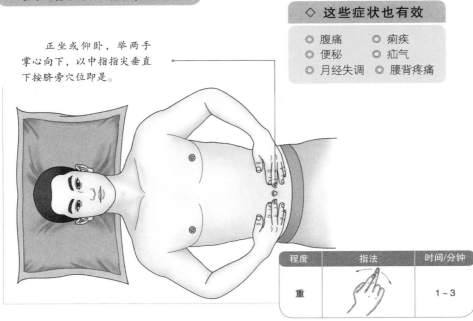

程度	指法	时间/分钟
重		1~3

急性胆囊炎、胆囊结石

21

按摩期门穴、神阙穴，缓解疼痛，保肝护胆

胆是六腑之一，是肝脏储存胆汁的地方，非常重要。

● 专家诊断

◆ 症状简介

胆囊在肝脏下面胆囊窝内，位于右上腹肋缘下。大多数胆囊炎和胆囊结石是同时存在的，主要因胆石梗阻、胆汁滞留和细菌感染而引起。在临床中，常有因食油腻食物后诱发史和反复发作史的病例。

症状分析	腹痛：位于右上腹，突然发作，剧烈绞痛，常呈阵发性加剧，可放射至右肩背部。同时伴有发热、恶心、呕吐等
	体征：右上腹部胆囊区有明显压痛、叩击痛和肌紧张，有时还可摸到肿大的胆囊，并可能伴有轻度巩膜黄疸。如果炎症较轻，则胆囊并不肿大，右上腹的肌紧张和压痛也并不明显
	血检：白细胞总数增加，中性粒细胞也增多。当总数超过2万时，应考虑胆囊有坏死或穿孔的可能
	危急症：若同时出现寒战、高热、黄疸，应考虑胆管炎，此类炎症如逐步加剧，可出现血压下降，中毒性休克，发展为极为危重的急性梗阻性化脓性胆管炎，必须早期认识，及早争取手术

◆ 中西疗法

有经常发作病史的患者，平时应少食油腻的食物，吃些易消化的食物，以尽量减少发作。

在进行非手术疗法过程中，如胆囊明显肿大，体征加剧，体温持续上升，怀疑有胆囊积脓或急性梗阻性化脓性胆管炎时，应及早施行手术。手术方法根据具体情况做胆囊造瘘术、胆囊切除术或胆总管切开取石引流术等。

基本治疗	一般患者，宜采取半卧位，可进食少量流质食物，忌油腻食物。病情较严重者，应禁食，并给予输液
草药单方	玉米须50克，煎汤内服，每日2次
中药治疗	板蓝根50克，蒲公英25克，茵陈蒿25克，生大黄（后入）15克，黄芩15克，川黄柏15克，制川朴10克，玄明粉（分冲）15克，每天1剂，日服2次

● 经穴疗法

◆ 特效穴位　期门穴　神阙穴

期门穴：正坐或仰卧，举起双手，手掌心向下，指尖相对，放在双乳下、肋骨上，用拇指和食指直下掌根处鱼际部位，按揉穴位，有胀痛的感觉。左右两穴位，每次按揉1～3分钟，或者两侧穴位同时按揉。

神阙穴：正坐或仰卧，双手轻搓直到微热，用左手手掌的掌心对准肚脐，覆盖在肚脐上，右手手掌的掌心向下，覆盖在左手的掌背，双手的手掌同时用力揉按穴位，有酸痛感。每天早晚左右手轮流在下揉按穴位，先左后右，每次揉按1～3分钟。

◆ 追加穴位　太冲穴

太冲穴：正坐垂足，屈左膝，把脚举起放在坐椅上，置臀前，举起左手，手掌朝下放在脚背上，中指弯曲，中指的指尖所在的部位就是该穴，用食指和中指的指尖从下往上垂直按揉，有胀、酸、痛感。两侧穴位，先左后右，每次各揉按3～5分钟。

➤ 特效一：期门穴

功能主治

期门穴

属足厥阴肝经穴位

有疏肝、利气、化积通淤之功效，主治肋间神经痛、肝炎、肝肿大、胆囊炎、胸肋胀满

长期按压此穴，对腹胀、呕吐、乳痛等病症，会有很好的调理保健功效

配肝俞穴、膈俞穴，可疏肝理气，活血化淤，治疗胸肋胀痛；配内关穴、足三里穴，可和胃降逆，治疗呃逆；配阳陵泉穴、中封穴，可疏肝利胆，治疗黄疸

标准取穴

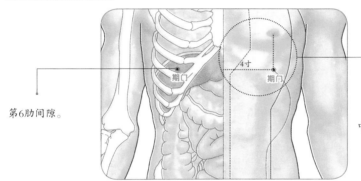

第6肋间隙。

当乳头直下，前正中线旁开4寸。

取穴技巧及按摩手法

　　正坐，举双手，掌心向下，指尖相对，放在双乳下，肋骨上，拇指、食指直下，掌根处的鱼际所按穴位即是。

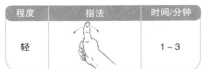

程度	指法	时间/分钟
轻		1~3

◇ 配伍治病

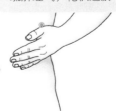

疝气：
期门穴配大敦穴
胆囊炎、胆囊结石：
期门穴配肝俞穴、公孙穴、中脘穴和太冲穴
功用：
疏肝理气，化积通淤

21

➤ 特效二：神阙穴

功能主治

神阙穴

属任脉穴位

此穴具有温阳固脱、健运脾胃之功效。对小儿泻痢不止有特效

长期按压此穴，对急慢性肠炎、痢疾、脱肛、子宫脱垂、水肿、中风、中暑、不省人事、肠鸣、腹痛、泻痢不止等病症，能有很好的调理保健功效

按摩或艾灸此穴，还可以治疗胆囊炎、胆囊结石腹痛等疾病

标准取穴

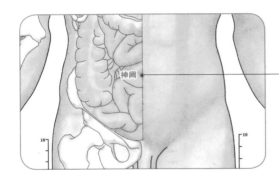

神阙

18

10

该穴位于人体的中腹部，脐中央。

◇ 配伍治病

泻痢便秘、绕脐腹痛：
神阙穴配公孙穴、水分穴、天枢穴和足三里穴
脱肛、小便不禁：
神阙穴配长强穴、气海穴和关元穴
功用：
温阳固脱，健运脾胃

取穴技巧及按摩手法

在肚脐正中取穴即可。
双手轻搓，直到微热，手掌心对准肚脐。

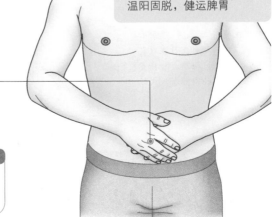

程度	指法	时间/分钟
轻		1~3

腹水

按摩厉兑穴、商曲穴，缓解腹水症状

正常人的腹腔内可以有少量液体，对内脏起润滑作用。而腹水则是腹腔内有不正常的液体积存。

● **专家诊断**

◆ 症状简介

（一）肝脏疾病：肝硬化、血吸虫病、肝炎、营养不良、肝癌等。

（二）心脏疾病：右心衰竭等。

（三）肾脏疾病：急慢性肾炎等。

（四）其他：结核性腹膜炎、丝虫病等。

（五）详细检查腹水的临床特点。

1. 只有腹水而无其他部位水肿，常见于肝硬化、肝癌、结核性腹膜炎等。

2. 腹水伴全身性水肿，常见于急慢性肾炎、心力衰竭、营养不良性水肿。

3. 腹水伴轻度黄疸，可能为肝硬化，伴有深度黄疸，可能为肝癌。

4. 腹水伴有腹内触痛和肿块时，可能为结核性腹膜炎、继发性腹膜炎。

（六）询问病史的重点，应放在引起腹水的有关疾病。

在血吸虫病流行区首先考虑血吸虫病性肝硬化；有黄疸史应考虑肝炎引起的肝硬化；有慢性咳嗽、咯血、盗汗史应考虑结核性腹膜炎；有全身性水肿应考虑急、慢性肾炎；有心脏病史应考虑右心衰竭。

（七）肉眼观察腹水。

清亮草黄色腹水，常为肝硬化、心力衰竭、肾炎和营养不良所致；血性腹水，常为肝癌和腹膜继发性癌；混浊黄色或淡黄色腹水，常为结核性腹膜炎；乳白色腹水，常为丝虫病或腹膜继发癌所致。

（八）在治疗时，把腹水与巨大卵巢囊肿相鉴别。

当患者平卧时，肠道被卵巢囊肿压至腹后部及两侧，因此叩诊时前腹呈浊音，两侧呈鼓音。腹水因肠腔浮于上面，因此叩诊时前腹呈鼓音，两侧呈浊音。当患者取坐位时，卵巢囊肿及腹水的鼓音域和浊音域可变化。

症状分析	丝虫病	发热呈周期性，有淋巴结炎、淋巴管炎、乳糜尿，或出现腹水象皮肿，鞘膜积液，腹水乳白色
	结核性腹膜炎	多见于儿童或青年，有发热、盗汗、消瘦等症，常有肺结核史腹部柔韧，有压痛；腹水常为混浊黄色或淡红色
	腹膜继发性癌	有原发病灶，如胃癌、胰头癌、肝癌等，恶病质，多见于中年人和老年人
	腹水血性右心衰竭	有心脏病史，气急，紫绀，上腹部饱满或隐痛，颈静脉怒张，搏动明显，肝肿大，有压痛，下肢水肿
	心包炎	起病缓，乏力，呼吸困难，到疾病的后期出现腹水，肝肿大与颈静脉怒张比呼吸困难更显著，心搏动弱，心音远而轻，心率快

◆ 中西疗法

（一）应摄取低盐或无盐饮食。注射高渗葡萄糖，补充多种维生素。

（二）中医辨证施治。

1. 正虚：乏力，体弱，腹水不退，脉细，苔薄，宜扶正利水。党参25克，焦白术、云茯苓各15克，陈葫芦瓢100克，木通20克，水煎服，每日1剂。

加减法：阴虚者加川石斛30克（先煎），炙鳖甲25克（先煎）；阳虚者加熟附片15克（先煎），干姜5克。

2. 邪实：腹水，尿少，体质尚健，舌苔腻，脉弦实，宜泻下法。车前子100克，牵牛花7.5克（分2次吞服），泽泻20克，生牡蛎100克（先煎），党参25克，川石斛30克（先煎），郁李仁15克，水煎服，每日1剂，但不宜久服，腹水消退后即停服。

（三）放腹水。

如果腹水很多，严重影响到进食和呼吸，可考虑放腹水，放水不宜超过2000毫升，且不能反复放腹水。也可以进行腹水静脉回流，但是容易诱发肝性昏迷。

中药推荐	口服1：半边莲200克，水煎服。或用半边莲、马蹄金各50克，水煎服
	口服2：乌桕根白皮，研细末，加水做成丸为梧桐子大，阴干后贮藏，每日服2次，每次2粒
	口服3：甘遂15克，砂仁15克，研成细末，蒜头打烂，加上药，用水调成糊状，敷在脐中，用带束好

西药推荐	口服1：氨苯喋啶，每次50毫克，每日3次，不要与氯化钾配合应用，若长期与螺内酯合用，可产生血钾过高现象
	口服2：氢氯噻嗪，每次25毫克，每日3次，在肝功能无严重损害时可慎用。同时给氯化钾，每次1.0克，每日3次
	注射1：呋塞米注射液，每次20～40毫克，每日1次，肌注或静注

● 经穴疗法

◆ 特效穴位 厉兑穴 商曲穴

厉兑穴：正坐屈膝，把脚抬起放在另一条腿上，将对侧手的四指放在脚底，托着脚，拇指放在脚背，拇指弯曲，用指甲垂直掐按在穴位处，有刺痛感，或者直接掐按手指上的穴位。每天早晚各掐按1次，先左后右，每次按1～3分钟。

商曲穴：正坐或者仰卧，举起两手，掌心向下，用中指的指尖垂直下按肚脐旁边的穴位，深深地吸气，让腹部下陷，用中指的指尖稍微用力揉按穴位，有热痛感。每天早晚左右两侧穴位各按揉1次，每次按揉1～3分钟，也可以两侧穴位同时按揉。

◆ 追加穴位 复溜穴 小海穴

复溜穴：正坐垂足，将一只脚抬起，放在另一只脚的膝盖上跷起，以另一侧的手轻握脚，四指放在脚背，拇指的指腹从下往上推揉穴位，有酸痛感。左右两脚上的穴位，每天早晚各推揉1～3分钟。

小海穴：伸臂屈肘向头，上臂与前臂约成90度，另一只手轻握肘尖，用拇指的指腹垂直向两骨间触压揉按，有强烈的酸胀感。每次左右各揉按1～3分钟。

➤ 特效一：厉兑穴

功能主治

厉兑穴	常按此穴，可改善多梦纷纭、不安宁症状
	还可治疗口噤不能食、口歪、口肌麻痹及萎缩
属足阳明胃经穴位	长期按压此穴位，对腹胀、肝炎、脑缺血、鼻衄、足冷等病症也有很好的调理保健功效

标准取穴

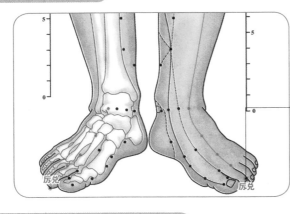

足部第2趾末节外侧，距指甲角0.1寸处。

◇ **配伍治病**

多梦：
厉兑穴配内关穴、神门穴
功用：
通络安神、健胃消食

取穴技巧及按摩手法

正坐屈膝，把脚抬起放在另一腿上。用对侧手的四指置脚底托着，拇指在脚背。弯曲拇指下压，其指甲所在第2趾外侧指甲角处即是。

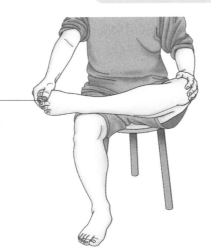

程度	指法	时间/分钟
适度		1～3

➤ 特效二：商曲穴

功能主治

商曲穴	按摩此穴位，具有清热降温的功效
属足少阴肾经穴位	按摩此处，对腹痛、泄泻、便秘、肠炎、食积等不适症状有显著疗效
	配中脘穴、大横穴，治疗，腹痛、腹胀；配支沟穴，治疗便秘；配大肠俞穴、天枢穴，治疗泄泻、痢疾

标准取穴

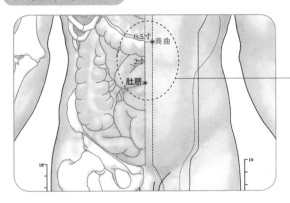

当脐中上2寸，前正中线旁开0.5寸。

◇ **配伍治病**

腹痛、腹胀：
商曲穴配中脘穴和大横穴
泄泻、痢疾：
商曲穴配大肠俞穴和天枢穴
功用：
运化水湿，清热降温

取穴技巧及按摩手法

将食指、中指和无名指并拢，掌心朝内，置于腹部，无名指位于肚脐处，食指所在的位置即是。

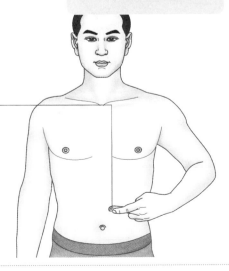

程度	指法	时间/分钟
轻		1～3

22

➤ 追加一：复溜穴

属足少阴肾经穴位。按摩此穴，具有补肾益气的作用，对泄泻、肠鸣、水肿、腹胀、腰脊强痛等症有显著疗效。长期按压，还可有效医治肾炎、睾丸炎、白带增多等症。

标准取穴

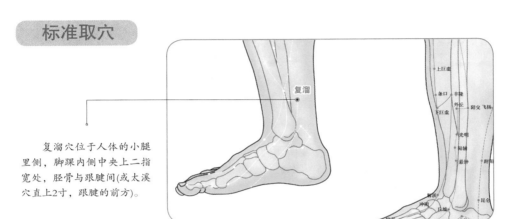

复溜穴位于人体的小腿里侧，脚踝内侧中央上二指宽处，胫骨与跟腱间(或太溪穴直上2寸，跟腱的前方)。

取穴技巧及按摩手法

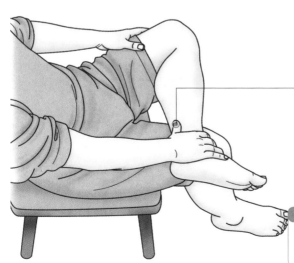

◇ 这些症状也有效

◎ 神经衰弱　◎ 肾炎
◎ 手脚冰冷　◎ 手脚水肿

垂足，将一足抬起，跷放另一足膝盖上。再以另一手轻握，四指放脚背，拇指指腹所压之处即是。

程度	指法	时间/分钟
轻		1~3

➤ 追加二：小海穴

属手太阳小肠经穴位，按摩此穴，可以治疗小肠吸收营养不佳，造血功能障碍及贫血。对于腹水、肌肉痉挛、眼睑充血、听觉麻痹、寒热齿龈肿、下腹痛、四肢无力等病症也有很好的调理保健效果。

标准取穴

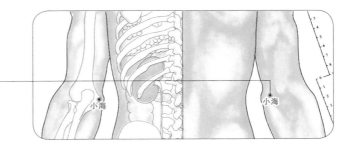

人体的肘内侧，当尺骨鹰嘴与肱骨内上髁之间凹陷处即是。

小海

小海

取穴技巧及按摩手法

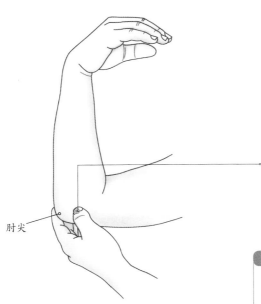

肘尖

◇ 这些症状也有效

◎ 贫血　　◎ 肌肉痉挛
◎ 四肢无力

伸臂屈肘向头，上臂与前臂约呈90度。另一手轻握肘尖，拇指指腹所在的两骨间即是该穴。

程度	指法	时间/分钟
适度		1～3

22

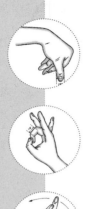

本章看点

● 咳嗽
　按摩扶突穴、乳根穴，止咳平喘有奇效

● 支气管哮喘
　按摩廉泉穴、神封穴，缓解哮喘有奇效

● 支气管扩张
　按摩身柱穴、肩中俞穴，助你远离咳嗽咳痰

● 大叶性肺炎
　按摩大包穴、尺泽穴，保证肺部健康

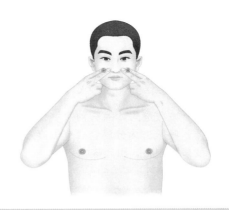

第四章

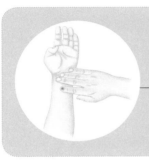

呼吸系统疾病

　　肺主呼吸，呼吸系统疾病主要在手太阴肺经上寻找穴位进行治疗，当然某些其他经络上的穴位也可以。本章介绍了咳嗽、支气管哮喘、支气管扩张、肺炎等病症的对治经穴，这些穴位不但可以用于临床治疗，也可用于平时保健，譬如有支气管哮喘或有支气管扩张倾向的吸烟人士，平时不妨多按摩相关穴位，必能减少病症发生。

咳嗽

按摩扶突穴、乳根穴，止咳平喘有奇效

咳嗽是人体的一种保护性呼吸反射动作。咳嗽的产生，是由于当异物、刺激性气体、呼吸道内分泌物等刺激呼吸道黏膜里的感受器时，冲动通过传入神经纤维传到延髓咳嗽中枢，引起咳嗽。

● **专家诊断**

◆ **症状简介**

咳嗽的动作是短促深吸气，声门紧闭，呼吸肌、肋间肌和膈肌快速猛烈收缩，使肺内高压的气体喷射而出，就成为咳嗽。随着急速冲出的气流，呼吸道内的异物或分泌物被排出体外。

（一）有多种疾病均可引发咳嗽

1. 呼吸系统疾病：呼吸道各部位，如咽、喉、气管、支气管和肺被刺激性气体、异物、炎症物质、肿瘤、出血等刺激，均可引起咳嗽。

2. 心脏病：如二尖瓣狭窄或其他原因所致左心功能不全引起的肺淤血与肺水肿，可引起咳嗽。以在右心或体循环静脉栓子脱落引起肺栓塞时，也可出现咳嗽与咯血。

3. 传染病、寄生虫病：如百日咳、白喉、肺结核、肺吸虫病等。

4. 循环系统疾病：如心力衰竭时引起的肺水肿。

（二）详细询问病史

1. 咳嗽出现的时间：早晨咳嗽加剧，常见于支气管扩张；夜间的单声咳嗽，常见于肺结核。

2. 咳嗽的具体表现：急性咳嗽常见于上大叶性肺炎、呼吸道感染等；慢性咳嗽常见于肺结核、慢性支气管炎等。

3. 咳痰的性质和多少：咳出大量的脓痰，常见于支气管扩张、肺脓肿；铁锈色痰常见于大叶性肺炎；泡沫性痰常见于支气管哮喘；粉红色痰常见于心力衰竭引起的肺水肿。

4. 咳嗽的节律：咳嗽嘶哑常见于急性咽喉炎；轻微短促的咳嗽常见于肺结核初期；发作时咳声不绝，持续10～20次，咳嗽之后因吸气而产生特殊的高音声调，可能是百日咳。

5．咳嗽伴发的症状：

（1）咳嗽伴发高热常见于肺炎；咳嗽伴发低热常见于肺结核。

（2）咳嗽伴有呕吐常见于百日咳、慢性单纯性咽炎；咳嗽伴有呼吸困难常见于哮喘、心力衰竭；咳嗽伴有消瘦常见于肺癌。

（3）咳嗽痰中带血常见于急性支气管炎、肺结核等；咳嗽大量咯血常见于支气管扩张及晚期肺结核等。

（三）体格检查

1．咽部充血常见于上呼吸道感染；扁桃体肿大常见于扁桃体炎。

2．肺部听到哮鸣音常见于支气管哮喘；干啰音常见于支气管炎；肩胛间听到细湿啰音常见于肺结核；肺底部听到湿啰音常见于肺炎及慢性支气管炎继发感染；两肺中听到湿啰音常见于心力衰竭及支气管肺炎。

3．如果心脏有杂音，则可能是心脏疾病。

（四）实验室检查

1．白细胞和中性粒细胞计数增高，常见于肺部炎症。

2．将痰放在白色透明的瓶子里，24小时静置后，可分为三层：上层为白色泡沫、中层为混浊的液体，下层为黄绿色沉渣。常见于肺脓肿及支气管扩张。

症状分析	上呼吸道感染	突然发病，流涕，咳嗽，鼻塞，发热，畏寒，鼻有分泌物，咽部充血
	急性支气管炎	咳嗽痰少，常有轻度发热；慢性者天冷时加重，气候变暖时减轻，肺部可听到啰音。支气管哮喘阵发性咳嗽，一般晚间较为厉害，发作时呼吸困难，不能平卧，发作将止时，咳出白色泡沫痰，两肺满布哮鸣音
	肺吸虫病	咳嗽，咯血。本病发生多有地方性，痰中可找到肺吸虫虫卵
	白喉	发热，咳嗽，咳声粗而浊，类似狗吠。严重者出现喉梗阻现象，呼吸困难，蝉鸣声，发绀，烦躁不安，喉、咽及扁桃体覆有乳白色或灰白色假膜，不易拭去，若用力拭去，有浅表出血
	百日咳	多见于儿童，一阵阵地咳个不停，末尾会产生，好像雄鸡啼叫的尾声，肺部有时可听到干性啰音
	心力衰竭	有心脏病史，咳嗽，气急，不能平卧，痰带粉红色，口唇发绀，两肺满布湿啰音，心率快，可有杂音
	支气管扩张	长期慢性咳嗽，大量脓痰，体位改变时更多，经常痰中带血或咯血。有少量啰音

咳嗽的治疗方法和治疗药物很多，以下列举了其中的一部分以供参考。

中药推荐	1．鲜萝卜500克，洗净，带皮切丝，绞汁内服。用于治疗咳嗽痰多，喉痒咽干
	2．佛耳草25克，水煎服。用于治疗咳嗽痰多，不发热
	3．枇杷叶（去毛）、老桑叶、车前草各50克，水煎服，每日分2次服。用于治疗喉痒咳嗽较剧，痰多黏稠
	4．燥火咳嗽：干咳，口唇咽喉干燥，舌边尖色红，宜清燥润肺。桑叶、杏仁、枇杷叶（去毛）、麦冬、北沙参各15克，水煎服，每日分上、下午服
	5．风热咳嗽：咳痰不爽快或干咳，口干，咽喉疼痛，或有发热，舌苔薄黄，脉滑数，宜清热化痰。桑叶、菊花、连翘、杏仁各15克，甘草5克，桔梗7.5克，薄荷5克（后下），芦根50克（去节），水煎服
	6．风寒咳嗽：头痛、鼻塞或流清涕，咳嗽痰稀，怕冷或有发热，舌苔薄白，宜疏散风寒。杏仁、紫苏、前胡、制半夏各15克，桔梗、陈皮、甘草各5克，水煎服，每日分上、下午服
	7．痰湿咳嗽：咳嗽痰吐白沫，喉中漉漉作声，甚至气急不能平卧，宜化痰平喘。炙麻黄7.5克，光杏仁15克，炙甘草5克，焦白术15克，川朴10克，云茯苓15克，水煎服，每日1剂
	8．宁嗽露：每次15毫升，每日3~4次
	9．半夏露：每次2食匙，每日服3~4次
	10．杏仁止咳糖浆：每次1食匙，每日服3~4次
西药推荐	1．氯化铵（10%）：口服每次5~10毫升，每日3次；或用片剂，每次0.5~1克，每日3次。用于咳嗽、痰不易咳出的患者，尿毒症患者禁用
	2．复方甘草合剂：口服每次10毫升，每日3次。用于一般咳嗽，若咳痰不畅，可加入氯化铵
	3．喷托维林：口服每次12.5~25毫克，每日3次。用于剧烈咳嗽，对上呼吸道感染引起的咳嗽效果更佳，多痰及心力衰竭患者禁用
	4．磷酸可待因：口服每次15毫克，每日3次。一般情况下不宜应用；若咳嗽剧烈，影响呼吸、饮食及睡眠，而且痰液不多者，可暂时使用；肺源性心脏病、呼吸衰竭者应禁用
	5．敌咳：口服每次10毫升，每日3次。可使痰液变稀，用于一般咳嗽

● 经穴疗法

◆ 特效穴位　扶突穴　乳根穴

扶突穴：正坐，一手拇指弯曲，其余四指并拢，手心向内，小指位于喉结旁，以食指的指腹，垂直向下按揉其所在之处，有微胀及痛感，中指和食指并拢，以指腹按揉左右两侧穴位，早晚各1次，每次1～3分钟。

乳根穴：仰卧或正坐，轻举两手，覆掌于乳房，拇指在乳房上，其余四指在乳房下，用中指和无名指的指腹稍微用力按压穴位，有痛感。每天早晚各揉按1次，每次3～5分钟。

◆ 追加穴位　周荣穴　丰隆穴　身柱穴　中府穴

周荣穴：仰卧或正坐，把右手食指、中指、无名指伸直并拢，指尖朝左，将食指放在左胸窝上，锁骨外端下，此时，无名指的所在之处就是该穴位，食指、中指、无名指并拢，用指腹适度用力揉按穴位。每天早晚各揉按1次，每次揉按1～3分钟。

丰隆穴：正坐，屈膝，垂足，按取外膝眼到外踝尖连线中点。用食指、中指、无名指的指腹按压（中指用力）穴位，有酸痛感。每天早晚各揉按1次，每次1～3分钟。

身柱穴：正坐或俯卧，伸左手由肩上尽力向后，中指指尖所在的位置即是。把食指叠加在中指指背上一起用力揉按穴位，有刺痛的感觉。每次左右手各揉按3~5分钟，先左后右。

中府穴：正坐或仰卧，将右手三指(食指、中指、无名指)并拢，放在胸窝上、中指指腹所在的锁骨外端下即是。右手食指、中指、无名三指并拢，向外顺时针揉按左胸中府穴，再用左手以同样方式，逆时针揉按右胸中府穴，各1～3分钟。

➤ 特效一：扶突穴

功能主治

扶突穴
属手阳明大肠经穴位

- 此穴位具有清润肺气、平喘宁嗽、理气化痰、补寒泄热之功效
- 常按摩此穴，能治疗咳嗽、哮喘、咽喉肿痛、吞咽困难、瘰疬等
- 长期按摩此处，对甲状腺肿大有良好的治疗调理作用
- 此穴配伍合谷穴治疗瘿气；配伍大椎穴、合谷穴，可清热利咽；配伍天突穴、天溪穴，可行气利咽

标准取穴

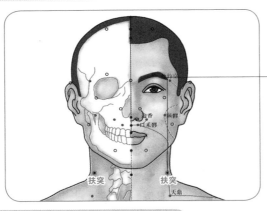

人体的颈外侧部，结喉旁，当胸锁乳突肌前、后缘之间处即是。

◇ 配伍治病

瘿气：
扶突穴配合谷穴
功用：
理气润肺、清热祛火

取穴技巧及按摩手法

一手拇指弯曲，其余四指并拢，手心向内，小指位于喉结旁，食指所在位置即是。依此法找出另一穴位。

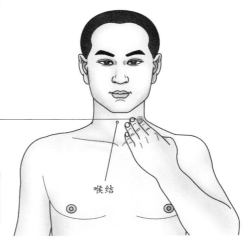

喉结

程度	指法	时间/分钟
适度		1~3

➤ 特效二：乳根穴

功能主治

乳根穴	对乳痈、乳痛、乳腺炎、乳汁不足等病症，有很好的治理功效
属足阳明胃经穴位	还可用于治疗胸痛、胸闷、咳嗽、哮喘、呃逆、肋间疼痛等疾病

标准取穴

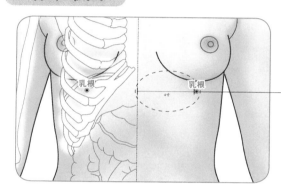

人体胸部，乳头直下，乳房根部，当第5肋间隙，距前正中线4寸处。

◇ 配伍治病

乳汁不足：
乳根穴配乳中穴
功用：
通络止痛、活血平喘

取穴技巧及按摩手法

仰卧或正坐，轻举两手，覆掌于乳房，拇指在乳房上，其余四指在乳房下，食指贴于乳房边缘，食指指腹所在的位置即是。

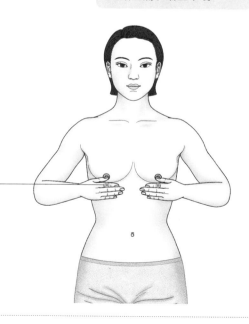

程度	指法	时间/分钟
适度		3～5

➤ 追加一：周荣穴

属足太阴脾经穴位，常按此穴，可以止咳平喘、健脾益气，对咳嗽、气逆、胸肋胀满具有明显的疗效。

标准取穴

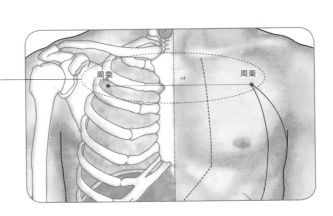

胸外侧部，当第2肋间隙，距前正中线6寸之处即是。

取穴技巧及按摩手法

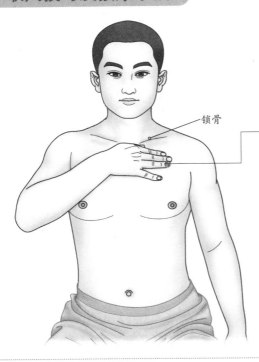

锁骨

◇ 这些症状也有效

◎ 气逆　　◎ 胸肋胀满

仰卧或正坐，将右手食指、中指、无名三指伸直并拢，指尖朝左，将食指放在左胸窝上，锁骨外端下，则无名指所在的位置即是。

程度	指法	时间/分钟
重		1 ~ 3

➤ 追加二：丰隆穴

属足阳明胃经穴位。此穴是中医针灸最好的化痰穴，具有化痰湿、宁神志之功效，对于头痛、晕眩、下肢痉挛麻痹、便秘等症，有很好的保健功效。

标准取穴

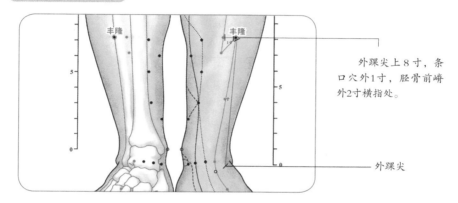

外踝尖上8寸，条口穴外1寸，胫骨前嵴外2寸横指处。

外踝尖

取穴技巧及按摩手法

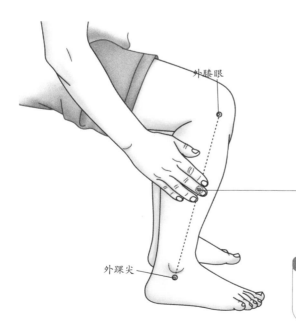

外膝眼

外踝尖

◇ 这些症状也有效

◎ 痰多咳嗽　◎ 心神不宁
◎ 头痛晕眩　◎ 便秘

正坐，屈膝，垂足，一手手指放于同侧腿的侧部，其中中指位于外膝眼到外踝尖连线的中点处，则中指所在位置即是穴位。

程度	指法	时间/分钟
适度		1~3

➤追加三：身柱穴

　　此穴属督脉的穴位。身，身体的意思；柱，支柱的意思；"身柱"的意思是指督脉气血在此处穴位吸热后，化为强劲饱满之状。经常按摩这个穴位，对哮喘、感冒、咳嗽、肺结核，以及因为咳嗽导致的肩背疼痛等疾病，具有特殊的疗效。长期按摩这个穴位，还能够有效治疗虚劳喘咳、支气管炎、肺炎、百日咳，并且对疮疡肿毒具有非常明显的效果。

标准取穴

云门穴下1寸，
前正中线旁开6寸。

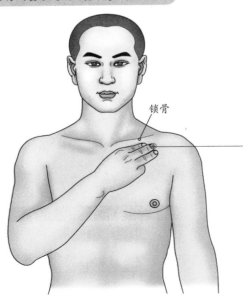

平第1肋间隙处。

云门

中府

中府

天池

天泉
天府
侠白
青灵

少海 曲泽 尺泽

取穴技巧及按摩手法

锁骨

◇ 这些症状也有效

◎ 脊背强痛　　◎ 小儿抽搐
◎ 中风不语　　◎ 癫病
◎ 热病

　　正坐或仰卧，将右手三指(食指、中指、无名指)并拢，放在胸窝上，中指指腹所在的锁骨外端下即是。

程度	指法	时间/分钟
适度		3~5

➤追加四：中府穴

中，指中焦；府，是聚集的意思。手太阴肺经之脉起于中焦，此穴为中气所聚，又为肺之募穴，藏气结聚之处。肺、脾、胃合气于此穴，所以名为中府。中府穴在针灸经络上是肺与脾脏经络交会的穴位，所以可以泄除胸中及体内的烦热，是支气管炎及哮喘的保健特效穴。

标准取穴

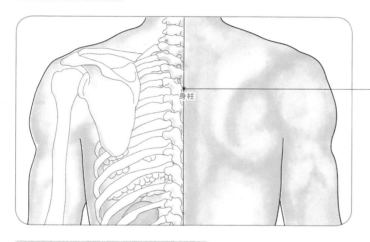

人体身柱穴位于背部，当后正中线上，第3胸椎棘突下凹陷中。

取穴技巧及按摩手法

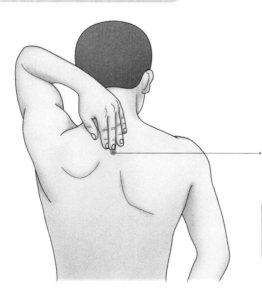

◇ **这些症状也有效**

◎ 扁桃体炎　　◎ 心脏病
◎ 头面及四肢水肿
◎ 胸肌疼痛

正坐或俯卧，伸左手由肩上尽力向后，中指指尖所在的位置即是。

程度	指法	时间/分钟
重		1~3

支气管哮喘

按摩廉泉穴、神封穴，缓解哮喘有奇效

支气管哮喘是由多种细胞和细胞组分参与的气管慢性炎症性疾患。这种慢性炎症导致气管高反应性的产生，通常出现广泛多变的可逆性气流受限，并引起反复发作的喘息、气急、胸闷或咳嗽等症状，常在夜间和（或）凌晨发作、多数患者可自行缓解或经治疗缓解。

● **专家诊断**

◆ **症状简介**

症 状 分 析	反复发作的呼气性呼吸困难，发作时不能平卧，发作将止时咳出白色泡沫痰
	肺部听诊，两肺满布干啰音
	有时咳嗽唯一症状
	发作严重者可短时间闪出现严重呼吸困难、低氧血症

◆ **中西疗法**

（一）贴敷疗法

药物：细辛、甘遂、白芥子各37.5克，延胡索75克。

制法：上述药物共研细末，将1/3粉末（一次贴敷用量），用生姜汁80毫升调为糊状，制成药饼6只；或加用麝香0.75克，研细后均分6份，放在药饼中间。

贴法：将药饼放在直径约3寸的圆形布上，贴在百劳穴、肺俞穴、膏肓穴3个穴位（左右对称共6个穴位）。

疗程：伏天贴敷，每10天贴敷1次，共3次，最好在上午11时至下午1时贴敷。连续贴敷3年。

（二）抗感染治疗

对细菌或病毒感染应选择有效的抗生素或抗病毒药物，应避免长期反复盲目使用抗生素。

西药推荐	发作较轻时	氨茶碱0.1克，每日3次；儿童每次4～6毫克／千克体重，每日3次；或合并盐酸异丙嗪25毫克（儿童每次0.5～1毫克／千克体重），每日1～2次
		麻黄碱25毫克，每日3次；儿童每次0.5～1毫克／千克体重，每日3次
		0.5%异丙基肾上腺素溶液喷雾吸入，每日数次
	症状较重时	1：1000肾上腺素水溶液0.3～0.5毫升，皮下注射；儿童用量减半。有心脏病、高血压、甲状腺功能亢进者忌用
		氨茶碱0.25克，儿童每次2～4毫克／千克体重，加入50%葡萄糖20～40毫升中，静脉缓注
	持续哮喘时	给患者吸入氧气
		可用氨茶碱0.5克加入5%葡萄糖液500毫升内作静脉滴注

● 经穴疗法

◆ 特效穴位　廉泉穴　神封穴

廉泉穴：正坐或者仰卧，伸出右手，手掌心向左，指尖向上，拇指弯曲，用拇指指尖按揉喉结穴位，这个部位就是廉泉穴，拇指弯曲，用指尖从上往下按揉喉结上方穴位，有酸、麻、胀的感觉。交替用左右手的拇指按揉穴位，先左后右，每次按揉1～3分钟。

神封穴：将除拇指外其余四指并拢，双手掌心朝内，分别放在胸部边沿的位置，此时，中指所在的部位就是神封穴。四指并拢，轻轻按揉两侧胸部边沿的神封穴，一按一放，持续1～3分钟。

◆ 追加穴位　少商穴　三间穴　经渠穴　周荣穴

少商穴：将拇指伸出，用另一只手的食指和中指轻轻握住此拇指，并将另一手拇指弯曲，用指甲的甲尖垂直掐按，有刺痛感。依次掐按左右两手，每次各1～3分钟。

三间穴：一只手平放，稍稍侧立，用另一只手轻轻握住，拇指弯曲，用指甲垂直掐按穴位，有酸痛感。分别掐按左右两手，每次各1～3分钟。

24

经渠穴：伸出左手，掌心向上，用右手给左手把脉，中指所在位置即是。用中指指腹揉按该穴，每次4～5分钟。

周荣穴：仰卧或正坐，将右手食指、中指、无名指三指伸直并拢，指尖朝左，将食指放在左胸窝上，锁骨外端下，则无名指所在的位置即是。食指、中指、无名指三指并拢，以指腹揉按穴位，每天早晚各1次，每次揉按1～3分钟。

治未病 早预防

（一）平时要做到心平气和，勿过度紧张、生气、忧虑、兴奋，家人应避免刺激患者情绪。

（二）尽量避免接触过敏原，如花粉、粉尘，以免诱发哮喘。

（三）老年人冬季尽量少去户外，注意预防感冒，如果外出，要戴上口罩。

（四）忌食辛辣刺激性食物，如辣椒、韭菜、葱、蒜，因哮喘患者气管较为敏感，有刺激性食物易诱发哮喘。

（五）应忌食肥腻食物，如肥肉、红烧肉、油炸食物等，会助湿生痰。

➤ 特效一：廉泉穴

功能主治

廉泉穴	主治舌强、言语不清、舌根急缩、舌下肿痛、舌缓流涎
属任脉穴位	长期按压此穴，对口腔炎症、吞咽困难、哮喘等病症，会有很好的调理保健功效

标准取穴

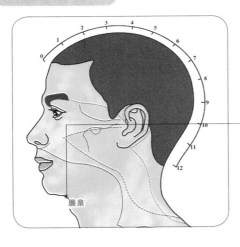

廉泉穴位于人体的颈部，当前正中线上，喉结上方，舌骨上缘凹陷处。

◇ 配伍治病

舌强不语、舌下肿痛、舌缓流涎：
廉泉穴配金津穴、玉液穴和天突穴
功用：
收引阴液

取穴技巧及按摩手法

正坐，伸右手，掌心向左，指尖向上，弯曲拇指，用拇指指尖揉按喉结上方穴位即是。

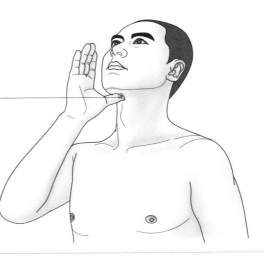

程度	指法	时间/分钟
轻		1 ~ 3

24

➤ 特效二：神封穴

功能主治

神封穴 属足少阴肾经穴位	此穴具有升清降浊之功能
	长期按压此处，对咳嗽、哮喘、胸肋胀满、呕吐、不嗜饮食、乳痛等症，有良好的治疗效果
	配阳陵泉、支沟穴，治疗胸肋胀痛；配肺俞穴、太渊穴，具有宣肺理气、止咳平喘之功效；配肝俞穴、阳陵泉穴，可疏肝利胆，镇静止痛

标准取穴

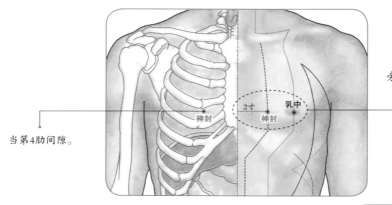

当第4肋间隙。

2寸　神封　乳中

前正中线
旁开2寸。

取穴技巧及按摩手法

将除拇指外其余四指并拢，双手掌心朝内，放置于胸部边沿位置，中指所在的位置即是。

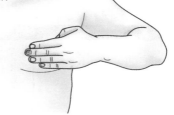

程度	指法	时间/分钟
轻		1～3

◇ 配伍治病

胸胁胀痛：
神封穴配阳陵泉穴和支沟穴
功用：
降浊升清

➤ 追加一：少商穴

属手太阴肺经穴位。呼吸系统疾病，如哮喘、流行性感冒、腮腺炎、扁桃体炎、小儿惊风、喉部急性肿胀、呃逆等，都可以用少商穴来调治。

标准取穴

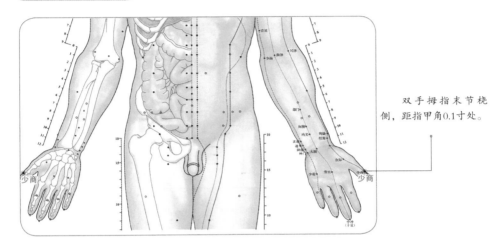

双手拇指末节桡侧，距指甲角0.1寸处。

取穴技巧及按摩手法

◇ 这些症状也有效

◎ 感冒　　◎ 腮腺炎
◎ 扁桃体炎

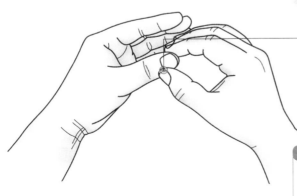

将拇指伸出，另一手食指、中指两指轻握该拇指，再将另一手拇指弯曲，以指甲甲尖垂直掐按拇指指甲角边缘即是。

程度	指法	时间/分钟
轻		1～3

➤ 追加二：三间穴

　　属手阳明大肠经穴位。因肺与大肠互为表里，如果肺气不畅、津液不能下达，将导致大便秘结，如果大肠实热、腑气不通，亦可能引发呼吸困难。上述状况均可因按摩三间穴而获得改善。

标准取穴

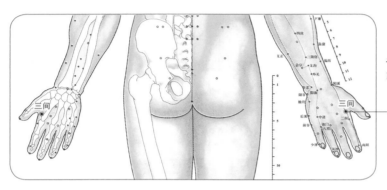

在手背，第2掌指关节桡侧近端凹陷中。

取穴技巧及按摩手法

◇ 这些症状也有效

◎ 便秘　　　◎ 风火牙痛
◎ 手指及手背红肿

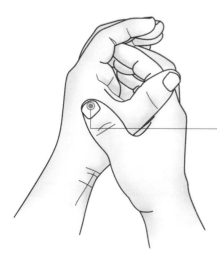

将手平放，稍稍侧立，用另一手轻握，弯曲拇指，用指甲垂直掐按另一手食指指节后边缘凹陷处即是。

程度	指法	时间/分钟
轻		1 ~ 3

➤追加三：经渠穴

经渠，经过、路径的意思。渠，指水流的道路。经渠穴，顾名思义，它的意思就是"肺经的经水流过的渠道"。按摩这个穴位，对咳嗽、喉痹、咽喉肿痛，具有良好的治疗效果；按摩这个穴位，还对于胸痛、手腕痛也有一定的治疗效果。现代中医常用它来治疗呼吸系统的疾病，如气管炎、支气管炎、哮喘、肺炎、扁桃体炎、肺部发热等。

标准取穴

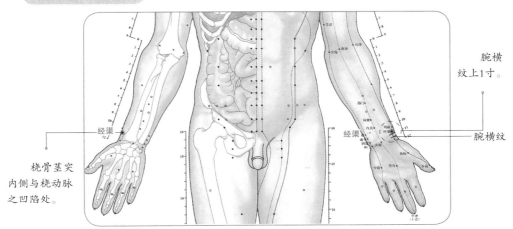

经渠

桡骨茎突内侧与桡动脉之凹陷处。

经渠

腕横纹上1寸。

腕横纹

取穴技巧及按摩手法

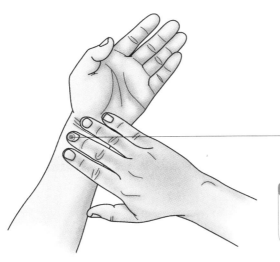

◇ 这些症状也有效

◎ 膈肌痉挛
◎ 食管痉挛
◎ 桡神经痛或麻痹

伸出左手，掌心向上，用右手给左手把脉，中指所在位置即是。用中指指腹揉按。

程度	指法	时间/分钟
适度		4 ~ 5

24

205

➤追加四：周荣穴

　　周，遍布、环绕的意思；荣，指草类开花或者谷类结穗时的茂盛状态；"周荣"的意思是说脾经的地部水湿大量蒸发，并化为天部之气。此处穴位具有止咳平喘、生发脾气的作用；按揉此穴，对咳嗽、气逆、哮喘、胸胁胀满具有明显的疗效；配合膻中穴，可治疗胸胁胀满。

标准取穴

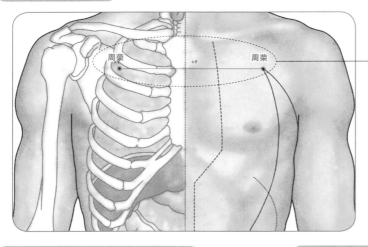

周荣　　6寸　　周荣

胸外侧部，当第2肋间隙，距前正中线6寸之处即是。

取穴技巧及按摩手法

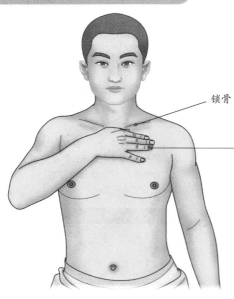

锁骨

◇ 这些症状也有效

◎ 心胸烦闷　　◎ 呃逆

　　仰卧或正坐，将右手食指、中指、无名指三指伸直并拢，指尖朝左，将食指放在左胸窝上，锁骨外端下，则无名指所在的位置即是。

程度	指法	时间/分钟
适度		1～3

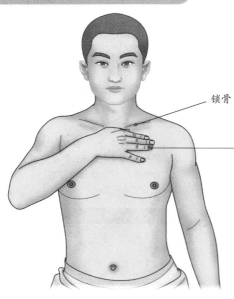

支气管扩张

按摩身柱穴、肩中俞穴，助你远离咳嗽咳痰

　　支气管扩张，大多是由其他呼吸系统疾病引起的，比如呼吸道感染、麻疹、百日咳、支气管肺炎等，都可以导致此病的发生。它也是较为常见的呼吸道慢性疾病。

● 专家诊断

◆ 症状简介

症状分析	慢性咳嗽：早期无明显症状，或仅有慢性咳嗽
	大量脓痰：后期出现大量脓痰，痰呈黄绿色，脓样，放在玻璃管中静置后可分成三层，上层泡沫，中层浆液，下层脓液及细胞沉渣。此时往往已有明显感染症状。患者在早上起床或夜间上床等体位变动的时候，咯痰增多
	反复出现呼吸道感染：发热，伴有咳嗽加重和脓痰增多

◆ 中西疗法

（一）清肺热

适应证：咳嗽咯脓痰，苔薄脉滑，宜清肺化痰。

单方：桑白皮25~50克，黄芩15~25克，杏仁、桔梗、竹沥半夏各15克，冬瓜子、芦根各50克，水煎服。

（二）清热毒

适应证：咳吐黄绿脓痰，发热畏寒，苔黄脉数，宜清热解毒。

单方：蒲公英、鱼腥草各50~100克，芦根100克，金银花25~50克，冬瓜子100克，杏仁、桔梗各15克，水煎服。

中药推荐	内服1：冬瓜子100克，鲜芦根200克（或金银花25克），水煎服
	内服2：鱼腥草50~100克，或鲜大蓟根50克，水煎加冰糖，连服半月
西药推荐	内服1：咳嗽，可用敌咳，每次10毫升，每日3次；或用半夏露，每日3次，每次2食匙
	内服2：继发感染时，可用磺胺类及抗生素
	内服3：咯血，可用止血剂，如紫珠草浸膏，每日3次，每次10毫升

● 经穴疗法

◆ 特效穴位　身柱穴　肩中俞穴

身柱穴：正坐或俯卧，把左手伸到肩后，用中指的指尖揉按穴位，有刺痛的感觉。两侧穴位先左后右，每次各揉按3～5分钟。小儿或者手臂僵硬酸痛的人，可以请他人搓热双手，用单手的掌根之处揉按穴位，效果更好。

肩中俞穴：双手的掌心朝向颜面，沿着脖颈处，伸向背部，小指挨着颈项，用中指指腹按压所在部位有酸胀感，以适当的力量，用中指的指腹按压此处穴位，左右两侧穴位，每次各按揉1～3分钟。

◆ 追加穴位　俞府穴　中府穴　丰隆穴

俞府穴：正坐或仰卧，举起双手，用拇指的指尖垂直揉按胸前两侧、锁骨下穴位，有酸痛的感觉。每天早晚左右穴位各揉按3～5分钟，或者两侧穴位同时揉按。

中府穴：正坐或仰卧，右手食指、中指、无名指三指并拢，用指腹按压左胸窝上，锁骨外端下，感到有酸痛闷胀之处，向外顺时针揉按1～3分钟，再用左手以同样的方式，逆时针揉按右胸中府穴。

丰隆穴：正坐，屈膝，垂足，一手手指放于同侧腿的侧部，其中中指位于外膝眼到外踝尖连线的中点处，则中指所在位置即是穴位。以食指、中指、无名指三指指腹按压(中指用力)，每日早晚按1次，每次1～3分钟。

➤ 特效一：身柱穴

功能主治

身柱穴	本穴属肺，主气，对哮喘、感冒、咳嗽、肺结核，或咳嗽而有肩背疼痛之症，有特效
属督脉穴位	主治虚劳喘咳、支气管炎、肺炎、百日咳，及疔疮肿毒的特效穴
	对脊背强痛、小儿抽搐、癫病、热病、中风不语等病症，长期按压此穴，可有很好的调理保健功效

标准取穴

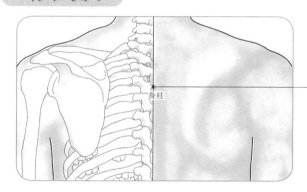

人体身柱穴位于背部，当后正中线上，第3胸椎棘突下陷中。

◇ 配伍治病

癫狂病：
身柱穴配水沟穴、内关穴、丰隆穴和心俞穴
肺热、咳嗽：
身柱穴配风池穴、合谷穴和大椎穴
功用：
补气壮阳

取穴技巧及按摩手法

正坐或俯卧，伸左手由肩上尽力向后，中指指尖置于第3胸椎棘突下陷中，用力揉按即是。

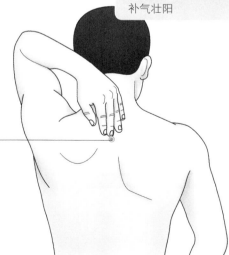

程度	指法	时间/分钟
重		3~5

25

▶ 特效二：肩中俞穴

功能主治

肩中俞穴	
属手太阳小肠经穴位	长期按压此处，可解表宣肺
	按压此处，能够治疗许多呼吸系统疾病，如支气管炎、哮喘、咳嗽、支气管扩张、咳血等
	按摩此穴，对视力减退、肩背疼痛也具有较好疗效
	配合肩外俞穴、大椎穴，还能治疗肩背疼痛；配伍肩髎穴、外关穴，还具有舒筋止痛的作用

标准取穴

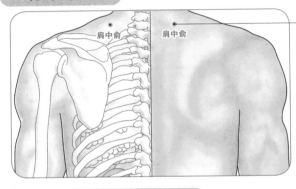

背部，第7颈椎棘突下，旁开2寸处即是。

◇ **配伍治病**

肩背疼痛：
肩中俞穴配肩外俞穴、大椎穴
功用：
解表宣肺

取穴技巧及按摩手法

双手手心向颜面，沿脖颈处，伸向背部，小指挨着颈项，则按压中指指腹按压所在的位置即是。

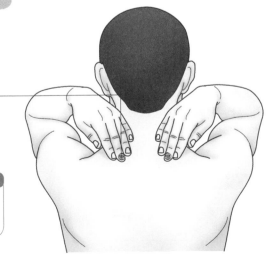

程度	指法	时间/分钟
适度		1~3

➤追加一：俞府穴

属足少阴肾经穴位，主治咳逆上喘、呕吐、胸满不得饮食。对肺充血、支气管炎、肋间神经痛、胸膜炎、胸中痛、久喘、呼吸困难等病症也有保健疗效。

标准取穴

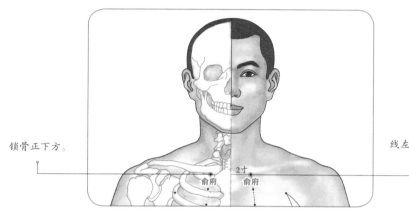

锁骨正下方。

人体前正中线左右三指宽。

2寸

俞府　俞府

取穴技巧及按摩手法

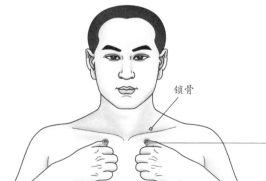

锁骨

◇ 这些症状也有效

◎ 呕吐　　　◎ 胸痛
◎ 肋间神经痛

正坐或仰卧，举双手，用拇指指尖垂直揉按胸前两侧、锁骨下穴位即是。

程度	指法	时间/分钟
重		3 ~ 5

➤ 追加二：中府穴

　　属手太阴肺经穴位，按摩本穴可使淤积之气疏利升降而通畅，所以对于通畅内脏抑郁淤积之气最为有效。此外，对肺部疾病，如支气管炎、肺炎、咳嗽、哮喘、胸肺胀满、胸痛、肩背痛等病症，也具有很好的调理保健功效。

标准取穴

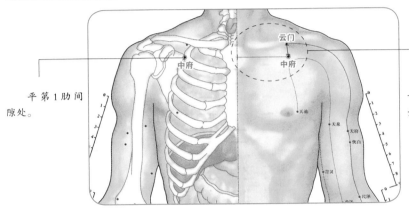

平第1肋间隙处。

云门穴下1寸，前正中线旁开6寸。

取穴技巧及按摩手法

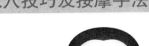

◇ **这些症状也有效**

◎ 胸腹胀满　　◎ 水肿
◎ 胸肌疼痛

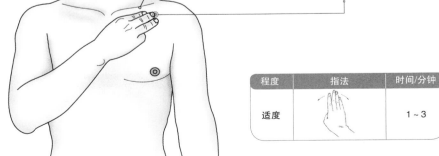

锁骨

　　正坐或仰卧，将右手三指(食指、中指、无名指)并拢，放在胸窝上，用四指指腹按压中指指腹所在的锁骨外端下即是。

程度	指法	时间/分钟
适度		1～3

➤追加三：丰隆穴

　　丰隆穴是足阳明胃经与足太阳脾经的络穴，因为足阳明胃经谷气(胃食五谷之气)隆盛，至此丰溢，穴上肌肉丰满而隆起，所以名为丰隆。丰隆穴是中医针灸中最好的化痰穴，长期按压此处穴位，能够化痰湿、宁神志，主治痰多、咳嗽、肺炎等疾患；配风池穴，治疗眩晕；配尺泽穴、肺俞穴，治疗痰多咳嗽。

标准取穴

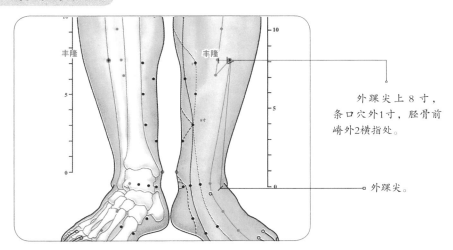

丰隆

丰隆

外踝尖上 8 寸，条口穴外1寸，胫骨前嵴外2横指处。

外踝尖。

取穴技巧及按摩手法

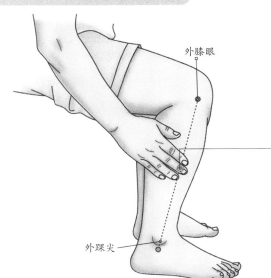

外膝眼

外踝尖

◇ 这些症状也有效

◎ 头痛　　◎ 眩晕
◎ 下肢神经痉挛
◎ 麻痹　　◎ 便秘
◎ 尿闭

　　正坐，屈膝，垂足，一手手指放于同侧腿的侧部，其中中指位于外膝眼到外踝尖连线的中点处，则按压中指所在位置即是。

程度	指法	时间/分钟
适度		1～3

25

大叶性肺炎
按摩大包穴、尺泽穴，保证肺部健康

大叶性肺炎，是由于肺大叶被肺炎双球菌等感染而引起的急性疾病。病情较轻时，会出现寒战、高热、咳嗽等；病情严重时，会出现血压下降，甚至神志昏迷。

● 专家诊断

◆ 症状简介

大叶性肺炎的病理过程分为充血、实变、消散三期。发病后12~24小时内为充血期，肺部毛细血管扩张，肺泡内有少量浆液渗出，肺泡内仍含大量气体。X线检查可无明显或仅有局部肺纹理增粗。发病后24小时左右，肺泡内充满炎性渗出物，病变逐步发展为实变期。X线表现为密度均匀增加的致密影，先沿肺叶周边开始，逐渐向肺门侧扩展。如累及肺叶全部，则呈大片均匀致密影，以叶间裂为界，边界清楚，形状与肺叶的轮廓一致。不同肺叶的大叶性实变，形状不同，X线表现亦异。

症状分析	
	突然起病，寒战，高热，咳嗽，胸痛，咯铁锈色痰，出现口唇疱疹
	体征：病变部位叩诊浊音，呼吸音降低，听到湿啰音，语颤及支气管语音增强
	化验：血液白细胞总数及中性粒细胞数增高
	中毒型肺炎：除上述临床表现外，出现周围循环衰竭，如呼吸浅表；脉搏细数，出冷汗，四肢冰冷，血压下降，甚至神志昏迷

◆ 中西疗法

（一）中医辨治

1. 适应证：咳嗽气急，高热出汗，口渴，苔黄脉数，宜清热宣肺。

单方：麻黄10克，杏仁15克，生石膏100克（研粉），生甘草7.5克，金银花25克，桔梗、黄芩各15克，鱼腥草50克（后下），水煎服。一剂分2次服。病情较重者每天可服2剂。

2. 适应证：咳嗽，咳痰黄色，发热形寒，苔薄脉数，宜清肺热。

单方：金银花、连翘各25~50克，鲜芦根、冬瓜子各100克，薏苡仁25克，鱼腥草50克，桔梗10克，水煎服。若患者胸痛，可加桃仁7.5克。

（二）对症治疗

1．咳嗽：止咳化痰药。

2．胸痛：优散痛1片，每日3次。或可待因0.03克，每日2~3次。

3．高热：给对乙酰氨基酚1克口服，每日4~6次；或柴胡注射液2~4毫升，肌肉注射。

4．根据情况，可考虑补液和给予多种维生素。

中药推荐	内服1：鲜乌蔹莓100克，水煎服，每日1剂
	内服2：鱼腥草50~100克，菝葜50~100克，水煎服
	内服3：了哥王根25~40克，加水适量，小火煎2小时，取汁分2次服
西药推荐	注射1：青霉素每次80~160万单位，每6~8小时1次，肌肉注射，或阿莫西林每次0.4~0.6克，每日3~4次
	注射2：庆大霉素每次8万单位，每日2~3次，肌肉注射。年老体弱和病情较重者，与青霉素联合应用

● **经穴疗法**

◆ **特效穴位 大包穴 尺泽穴**

大包穴：正坐或者仰卧，右手五指并拢，指尖朝上，将中指放置在左侧腋窝中线下6寸处，大约一个手掌长度的地方，分别用中指的指尖揉按，会有胀、刺痛的感觉。每天早晚各揉按1次，每次揉按1~3分钟。如果想得到丰胸的效果，可以依照后述方法揉按。首先，双手按住大包穴后，从胸外侧向内推压胸部36次；其次，手掌按住大包穴，再旋转推压36次；最后，用手指搓揉大包穴36次。

尺泽穴：伸臂向前，掌心朝上，手肘微微弯曲约35度，用另一只手手掌由下而上轻托肘部。弯曲拇指，以指腹按压，有酸痛的感觉。每次左右两手各按压1~3分钟。

➤ 特效一：大包穴

功能主治

大包穴	主治全身疲乏，四肢无力、颇有功效
属足太阴脾经穴位	对于肺炎、哮喘、胸膜炎、胸肋痛、膀胱麻痹、消化不良等，都有很好的保健调理作用

标准取穴

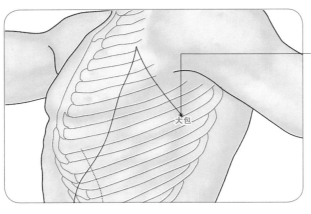

胸侧部，腋中线上，当第6肋间隙处即是。

◇ 配伍治病

四肢无力：
大包穴配足三里穴
功用：
通络健脾、理气安神

取穴技巧及按摩手法

正坐或仰卧，右手五指并拢，指尖朝上，将中指指尖放于左腋窝下中下线处，则手腕横线外缘所对的位置即是该穴。

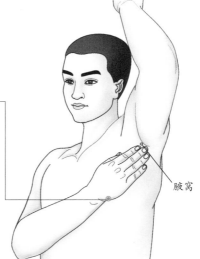

腋窝

程度	指法	时间/分钟
适度		1~3

➤ 特效二：尺泽穴

功能主治

尺泽穴	
属手太阴肺经穴位	此穴对治疗无名腹痛有特效
	还可治疗咳嗽、哮喘、肺炎、支气管炎、咽喉肿痛
	尺泽穴是最好的补肾穴之一，通过降肺气而补肾，最适合上实下虚的人，如高血压患者
	长期按压此穴，对肘臂肿痛、皮肤瘙痒、过敏等病症，会有很好的调理保健功效

标准取穴

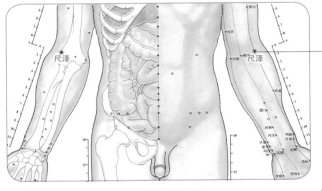

肘横纹中，肱二头肌腱桡侧凹陷处。

取穴技巧及按摩手法

　　伸臂向前，掌心朝上，手肘微微弯曲约35度。以另一手手掌由下而上轻托肘部。弯曲拇指，指腹所在的肘窝中一大凹陷处即是。

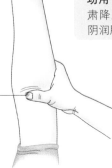

◇ 配伍治病

咳嗽、哮喘：
尺泽穴配列缺穴、中府穴
急性吐泻：
尺泽穴配委中穴
功用：
肃降肺气、清泄肺热、滋阴润肺、通经强筋

程度	指法	时间/分钟
适度		1～3

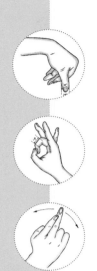

本章看点

● 高血压
   按摩百会穴、涌泉穴，胜过口服降压药

● 风湿性心脏病
   按摩少府穴，宁神志，调心气

● 心律失常
   按摩内关穴、太渊穴，让心脏找准节奏

● 冠状动脉粥样硬化性心脏病
   按摩少冲穴、极泉穴，强健心脏，更可急救

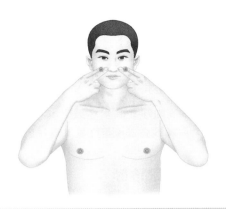

第五章
心血管疾病

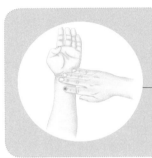

　　心脏病、高血压等心血管疾病也可以通过经络穴位进行治疗和调理，一些穴位对突发的心血管疾病有很好的急救功能，堪称"救命穴"。了解这些穴位疗法，对于有心血管疾病患者的家庭意义重大。

高血压

按摩百会穴、涌泉穴，胜过口服降压药

高血压，其发病原因尚不明晰，但通常认为和长期精神紧张与遗传有关。它可分为原发性高血压与继发性高血压两种。我们在下文中主要介绍的是原发性高血压。

● **专家诊断**

◆ **症状简介**

症状分析	症状复杂，常见头痛、头晕、头胀、耳鸣、心悸、四肢发麻、颈项僵硬、烦躁、失眠等
	血压在140 / 90毫米汞柱以上
	具有高血压的节律

◆ **中西疗法**

(一)中医辨证施治

1. 肝阳上亢

适应证：面赤，目红，头晕，头痛，大便不通，舌红苔黄腻，脉弦或弦滑有力，宜平肝清火。

药方：川芎7.5~15克，夏枯草20~30克，龙胆草15克，黄芩10~15克，钩藤15~25克(后入)，牡蛎25~50克(先煎)，磁石25~50克(先煎)，水煎服。

2. 肾阴不足

适应证：耳鸣，头晕，头痛，视物模糊，失眠，舌质红或红而无苔，脉细弦，宜滋肾平肝。

药方：玄参15~20克，枸杞子10~15克，生地15~20克，天冬7.5~15克，珍珠母50~100克(先煎)，牡蛎50~100克(先煎)，石斛10~20克(打碎，先煎)，水煎服。

(二)西药治疗

应将降压、镇静与减少血管脆性的药物配合使用。

中药推荐	内服1：豨莶草100克，水煎服
	内服2：青木香50克，红糖为引，水煎服
	内服3：花生叶50~100克，水煎服
	内服4：野菊花、夏枯草各15克，水煎服
西药推荐	降压药1：β受体阻滞剂如噻吗洛尔5~10毫克，每日2~3次，或美托洛尔25~50毫克，每日2次
	降压药2：钙离子拮抗剂如硝苯地平10毫克，每日3次
	降压药3：血管紧张素转化酶抑制剂如卡托普利12.5~25毫克，每日3次
	降压药4：其他有血管紧张素II受体拮抗剂(ARB)和α受体阻滞剂等
	镇静剂1：氯氮卓10毫克，每日3次
	镇静剂2：苯巴比妥0.015~0.03克，每日3次
	其他内服1：减少血管脆性药物入复方路通片1~2片，每日3次

● 经穴疗法

◆ 特效穴位　百会穴　涌泉穴

百会穴：正坐，举起双手，张开虎口，拇指的指尖碰触耳尖，手掌心向头，四指朝上，双手的中指在头顶正中相碰触；先将左手的中指按压在穴位上，再将右手的中指按在左手中指的指甲上，双手的中指交叠，同时向下用力揉按穴位，有酸胀、刺痛的感觉。每次揉按1~3分钟。

涌泉穴：正坐，把一只脚跷在另一只脚的膝盖上，脚掌尽量朝上，用另一侧的手轻握住脚，四指放在脚背，拇指弯曲并放在穴位处，用拇指的指腹从下往上推按穴位，有痛感。左右脚心每日早晚各推按1~3分钟。

◆ 追加穴位　阴陵泉穴　太冲穴

阴陵泉穴：正坐，将一只脚跷起，放在另外一只脚的膝腿上，一只手轻轻握住膝下，拇指弯曲，用拇指的指尖从下往上用力揉按，会有刺痛和微酸的感觉。每天早晚各揉按1次，每次揉按1~3分钟。

太冲穴：正坐，垂足，屈左膝，举脚置坐椅上，置臀前，举左手，手掌朝下置于脚背，弯曲中指，中指指尖所在的位置即是。以食指和中指指尖垂直由下往上揉按，有特殊胀、酸、疼痛的感觉。每次左右各按揉3~5分钟，先左后右。

27

➤ 特效一：百会穴

功能主治

百会穴	
属督脉穴位	有开窍宁神的功效，主治失眠、神经衰弱
	有平肝息风的功效，主治头痛、眩晕、休克、高血压、中风失语、脑缺血、鼻孔闭塞
	有升阳固脱之功效，主治脱肛、子宫脱垂等，长期按压此穴，会有很好的调理保健功效

标准取穴

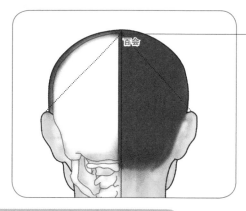

人体百会穴位于头部，当前发际正中直上5寸，或两耳尖连线中点处。

◇ 配伍治病

中风失音不能言语：
百会穴配天窗穴
小儿脱肛：
百会穴配长强穴和大肠俞穴
功用：
升阳举陷，益气固脱

取穴技巧及按摩手法

正坐，举双手，虎口张开，拇指指尖碰触耳尖，掌心向头，四指朝上。双手中指在头顶正中相碰触所在穴位即是。

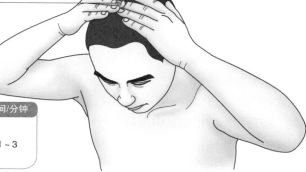

程度	指法	时间/分钟
轻		1~3

➤ 特效二：涌泉穴

功能主治

涌泉穴 属足少阴肾经穴位	有益肾、清热、开郁之特效，因而被列入回阳九针之一
	古籍《针灸铜人》记载，涌泉穴对"治腰痛、大便难"有特效
	咽喉肿痛、头痛、目眩、失音、失眠、小便不利，休克、中暑、中风、高血压、癫痫、女性不孕、月经失调、阴部瘙痒、子宫脱落等，常掐按此穴，都有很好的保健调理功效

标准取穴

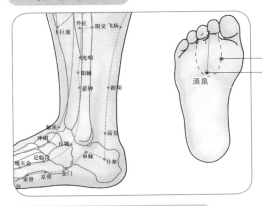

第2~3趾趾缝纹头端与足跟连线的前1/3处。

在足前部凹陷处。

◇ 配伍治病

喉痹：
涌泉穴配然谷穴
热病挟脐急痛：
涌泉穴配阴陵泉穴
功用：
散热生气

取穴技巧及按摩手法

正坐，跷一足于另一膝上，足掌朝上，用另一手轻握，四指置于足背，弯曲拇指按压穴位即是。

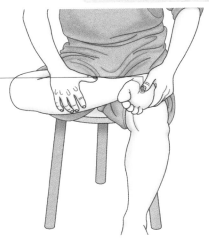

程度	指法	时间/分钟
重		1 ~ 3

27

➤ 追加一：阴陵泉穴

属足少阴脾经穴位，为脾经经气聚集之穴，五行属水，与水经的肾和膀胱关系密切，能清脾理热，宣泄水液，化湿通阳，因此对通利小便有特效，并有利于降低血压。

标准取穴

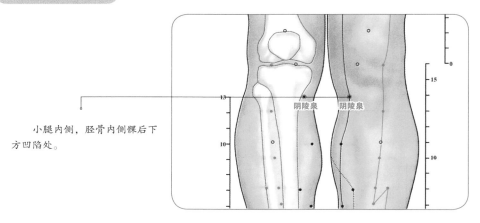

小腿内侧，胫骨内侧髁后下方凹陷处。

阴陵泉　　阴陵泉

取穴技巧及按摩手法

◇ 这些症状也有效

◎ 尿潴留　　◎ 水肿
◎ 腹胀腹痛

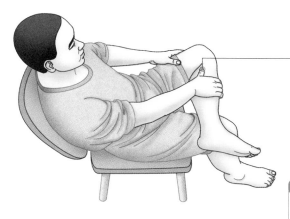

正坐，将一脚跷起，置放于另一腿膝上。另一侧手轻握膝下处，用拇指指尖用力揉按所在的膝下内侧凹陷处即是。

程度	指法	时间/分钟
重		1 ~ 3

➤追加二：太冲穴

太，大的意思；冲，冲射之状；"太冲"的意思是指肝经的水湿风气在此穴位向上冲行。按摩该穴位，具有平肝、理血、通络之作用，能使头痛、眩晕、高血压、失眠、肝炎等症状都得到调理和缓解。

标准取穴

该穴位于人体脚背第1~2跖骨结合部之前凹陷处。

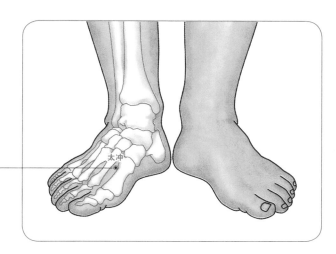

太冲

取穴技巧及按摩手法

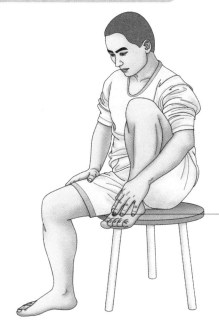

◇ 这些症状也有效

◎ 月经失调　　◎ 子宫出血
◎ 乳腺炎　　　◎ 肾炎
◎ 肠炎

正坐，垂足，屈左膝，举脚置坐椅上，置臀前，举左手，手掌朝下置于脚背，用食指与中指指尖揉按所在的位置即是。

程度	指法	时间/分钟
轻		3~5

27

28 风湿性心脏病

按摩少府穴，宁神志，调心气

风湿病，主要见于青少年中，其病因目前尚不是十分明确，仅知与溶血性链球菌感染有关。

● 专家诊断

◆ 症状简介

风湿性心脏病简称风心病，临床表现以心脏炎症、关节炎为主；并常伴有发热、环形红斑、皮下小结、舞蹈病等症状。风湿病是一种全身性疾病，如不积极治疗或反复发作，则可发展为风湿性心脏瓣膜病。

关节炎与类风湿性关节炎相鉴别：后者多发生于小关节，常对称发作，且多次发作后，常引起关节棱状畸形。

一般风湿病得到暂时控制后，身体其他部分损害都可痊愈。但心脏瓣膜、瓣环常因炎症形成永久性瘢痕，使心脏发生不同程度的功能障碍，这时即称为慢性风湿性心脏瓣膜病。

症状分析	
	发病前1～3周，可有扁桃体炎、咽喉炎等上呼吸道链球菌感染史
	发热：大多数患者都有。急性者多为高热；亚急性者可为中等度或低热。有些患者还可伴有出汗、脉搏快、鼻出血等症状。亦有无明显发热症状的患者
	关节炎：多数患者膝、踝、肘、腕等大关节处有红、肿、热、痛，活动困难，呈游走性发作。当急性期过去后，关节完全恢复正常
	心脏炎症：为心肌、心内膜、心包膜发生炎症性损害。临床表现为，气急、心音轻、心率快、心脏扩大、收缩期吹风样杂音、心跳不规则，严重者可发生心力衰竭
	皮肤症状1：环形红斑，多出现在躯干或四肢皮肤上，红斑迅速扩大，中心则消退，呈环状，1～2天可消退。对临床诊断风湿病具有价值
	皮肤症状2：皮下小结，也是风湿病的特征，多见于关节四周或枕骨后。一般为黄豆大小圆形小结，质硬，可移动，压之不痛
	舞蹈病：常见于女性儿童，是风湿病重要表现之一。特点为四肢或面部无目的的迅速的肌肉运动。可单独发生，亦可与其他风湿病症状同时发生
	检查化验1：红细胞沉降率增速，是风湿活动的重要表现。一般在1小时内沉降20～100毫米或更高，为风湿病非特异性特征
	检查化验2：血清抗溶血性链球菌素 "0" 测定阳性，一般在500单位以上

◆ 中西疗法

（一）风寒湿

适应证：关节游走性酸痛，无红、肿、热，舌苔薄腻，脉濡滑，宜祛风散寒除湿。

药方：当归、赤苓、秦艽、防风、羌活、桂枝各15克，汉防己25克，炙乳香、没药各7.5克，葛根10克，水煎服。

（二）风湿热

适应证：关节红、肿、热、痛，苔黄，脉浮数，发热，怕风，宜疏风清热。

药方：生地50克，忍冬藤100克，防风、防己各15克，煎服。若有扁桃体炎的，可加金银花、连翘各15~25克，同煎；若有高热的，可加知母15克，石膏50克；若舌苔白腻，可加苍术15克，薏苡仁50克；若怕风严重的，加羌活、独活各20克。

中药推荐	成药	外用1：关节镇痛膏，治关节痛，外贴痛处
		内服1：小活络丹，日服1~2丸，分2次服
		内服2：粉防己碱片，日服3次，每次3片
		内服3：豨桐丸(豨莶草，臭梧桐)日服15~20克，分3次服
	草药单方	风湿热：①筋骨草50克，每天煎服一剂。②柳枝50~100克，每天煎服。③柽柳50~100克，每天煎服
		风湿性关节炎：①虎杖根50克，水煎服。②蘡薁鲜根200克，煎汤，熏洗局部。③豨莶草、筋骨草各50克，煎汤服。④北五加皮15克，忍冬藤50克，煎汤服。⑤鸡血藤50克，水煎服；或用其浸膏片，每次4~6片，每日3次
		风湿性心瓣膜病：老茶叶树的新鲜粗壮根150克，糯米酒500毫升，共煎，每晚睡前服1酒盅
西药推荐		内服1：阿司匹林，每次1克，每日4~6次，口服。或水杨酸钠，每次1~2克，每日4次，口服。待症状消退体温降至正常时，减去1/3量，再服2~3周。服用上述药物如有恶心、呕吐等胃部刺激症状，可加用等量复方氢氧化铝或氢氧化铝（请在医师指导下使用）
		内服2：泼尼松，每次5~10毫克，每日4次，口服。适用于风湿性心脏炎和风湿性关节炎用水杨酸制剂效果不佳者或有反应者。症状消退后逐渐减量，最后每日1次，每次5~10毫克，总疗程1~2个月

● 经穴疗法

◆ 特效穴位 少府穴 神门穴 大陵穴

少府穴：正坐，伸手，仰掌，屈肘向上约45度，除拇指外，弯曲其余四指，以小指、无名指屈向掌中，当小指与无名指尖中间与感情线交会处即是穴位。用一只手的四指轻握另一只手的手背，拇指弯曲，用指尖按压穴位，有酸胀的感觉(用小指甲尖轻轻掐按有刺痛感)。每日早晚左右穴位各揉按1次，每次揉按3~5分钟。

28

神门穴：正坐，伸手，仰掌，屈肘向上约45度，无名指与小指掌侧向外，用另一手四指握住手腕，弯曲拇指，指甲尖所到的豆骨下、尺骨端凹陷处即是。弯曲拇指，以指甲尖垂直掐按穴位，每日早晚，左右手各掐按3～5分钟，先左后右。

大陵穴：正坐，手平伸，掌心向上，轻握拳，用另一手握手腕处，四指在外，弯曲拇指，以指尖(或指甲尖)垂直掐按穴位即是。用拇指指尖(或指甲尖)垂直掐按穴位，有刺痛的感觉。每天早晚，左右各掐按1次，每次1~3分钟，先左后右。

治未病 早预防

（一）注意保持良好的生活习惯，少熬夜，避免劳累。

（二）平时应适当锻炼，增强体质，预防感冒等呼吸道炎症。

（三）如果患有牙周炎、泌尿系感染等，应该及时就医，以免诱发风湿性心脏病。

（四）一旦出现身体不适，应该在医生指导下用药，不可自己随便使用感冒药和抗生素等药物。

➤ 特效一：少府穴

功能主治

少府穴	
属手少阴心经穴位	有宁神志、调心气之功效，主治心脏疾患，如风湿性心脏病、心悸、心律不齐，心绞痛等
	本穴通及心肾、能舒两经抑郁之气，故治妇人生殖器疾病、遗尿
	长期按压此穴，对前臂神经麻痛、掌中热等病症，会有很好的调理保健功效

标准取穴

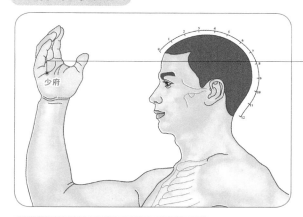

少府

人体的手掌面，第5掌指关节近端，第4~5掌骨之间即是。

◇ 配伍治病

心悸：
少府穴配内关穴
功用：
宁神志、调心气、散心火

取穴技巧及按摩手法

正坐，伸手，仰掌，屈肘向上约45度，除拇指以外，其余四指屈向掌中，当小指与无名指指尖中间与感情线交会处即是。

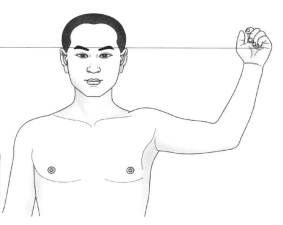

程度	指法	时间/分钟
适度		3 ~ 5

28

➤追加一：神门穴

神，神魂、魂魄、精神的意思；门，指出入之处为门。此处穴位属于心经，心藏神，因此能够治疗神志方面的疾病。此处穴位具有安神、宁心、通络的功效，主要治疗心烦失眠，对神经衰弱也具有一定的疗效；神门穴是人体精气神的进入之处，因此是治疗心脏疾病的重要穴位；按压此处穴位，能够有效治疗心悸、心绞痛、多梦、健忘、失眠、痴呆、心烦、便秘、食欲不振等疾患。

标准取穴

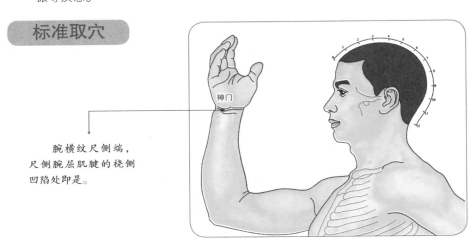

腕横纹尺侧端，尺侧腕屈肌腱的桡侧凹陷处即是。

取穴技巧及按摩手法

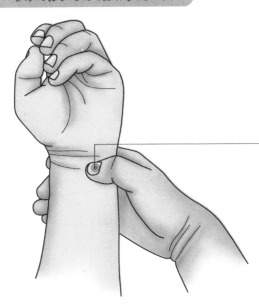

◇ 这些症状也有效

◎ 无脉症　◎ 神经衰弱
◎ 癔病　　◎ 精神分裂症

正坐，伸手，仰掌，屈肘向上约45度，无名指与小指掌侧向外方，用另一手四指握住手腕，弯曲拇指，指甲尖所到的豆骨下、尺骨端凹陷处即是。

程度	指法	时间/分钟
适度		3 ~ 5

➤追加二：大陵穴

此穴属手厥阴心包经穴。位大，与小相对；陵，丘陵、土堆的意思。"大陵"的意思是指随心包经经水冲刷下行的脾土物质在这里堆积。本穴具有清心降火、清除口臭的特效；经常按摩此穴，能治失眠、心胸痛、心悸、精神病、心脏病等。

标准取穴

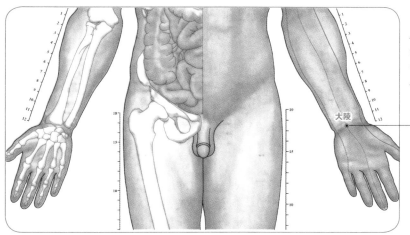

大陵穴位于人体的腕掌横纹的中点处，当掌长肌腱与桡侧腕屈肌腱之间。

取穴技巧及按摩手法

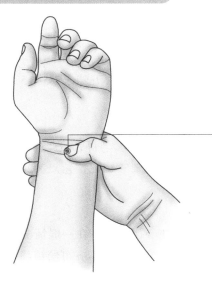

◇ 这些症状也有效

◎ 呕吐　　◎ 胃痛
◎ 胃炎　　◎ 扁桃体炎
◎ 头痛

正坐，手平伸，掌心向上，轻握拳，用另一手握手腕处，四指在外，弯曲拇指，以指尖(或指甲尖)垂直掐按穴位即是。

程度	指法	时间/分钟
重		1 ~ 3

28

心律失常

按摩内关穴、太渊穴，让心脏找准节奏

心律失常，即心脏出现心动过速、心律不齐等异常症状。

● **专家诊断**

◆ **症状简介**

常见的心律失常病症有：窦性心动过速、窦性心律不齐、期前收缩、心房颤动、阵发性心动过速等。

症状分析	窦性心动过速：心率逐渐增快，其后又逐渐地恢复正常，心率可随体位、活动而变化。成人每分钟超过100次；儿童每分钟超过120次；婴儿每分钟超过150次，但不超过180次
	窦性心动过缓：心率减慢，成人每分钟少于60次，儿童每分钟少于80次
	窦性心律不齐：吸气时心律增快，呼气时心律变慢。活动后或屏气时，心律不齐现象消失
	期前收缩：患者在期前收缩时，自己能感觉到有一下或数下较重的心跳，其后有暂停的感觉。患者可能有胸闷、心悸、不安等病状
	心房颤动：心律完全不规则，心音强弱不等，脉搏强弱不一

◆ **中西疗法**

(一)中医辨证施治

1. 心气不足

症状：乏力，头晕，心跳、脉律不齐，宜安神补心。

药方：党参10~15克，炙甘草、墨旱莲各15~25克，五味子7.5~15克，水煎服，每日1剂。

2. 血淤气滞

症状：胸闷，头痛，脉律不齐，舌质有紫斑，苔薄，宜活血理气。

药方：赤芍15克，广郁金、广木香、制香附各7.5~15克，紫丹参20克，水煎服，每日1剂。

(二)西药对症治疗

1. 对窦性心动过速、窦性心动过缓及窦性心律不齐，在一般情况下，不需要特殊治疗。若出现自觉症状，窦性心动过速和窦性心律不齐可给镇静剂，如三

溴合剂，每次10毫升，每日3次；或用氯氮卓，每次5~10毫克，每日3次。窦性心动过缓可给阿托品，每次0.3毫克，每日3次。

2．心房颤动：如心率正常时，则不需要治疗，心率快者可应用洋地黄制剂。

3．期前收缩：发作较少或无不舒服感觉时，不需要治疗。应解除焦虑和去除诱因，停用任何可能引起期前收缩的药物，若患有其他器质性心脏病时，应针对原发病治疗。

4．室上性阵发性心动过速

（1）刺激迷走神经法。

（2）若刺激迷走神经法无效，可选用以下任一种药物治疗。

①甲硫酸新斯的明注射液，皮下注射0.5~1.0毫克。②去乙酰毛花苷注射液，0.4毫克加于25%葡萄糖液20毫升中，静脉注射。无效时1小时后可再用0.4毫克，24小时总量不得超过1.2~1.6毫克。用去乙酰毛花苷注射液后发作未停者，可再用迷走神经刺激法，常可使发作停止。

5．室性阵发性心动过速

（1）若并非因服用洋地黄引起者，可用洋地黄制剂治疗。

（2）普鲁卡因胺0.4克加于5%葡萄糖液500毫升中，静脉缓慢滴注。

（3）用奎尼丁、普鲁卡因胺，口服。

● 经穴疗法

◆ 特效穴位　内关穴　太渊穴

内关穴：正坐，手平伸，掌心向上，轻轻握拳，手腕后隐约可见两条筋，用另外一只手轻轻握住手腕后，拇指弯曲，用指尖或指甲尖垂直掐按穴位，有酸、胀和微痛感。先左后右，每天早晚两则穴位各掐按1~3分钟。

太渊穴：取穴的时候，应该让患者采用正坐的姿势，手臂前伸，手掌心朝上。太渊穴位于人体的手腕横纹上，拇指的根部；用一只手的手掌轻轻握住另一只手，握住手臂的那只手，拇指弯曲，用拇指的指腹和指甲尖垂直方向轻轻掐按，会有酸胀的感觉。分别掐按左右两手，每次掐按各1~3分钟。

➤ 特效一：内关穴

功能主治

内关穴	可以治疗心、胸、胃部诸不适，也是治疗黄疸的特效穴位之一
属手厥阴心包经穴位	强心定喘，有治疗心律不齐、心脏衰弱、心痛、心悸、胸闷等病症的功能
	对偏头痛、胃痛、膈肌痉挛、呕吐、癫痫、黄疸、热病、晕厥等病症，能收到很好的调理保健效果

标准取穴

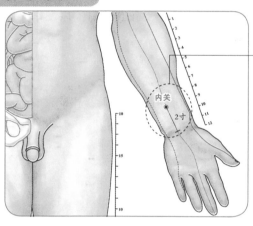

位于前臂正中，腕横纹
上2寸，在桡侧腕屈肌腱同掌
长肌腱之间。

◇ 配伍治病

痛经：
内关穴配三阴交穴和素髎穴
落枕：
内关穴配外关穴
功用：
疏导水湿

取穴技巧及按摩手法

将右手中间3个手指并拢，无名指放在左手腕横纹上，用拇指指尖或指甲尖垂直掐按右手食指和左手手腕交叉点的中点即可。

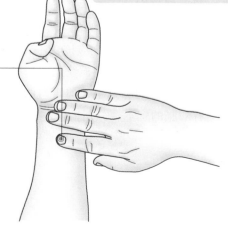

程度	指法	时间/分钟
重		1 ~ 3

➤ 特效二：太渊穴

功能主治

太渊穴	主治气不足、无脉症，配合内关穴治疗心律失常
属手太阴肺经穴位	对流行性感冒、咳嗽、支气管炎、哮喘、胸痛、咽喉肿痛等有很好的疗效
	长期按压此穴对失眠、腕关节及周围软组织疾病、肋间神经痛等病症，能有很好的调理保健功效

标准取穴

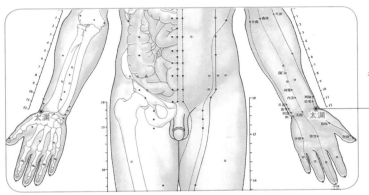

腕掌侧横纹桡侧，
桡动脉搏动处。

取穴技巧及按摩手法

以一手手掌轻握另
一只手手背，弯曲拇指，
拇指指腹及指甲尖垂直下
按就是。

◇ 配伍治病

咳嗽，咳血，胸痛：
配尺泽穴、鱼际穴、肺俞穴
无脉症：
配人迎穴
功用：
止咳化痰、通调血脉

程度	指法	时间/分钟
重	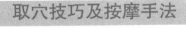	3～5

29

冠状动脉粥样硬化性心脏病

按摩少冲穴、极泉穴，强健心脏，更可急救

冠状动脉粥样硬化性心脏病，简称冠心病，多发生于中老年人群。

● 专家诊断

◆ 症状简介

冠心病起因于冠状动脉壁的一种非炎性病变。当病变发生时，会引起冠状动脉壁的增厚、变硬，从而使管腔狭窄或堵塞，影响心肌血液供应，最终表现为两种症状：心绞痛或心肌梗死。

当冠状动脉硬化令管腔狭窄时，加上暂时性痉挛，产生短暂性的心肌缺血缺氧，即引起心绞痛(其他病)；如果冠状动脉硬化令管腔高度狭窄甚至发生堵塞，使部分心肌持久性缺血而发生坏死，则表现为心肌梗死。

症状分析	心绞痛：突然发作，常发生于急速行走、饱食、寒冷和情绪激动之后，经休息可迅速消失。舌下含硝酸甘油片，疼痛即可迅速缓解。发作时间多为1～5分钟，一般不超过15分钟
	心肌梗死：严重时出现休克(血压下降，出汗，面色苍白或青紫，脉搏细数，心音弱)，或心力衰竭症状；常并发心律不齐。心前区(或左胸，上腹部)突发性剧烈疼痛，疼痛较心绞痛更严重，疼得出冷汗。休息和舌下含硝酸甘油片，疼痛多无减轻
	少数患者无明显疼痛，起病开始即呈休克或心力衰竭症状。因此，如果中年以上的人，突然发生不明原因的休克或心力衰竭时，应想到本病。发作时间较心绞痛为长，可持续几小时至几天

◆ 中西疗法

（一）心绞痛治疗

1.安静休息。

2.立即舌下含硝酸甘油片0.6毫克；或立即吸入亚硝酸异戊酯，将装有此药之玻璃管(1毫升)，包于手帕内压碎，迅速吸入其气体；或用长效硝酸甘油片，每次1片，每日3次。

（二）心肌梗死治疗

如就近有医院，则应将患者尽快送至医院进行抢救。

1.严格卧床休息。

2.疼痛剧烈时，用盐酸哌替啶25～50毫克，肌肉注射。

3.有休克、心力衰竭和心律不齐者，按相应章节介绍的方法处理。

中药推荐	如有胸闷不适等症时，宜理气，以免进一步发展。药方：香附、郁金各20克，木香、生枳壳、赤芍各25克，青皮10克，水煎服
西药推荐	内服1：镇静药，如苯巴比妥，每次0.015克，每日3次。或氯氮卓，每次5～10毫克，每日3次
	内服2：一般扩张冠状动脉药，用氨茶碱，每次0.1克，每日3次
	内服3：降低血胆固醇药：如维生素B_6，每次10～20毫克，每日3次；维生素C，每次0.1～0.2克，每日3次；卵磷脂，每次0.5克，每日3次

● 经穴疗法

◆ 特效穴位 少冲穴 极泉穴

少冲穴：正坐，手平伸，掌心向下，屈肘向内收；用另一只手轻握这只手的小指，拇指弯曲，用指甲尖垂直掐按穴位，有刺痛的感觉。先左后右，每日早晚掐按左右穴位各1次，每次掐按3～5分钟。

极泉穴：正坐，手平伸，举掌向上，屈肘，掌心向着自己的头部，用一只手的中指指尖按压另一侧腋窝正中的陷凹处，有特别酸痛的感觉。用同样的方法按压另一侧的穴位。先左后右，每次早晚各揉按1次，每次揉按1～3分钟。

➤ 特效一：少冲穴

功能主治

少冲穴	是中风猝倒、心脏病发作的急救穴
属手少阴心经穴位	主治一切心脏疾患、热病昏迷、心悸、心痛等病症
	对肋间神经痛、喉头炎、结膜炎、黄疸、上肢肌肉痉挛等病症，长期按压此穴会有很好的调理与保健功效

标准取穴

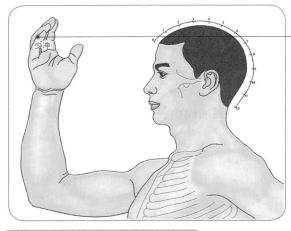

小指末节桡侧，距指甲角0.1寸处即是。

◇ 配伍治病

热病、昏迷：
少冲配太冲穴、中冲穴、大椎穴
功用：
生发心气、清热息风、醒神开窍

取穴技巧及按摩手法

手平伸，掌心向下，用另一手轻握小指，弯曲拇指，指尖到达的小指指甲下缘，靠无名指侧的边缘处即是该穴。

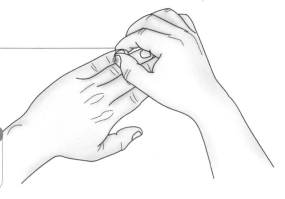

程度	指法	时间/分钟
适度		3～5

➤ 特效二：极泉穴

功能主治

极泉穴	按压此穴可治疗各种心脏病，以及心胁满痛
属手少阴心经穴位	长期按压此穴，对臂肘冷寒、肩关节炎、肋间神经痛、心肌炎、心绞痛、渴而欲饮、腋臭等病症，会有很好的调理保健功效

标准取穴

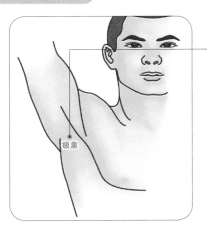

极泉

腋窝正中，腋动脉搏动处即是。

◇ 配伍治病

心痛、心悸：
极泉配神门穴、内关穴
肘臂冷痛：
极泉穴配侠白穴
功用：
通络强心、清泻心火

取穴技巧及按摩手法

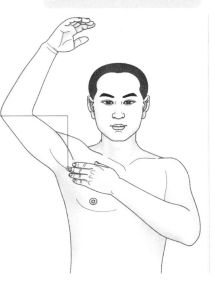

正坐，手平伸，举掌向上，屈肘，掌心向着自己头部，以另一手中指按腋窝正中陷凹处即是。

程度	指法	时间/分钟
适度		1~3

30

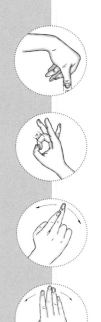

本章看点

● 泌尿系统结石
按摩关元穴、中封穴，通畅排泄一身轻

● 月经失调
按摩太溪穴、滑肉门穴，调理月经好帮手

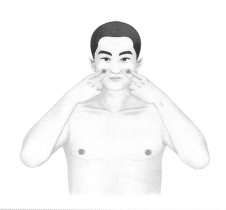

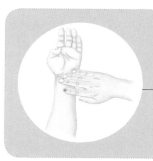

第六章
泌尿生殖系统疾病

　　经期疾病对女性困扰相当大，其实女性朋友们只要了解一些经络穴位知识，平时做做按摩保健，即可保证自己轻松度过经期。血海穴、滑肉门穴、三阴交穴等穴位都是著名的女性保健穴，女性朋友们应该牢记。另外，因结石引起的疼痛也可以通过穴位按摩得到缓解，有这方面病痛的患者不妨一试。

(31) 泌尿系统结石

按摩关元穴、中封穴、命门穴，通畅排泄一身轻

　　泌尿系统结石，即泌尿系统器官的结石病。依据病发的位置，可分为肾结石、输尿管结石和膀胱结石。临床常发生肾绞痛、血尿、尿路梗阻症状和继发性炎症。

● 专家诊断

◆ 症状简介

症状分析	肾绞痛：从后腰肾区向膀胱及生殖器放射的阵发性剧痛，痛时面色苍白，伴有冷汗、恶心、呕吐等症状。膀胱结石还可能出现尿频、尿急等膀胱刺激症状
	肾区有叩击痛
	痛时常伴肉眼可见的血尿，尿解不出，或显微镜检查尿中具有大量红细胞
	尿内可能会有结石排出
	X线腹部平片检查，可找到结石阴影。有些结石，平片不显影，称阴性结石，须泌尿系造影才能发现

◆ 中西疗法

（一）中医辨证施治

1. 湿热下注

适应证：小便黄赤，尿频尿急，剧烈腰痛，苔薄黄，宜清利湿热。

药方：金钱草50~100克，生甘草7.5~10克，萹蓄草25~50克，瞿麦、海金沙（包）各25~50克、延胡索7.5~15克，水煎服。

　　若患者有血尿，可加大蓟、小蓟各25~50克，生地15~25克。若患者继发感染，可加金银花15~25克，连翘15~25克。

2. 血淤气滞

适应证：小便刺痛，腰痛，肾区明显叩击痛，宜活血理气。

药方：金钱草100~150克，生蒲黄15克（包），炒柴胡15~25克，制香附7.5~15克，水煎服。

（二）火罐疗法

主穴：肾脊穴、腰俞穴。

备穴：命门穴、关元俞穴。

治法：在应用火罐疗法前可先用新针疗法，火罐疗法治疗后可做局部热敷，对疼痛有较好的效果。

（三）超声波碎石和内窥镜治疗

通常情况下，直径小于1.5厘米或更小的肾盂或输尿管上段的结石，可用超声波碎裂（体外震波碎石术），继之结石碎片随尿排出。

输尿管下段的小结石可用内窥镜插入尿道，经膀胱去除。

（四）手术治疗

大型结石、结石引起大量血尿或肾盂积水，可考虑手术治疗。

中药推荐	内服1：金钱草（连钱草）100~250克，水煎服，每日1剂
	内服2：大叶金钱草（又名过路黄、对坐草）100~250克，水煎服，每日1剂
西药推荐	注射1：剧痛时，用阿托品0.5毫克或盐酸哌替啶50毫克，肌肉注射

● 经穴疗法

◆ 特效穴位　关元穴　中封穴　命门穴

关元穴：正坐或仰卧，双手放在小腹上，手掌心朝下，用左手中指的指腹按压穴位，右手中指的指腹按压左手中指的指甲上，用两手中指同时用力揉按穴位，有酸胀的感觉。每天早晚左右手轮流按揉穴位，先左后右，每次按揉1~3分钟。

中封穴：正坐，把右脚放在左腿上，左手掌从脚后跟处握住，四指放在脚后跟，拇指位于脚内踝外侧，拇指所在的位置就是这个穴位，用拇指的指腹按揉这个穴位，有酸、胀、痛的感觉。两侧穴位，先左后右，每次按揉3~5分钟。

命门穴：正坐，伸两手至背腰后，拇指在前，四指在后。左手中指指腹所在位置的穴位即是。双手中指同时出力揉按穴位，有酸、胀，疼痛的感觉。每次左右手中指在下各揉按3~5分钟，先左后右。

➤ 特效一：关元穴

功能主治

关元穴	此穴具有培肾固本、调气回阳之功效
属任脉穴位	主治阳痿、早泄、月经失调、崩漏、带下、不孕、子宫脱垂、经闭、遗精、全身衰弱等症
	长期按压此穴，对腹泻、腹痛、痢疾、小便不利、尿闭、尿路感染、尿路结石、肾炎等病症，会有较好的调理保健功效

标准取穴

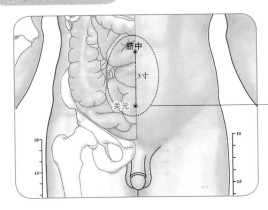

人体关元穴位于下腹部，前正中线上，当脐中下3寸。

◇ 配伍治病

中风脱证：
关元穴配气海穴、肾俞穴和神阙穴
虚劳、里急、腹痛：
关元穴配足三里穴、脾俞穴和公孙穴
功用：
募集小肠经气血，传导任脉水湿

取穴技巧及按摩手法

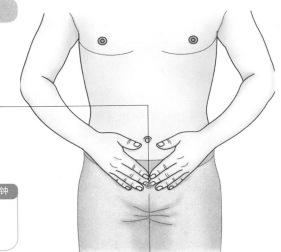

正坐，双手置于小腹，掌心朝下，左手中指指腹所在位置的穴位即是。

程度	指法	时间/分钟
重	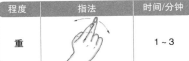	1～3

➤ 特效二：中封穴

功能主治

中封穴	长期按摩此穴，对治疗疝气、阴茎疼痛、遗精、小便不利、尿路结石、黄疸、胸腹胀满、腰痛、足冷、内踝肿痛等有很好的帮助
属足厥阴肝经穴位	配胆俞穴、阳陵泉穴、太冲穴、内庭穴，可泄热疏肝，治疗黄疸、疟疾
	配足三里穴、阴廉穴，治疗阴缩入腹、阴茎痛、遗精、淋症、小便不利
	配解溪穴、昆仑穴，可活血消肿，治疗内踝肿痛

标准取穴

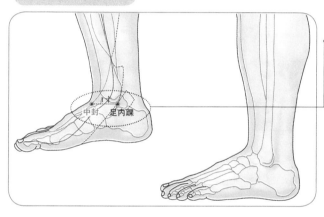

该穴位于人体的足背侧，足内踝前1寸处。

◇ 配伍治病

黄疸、疟疾：
中封穴配胆俞穴、阳陵泉穴
和太冲穴
阴茎痛、遗精：
中封穴配足三里穴和阴廉穴
功用：
息风化气

取穴技巧及按摩手法

正坐，将右脚置于左腿上，左手掌从脚后跟处握住，四指在脚后跟，拇指位于足内踝内侧，拇指的位置即是。

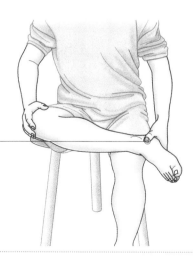

程度	指法	时间/分钟
重		3～5

▶追加一：命门穴

命，人的根本；门，出入的门户；"命门"指人体脊骨中的高温高压阴性水液由此穴外输督脉。按摩此穴对肾气不足、精力衰退，有固本培元的作用，对腰痛、腰扭伤、坐骨神经痛有明显疗效；经常按摩此穴能治疗五更泄泻、月经失调、头痛、耳鸣、肾结石、膀胱炎、四肢冷等疾患。长期按压此穴，还能治小儿遗尿。

标准取穴

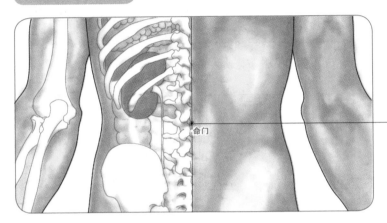

命门

在第2腰椎棘突下(两侧肋弓下缘、连线中点，一般与肚脐正中相对)即肚脐正后方处即是。

取穴技巧及按摩手法

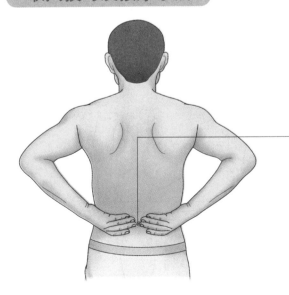

◇ **这些症状也有效**

◎ 阳痿　　◎ 早泄
◎ 滑精

正坐，伸两手至背腰后，拇指在前，四指在后。左手中指指腹所在位置的穴位即是。

程度	指法	时间/分钟
重		3~5

月经失调

按摩太溪穴、滑肉门穴，调理月经好帮手

月经失调是指由于卵巢功能不正常所引起的月经周期超前或延迟，行经日期的紊乱、或者经量过多或过少。如果出现月经失调，应当及时治疗，不能忽视。

● 专家诊断

◆ 中西疗法

月经是女性正常的生理现象，但是由于受到环境影响、女性健康状况和其他疾病的影响，会出现月经失调的现象。因此，在治疗时应了解病因，进行妇科检查，针对病因进行针对性的治疗。

（一）血热：月经提前，经量较多，颜色鲜红，口干，便秘，舌质红，脉弦数，宜清热凉血。生地25克，当归、黄芩、白芍、荆芥各15克，川芎5克，煎汤服用。

加减法：经量过多者，可以增加旱莲草、藕节各25克，生蒲黄（包）、生地榆各15克。经期延长、淋漓不止者，可以加乌贼骨25克，乌梅炭15克，牡蛎50克（先煎）。

（二）虚热：月经提前，经量较少，颜色淡，头晕，耳鸣，腰酸，舌红或光，脉细数，宜养阴清热。生地、熟地各25克，地骨皮20克，白芍、云参、当归各15克，川芎5克，煎汤服。

（三）虚寒：经期延后，经量少，颜色暗淡，怕冷，舌苔发白，脉沉迟，宜养血温经。益母草、熟地各25克，白芍、香附、当归各15克，川芎7.5克，艾叶、肉桂（后下）各5克。

加减法：经量过少者加仙灵脾15克，巴戟肉或仙茅15克，红花7.5克。

中药推荐		
	血热：固经丸，每日15克，分2次服	
	虚热：知柏八味丸，每日15克，分2次服	
	虚寒：艾附暖宫丸，每日15克，分2次服。或当归片，每次5片，每日3次	
	月经失调	珍珠菜根50克，加酒、糖适量，水煎服
		野菊花根100克，加红糖适量，水煎服
		益母草50克，超前者加旱莲草、黄花蒿各20克，延后者加艾叶5克、茜草20克，水煎服

中药推荐	月经过多	旱莲草25~50克，水煎服
		鸡冠花25克，土牛膝、万年青根各50克，水煎服
		陈棕炭30克，地锦草、紫珠草各15克，水煎服
西药推荐		内分泌周期治疗：在月经的第5天开始，每晚服己烯雌酚1毫克，连服20天，最后5天，每天加黄体酮10毫克，肌肉注射。 在治疗完毕后3~5天月经来潮。可连续进行3个周期。必要时可用复方炔诺酮治疗或复方甲地孕酮，服法是在月经的第5天起，每晚服1片，共服20天
		月经量多，可以在行经时，注射丙酸睾酮25毫克，每日1次，连续2~3天。经量减少后可减为3天注射一针，1个月内总量不得超过250毫克
		子宫收缩剂：益母流浸膏，每日3次，每次3毫升
		止血药：仙鹤草素，肌肉注射，每次5毫升

● 经穴疗法

◆ 特效穴位　太溪穴　滑肉门穴

太溪穴：正坐垂足，抬起一只脚放在另一只脚的膝盖上，用同侧的手轻握脚，四指放在脚背上，拇指弯曲，从上往下刮按，有胀痛感（注意，不要用力过度，尤其孕妇更要特别小心用力）。左右脚上的穴位，每天早晚各刮按1~3分钟。

滑肉门穴：仰卧或正坐，举起双手，掌心向下，放置在肚脐上1寸，旁开2寸的部位，用食指、中指、无名指的指腹垂直下按，因为此处肉厚，所以要稍微用些力，再向外拉，用力揉按，有酸、胀、痛的感觉。早晚各按揉1次，每次按揉1~3分钟。

◆ 追加穴位　血海穴　三阴交穴　中极穴　阴廉穴

血海穴：正坐，跷起左足，放在右脚的膝腿上，用右手掌按住左膝，食指、中指等四指放在膝上，拇指放在膝盖内侧上方，拇指弯曲，用拇指的指尖按揉穴位，有胀、酸、微痛的感觉。每天早晚各按揉1次，每次大约按揉3~5分钟。

三阴交穴：正坐，抬起一只脚，放置在另一条腿上，一只手的拇指除外，其余四指轻轻握住内踝尖，拇指弯曲，用指尖垂直按压胫骨后缘，会有强烈的酸痛感。每天早晚各按1次，每次大约揉按1~3分钟。注意：孕妇禁按此穴位。

中极穴：正坐，双手置于小腹，掌心朝下，左手中指指腹所在位置的穴位即是。以左手中指指腹按压穴位，另一手中指指腹按压左手中指指甲上，同时用力揉按穴位，有酸胀的感觉。每次左右手中指在下，各揉按1~3分钟。

阴廉穴：正立，两手叉着腿部，掌心向着腿，四指并拢平贴于小腹部，小指刚好在腿根部，拇指位于腿外侧，无名指指尖所在的位置即是。四指并拢由下往上揉按，有特殊胀、酸、痛的感觉。每次左右各按揉3~5分钟，先左后右，或两侧同时揉按。

治未病 早预防

（一）根据个人生物钟，依季节和气候建立规律的生活节律，保证足够的睡眠，维持精神心理平衡。

（二）定期查体和及时诊治疾病非常重要，目的是防治雌激素缺乏和衰老性疾病，以及一系列的妇科疾病，做到早发现、早治疗。

（三）忌酒，戒烟，控制茶、咖啡量的摄入量，忌食辛辣刺激性食物。

（四）多食用谷物、蔬菜和水果，严格控制动物蛋白和脂肪的摄入，每天饮用新鲜牛奶，定量补充维生素A、维生素C、维生素D、维生素E、叶酸、烟酸和矿物质（钙、镁、磷、铁、锌、钠、钾和碘）。

32

➤ 特效一：太溪穴

功能主治

太溪穴

属足少阴肾经穴位

有益肾、清热、健腰膝、调节内脏之功效，主治肾炎、膀胱炎、月经失调、遗尿、遗精、神经衰弱、腰痛、足底痛等病症

用刮按法治疗男性前列腺疾病及妇女性宫疾病有特效

常按揉此穴，对咽喉肿痛、耳鸣、失眠，脱发等，都有很好的保健调理作用

标准取穴

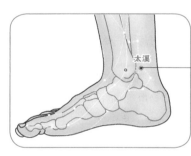

太溪穴位于足内侧，内踝后方与脚跟骨筋腱之间的凹陷处。

◇ 配伍治病

热病烦心，足寒清：
太溪穴配然谷穴
肾胀：
太溪穴配肾俞穴
心痛如锥刺：
太溪穴配支沟穴、然谷穴
功用：
清热益气

取穴技巧及按摩手法

正坐，抬一足置于另一足膝盖上。用对侧手轻握，四指置放脚背，弯曲拇指按压内踝后方与脚跟骨筋腱之间的凹陷处即是。

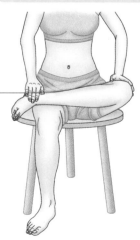

程度	指法	时间/分钟
轻		1～3

▶ 特效二：滑肉门穴

功能主治

滑肉门穴

属足阳明胃经穴位

- 此穴主治吐舌、舌强、重舌等疾病
- 对健美减肥具有很好的效果
- 坚持长期按压，对慢性胃肠病、呕吐、胃出血、月经失调、不孕症、肠套叠、脱肛等病症，会有很好的调理保健功效
- 配伍足三里穴，对胃病有不错的疗效

标准取穴

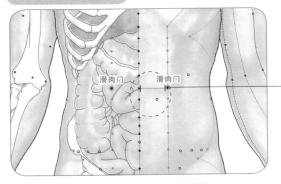

人体的上腹部，当脐中上1寸，距前正中线2寸处即是。

◇ 配伍治病

胃痛：
滑肉门穴配足三里穴
功用：
健美减肥、润滑脾胃

取穴技巧及按摩手法

仰卧或正坐，拇指与小指弯曲，中间三指伸直并拢，手指朝下，以食指第1关节贴于肚脐之上，则无名指第2关节所在位置即是该穴。

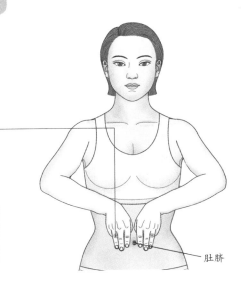

肚脐

程度	指法	时间/分钟
重		1~3

32

➤追加一：血海穴

　　属足太阴脾经穴位。此穴是人体脾血的归聚之处，具有祛淤血和生新血的功能，能清血利湿，可治疗月经失调、崩漏、闭经等症，对荨麻疹也有一定疗效。

标准取穴

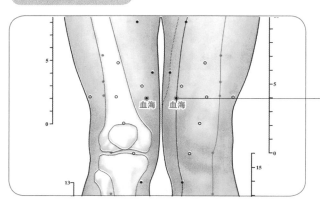

　　屈膝，在大腿内侧，髌底内侧端上2寸，股四头肌内侧头的隆起处。

取穴技巧及按摩手法

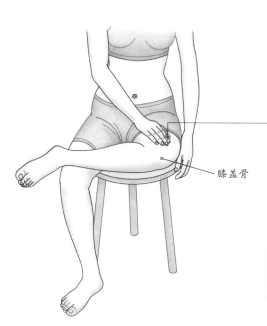

膝盖骨

◇ 这些症状也有效

◎ 荨麻疹　　　◎ 丹毒
◎ 膝痛

　　正坐，跷左足置放在右腿膝上，将右手拇指以外的四指并拢，小指尖置于膝盖骨内侧的上角，则食指指腹所在位置即是该穴。

程度	指法	时间/分钟
适度		3～5

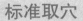
追加二：三阴交穴

　　属足太阴脾经穴位，此穴是妇科主穴，对妇科疾病疗效卓著，主治子宫出血、月经失调、痛经带下、不孕、崩漏、闭经等症，对男性疾病也有一定疗效。

标准取穴

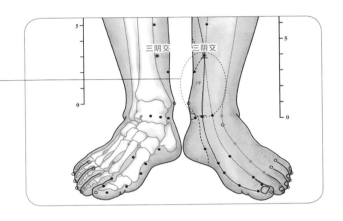

　　小腿内侧，足内踝尖上3寸，胫骨内侧缘后方。

取穴技巧及按摩手法

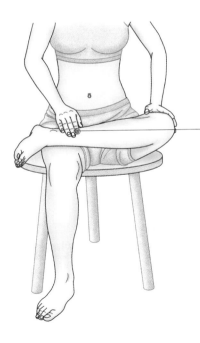

◇ 这些症状也有效

◎ 阳痿　　◎ 妇科疾病
◎ 腹泻　　◎ 神经衰弱

　　正坐，抬脚置另一腿上，以另一侧手除拇指外的四指并拢伸直，并将小指置于足内踝上缘处，则食指下，踝尖正上方胫骨边缘凹陷处即是该穴。

程度	指法	时间/分钟
轻		1~3

➤追加三：中极穴

中，与外相对，这里指穴内；极，屋的顶部横梁；"中极"的意思是指任脉气血在此达到了天部中的最高点。按摩这个穴位，有助气化、调胞宫、利湿热的作用，能治疗阳痿、月经失调、痛经、带下、子宫脱垂、产后恶露不止、水肿等病症。配关元、三阴交、阴陵泉，有化气行水的作用，能治疗尿潴留、淋症；配气海穴、关元穴，有调养肝脾、调理冲任的作用，能治疗白带、滑精。

标准取穴

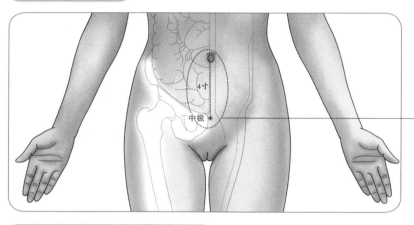

中极穴位于下腹部，前正中线上，当脐中下4寸。

取穴技巧及按摩手法

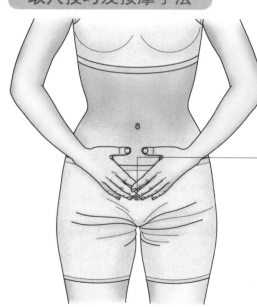

◇ 这些症状也有效

◎ 疝气	◎ 女性不孕
◎ 崩漏	◎ 阴痛
◎ 阴痒	◎ 子宫脱垂

正坐，双手置于小腹，掌心朝下，左手中指指腹所在位置的穴位即是。

程度	指法	时间/分钟
重		1~3

➤追加四：阴廉穴

阴，阴性水湿的意思；廉，收廉的意思；"阴廉"的意思是指肝经的水湿风气在此处穴位散热吸湿冷缩。经常按摩此穴位，有调经止带、通利下焦的作用。按摩这个穴位可以治疗生殖系统的疾病，对月经失调、赤白带下、阴部瘙痒、阴肿、痛经等病症，有改善、调理、医治、保健作用。长期按摩此穴位对少腹疼痛、腰腿疼痛、下肢痉挛等疾患，具有明显疗效。

标准取穴

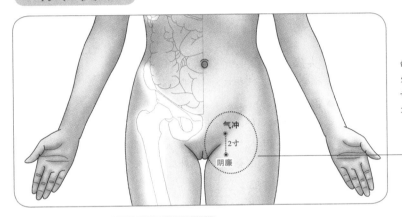

该穴位于人体的大腿内侧，当气冲穴直下2寸，大腿根部，耻骨结节的下方，长收肌的外缘。

气冲
2寸
阴廉

取穴技巧及按摩手法

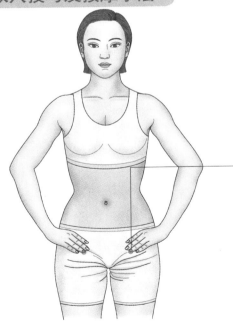

◇ 这些症状也有效

◎ 女性不孕	◎ 男性不育
◎ 膀胱炎	◎ 膀胱结石

正立，两手叉着腿部，掌心向着腿，四指并拢平贴于小腹部，小指刚好在腿根部，拇指位于腿外侧，无名指指尖所在的位置即是。

程度	指法	时间/分钟
重		3~5

32

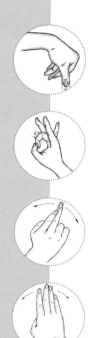

本章看点

● 头痛

　　按摩头维穴、飞扬穴，祛除疼痛，神采飞扬

● 眩晕

　　按摩五处穴、解溪穴，保持头脑清醒

● 神经衰弱

　　按摩消泺穴、百会穴，让精神振奋起来

● 面神经瘫痪

　　按摩悬颅穴、丝竹空穴，让面部表情更丰富

● 癫痫

　　按摩筑宾穴、长强穴，止住羊痫风

● 坐骨神经痛

　　按摩承扶穴、风市穴，让你坐立自如

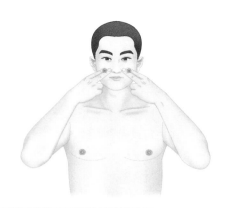

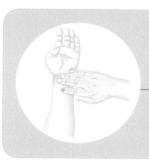

第七章
神经系统疾病

　　神经与经络关系密切，经络穴位疗法可以说是治疗神经疼痛最好的方法。像头痛、眩晕、癫痫、神经痛等，都可以通过穴位按摩得到迅速缓解。

头痛

按摩头维穴、飞扬穴，祛除头痛，神采飞扬

头痛是临床上常见的症状之一，引起头痛的原因很多，其中有些是严重的致命疾患。在进行病因诊断时，往往十分困难。

● **专家诊断**

◆ **症状简介**

（一）头部疾病

1. 脑实质疾病：如颅内肿瘤、脑震荡、流行性乙型脑炎等。

2. 脑血管疾病：如脑出血、蛛网膜下腔出血、脑血管硬化等。

3. 脑膜疾病：如化脓性脑膜炎、结核性脑膜炎、流行性脑脊髓膜炎等。

4. 颅内肿物及颅内压增高：包括颅内肿瘤、脑脓肿、颅内血肿、脑寄生虫等。

（二）五官疾病

1. 眼部疾病：如散光、青光眼、远视和虹膜睫状体炎。

2. 耳部疾病：如中耳炎、乳突炎。

3. 鼻部疾病：如鼻炎、鼻窦炎。

4. 咽部疾病：如咽炎、扁桃体炎。

（三）全身性疾病

1. 传染病：如疟疾、血吸虫病。

2. 心血管疾病：如高血压、动脉硬化。

3. 精神神经系疾病：如神经衰弱、偏头痛、癔病、癫痫等。

（四）了解病情

1. 头痛发生的时间

高血压病的头痛时间往往在晨间；颅内肿瘤和副鼻窦炎的头痛时间一般在上午时比较剧烈；眼部疾病所导致的头痛，常常在下午或晚上发生，或者经常发生在看书后。

2. 疼痛的部位

（1）前额头痛：常见于眼、鼻、咽部疾病，以及贫血和发热性疾病。

（2）顶部头痛：常见于神经衰弱等。

（3）侧部头痛：常见于耳部疾病、偏头痛以及癔病等。

（4）枕部头痛：常见于脑膜炎、高血压、尿毒症、癫痫和蛛网膜下腔出血等。

（5）全部头痛或位置不固定的头痛：多见于脑震荡、动脉硬化、脑炎、神经衰弱等。

3. 疼痛的程度：脑膜炎常常会导致剧烈的头痛；颅内肿瘤、副鼻窦炎和眼部疾病会导致中等程度的头痛。

4. 头痛伴随的症状

（1）失眠：神经衰弱、脑膜炎所引起的头痛都会影响到睡眠；颅内肿瘤、副鼻窦炎所引起的头痛一般不影响睡眠。

（2）恶心呕吐：流行性脑脊髓膜炎、流行性乙型脑炎、颅内肿瘤等可有呕吐而无恶心；偏头痛时常可伴有恶心呕吐；鼻部和眼部的疾病引起的头痛很少引起呕吐。

（3）视力减退：眼部疾病一般都引起视力减退，颅内肿瘤也可导致视力减退现象。

（4）耳鼻流脓：耳、鼻部疾病的可能性最大。

（五）体格检查

1. 体温增高：常见于发热性疾病和传染病，如伤寒、疟疾、流行性脑脊髓膜炎、流行性乙型脑炎等。

2. 心脏检查：高血压病可有左心扩大及心尖区柔软吹风样收缩。

3. 神经系统检查：流行性脑脊髓膜炎、流行性乙型脑炎等可出现抬头试验、抬腿试验和划足底试验阳性。

4. 血压测定：血压增高常见于高血压病及肾性高血压；血压偏低常可见于贫血和重型流行性乙型脑炎。

5. 视力检查：在远视和散光时，可以发现视力不正常。

6. 鼻部检查：副鼻窦炎和乳突炎时，常有局部压痛，副鼻窦炎可发现鼻腔流脓。

7. 耳部检查：中耳炎时，可有外耳道流脓，有鼓膜穿孔现象。

8. 咽部检查：扁桃体炎时，可见扁桃体肿大，表面有白色分泌物。

症状分析	流行性乙型脑炎	多发于夏、秋季节，可有发热，头痛，喷射式呕吐，随着病情发展，出现烦躁、昏迷、抽搐，颈有抵抗
	脑震荡后遗症	受伤后，有数分钟意识丧失，患者清醒后出现头晕、头痛等症状，可达数月或数年，常无明显体征。发现颅内肿瘤、脑脓肿、脑血肿，头痛呈持续性，逐渐加剧，可伴有喷射式呕吐，视力逐渐减退，可出现复视、面部麻木、面神经麻痹等，眼底检查可发现视神经乳头水肿
	流行性脑脊髓膜炎	多发于冬、春季节，起病急，高热，剧烈头痛，喷射式呕吐，很快进入昏迷，颈有抵抗，抬腿试验、划足底试验阳性，胸腹部散在出血点，严重者可出现全身性淤斑

33

症状分析	化脓性脑膜炎	一年四季均可发生，发热，头痛，呕吐，常有大叶性肺炎或中耳炎史。颈有抵抗，抬腿试验、划足底试验阳性
	结核性脑膜炎	一年四季均可发生，发热，头痛，呕吐，常有肺结核史。病程长，发展到晚期会出现昏迷，颈有抵抗，抬腿试验、划足底试验阳性
	蛛网膜下腔出血	一年四季均可发生，有高血压史。头痛，呕吐，一般无发热，昏迷不多见，脑脊液呈血性
	脑动脉硬化	多见于老年，头晕，头痛，或有暂时性昏厥，神志呆滞，记忆力与智力减退
	青光眼	眼痛，头痛，视力减退，看灯周围有色彩圈，可出现恶心呕吐，慢性者起病缓，可无临床表现，眼压增高，角膜水肿，瞳孔扩大呈椭圆形
	虹膜睫状体炎	眼痛，怕光，流泪，视力减退，越近角膜充血越重，颜色紫红，瞳孔缩小，不能对光反射
	慢性单纯性鼻炎	鼻塞流涕，两侧鼻塞或左右交替，多为间歇性，常于平卧时加重，可有嗅觉减退
	急慢性中耳炎	阵发性疼痛，感染严重者可剧烈疼痛，有跳动感，可有发热，慢性者可长期间歇性流脓，外耳道有脓液流出，耳镜检查可发现鼓膜充血或穿孔，咽部干痛，鼻黏膜充血
	慢性副鼻窦炎	鼻塞，流大量鼻涕，嗅觉不灵，头胀，头晕，头部隐痛，鼻腔有脓涕，有时咽后壁亦有鼻涕黏附，鼻旁窦区有压痛感
	偏头痛	阵发性一侧头痛，剧烈时伴呕吐，吐后头痛反见减轻。不发作时与正常人一样，中年以后可能停止发作，无阳性体征，发现高血压、癫病、神经衰弱、癫痫症状
	扁桃体炎	咽喉疼痛，伴发热，畏寒，关节酸痛，扁桃体肿大充血，可有白色分泌物

◆ 中西疗法

（一）中医辨证施治

1. 外感头痛：头痛发热，咽痛或扁桃体肿大，或有呕吐，苔薄脉数，宜清热祛邪。连翘25克，板蓝根、大青叶、拳参各50克，川芎茶调散15克，水煎服，每日1剂。

加减法：鼻流脓涕加苍耳子15克，辛夷15克。

2. 肾虚头痛：眼花，耳鸣，头晕，腰背酸痛，苔薄脉细弦，宜养阴补肾。熟地、党参、山药、杜仲、枸杞子、当归各15克，山茱萸10克，水煎服，每日1剂。

3. 肝阳头痛：烦躁，易怒，头痛，失眠，苔薄脉弦，宜平肝息风。龙胆草、黄芩各15克，钩藤（后入）、夏枯草各20克，牡蛎（先煎）、磁石（先煎）

各50克，川芎7.5克，水煎服，每日1剂。

（二）按摩疗法

1. 抹太阳穴至风池穴，左右各30～50次，然后拿风池穴、肩井穴（刺激较强）20～30次，最后重复抹印堂穴经攒竹穴、鱼腰穴至太阳穴10次，每日治疗1~2次。

2. 先按印堂穴、攒竹穴、阳白穴、头维穴，以酸胀为度。接着用抹法，印堂穴至神庭穴、印堂穴至太阳各20～30次。

中药推荐	内服1：川芎、白芷各15克，煎服或研末吹鼻
	内服2：全蝎5克，蜈蚣3条，地龙15克，焙干，研末吞服，每次5克，每日3次
西药推荐	内服1：复方阿司匹林或氨非咖，每次1片，每日3次。用于一般性头痛
	内服2：盐酸异丙嗪，每次25毫克，每日3次，有轻微头痛时可以选用
	注谢1：盐酸哌替啶，每次100毫克，每日2次，主要用于剧烈疼痛，在一般性止痛药无效时使用。或用50～100毫克，进行肌肉注射
	注谢2：酒石酸麦角胺，每次1～2毫克，每日3次，对偏头痛效果较好，可以防止偏头痛的发作

● 经穴疗法

◆ 特效穴位　头维穴　飞扬穴

头维穴：正坐，仰靠或仰卧，食指与中指并拢，中指指腹位于头侧部前发际额角发际处，用食指指腹按压所在之处，有酸胀感。在瞬间吐尽空气的同时，用双手拇指指腹强压穴位，每秒钟按压1次，如此重复10～20次。

飞扬穴：正坐，垂足，膝盖稍微向内倾斜，一只手的食指和中指并拢，其他手指弯曲，用食指和中指的指腹顺着跟腱外侧的骨头向上摸，在小腿肌肉的边缘即是穴位，用同样的方法找到另一侧的穴位。分别用食指和中指的指腹按揉左右两侧穴位，每次按揉1～3分钟。

◆ 追加穴位　天柱穴　足临泣穴　前顶穴

天柱穴：正坐，双手举起，抬肘，掌心朝前，向着后头部；指尖朝上，用拇指的指腹，从下而上按进颈后枕骨下，大筋外两侧凹陷处，有酸痛、胀、麻的感觉；由下往上轻轻用力按揉两侧穴位，每次按揉1～3分钟。

足临泣穴：正坐，垂足，抬左足跷置于坐椅上，伸左手，轻握左脚趾，四指在下，弯曲拇指，用指甲垂直轻轻掐按穴位即是。用拇指指腹揉按穴位，有酸、胀、痛的感觉。每次左右各揉按1~3分钟，先左后右。

前顶穴：正坐，举双手过头，掌心朝下，手掌放松，自然弯曲，指尖下垂，约成瓢状。中指指尖触碰处所在穴位即是。先左手中指按压在穴位上，右手中指按在左手中指指甲上，双手中指交叠，同时向下用力揉按穴位，有酸胀，刺痛的感觉。每次各揉按1~3分钟。

治未病 早预防

（一）经常进行头部按摩，或者每天早上坚持用梳子梳头，注意要按照由下而上的顺序进行梳理，一方面可以疏通头部经络中的气血，另一方面也可以疏散局部的热邪，以达到清热止痛的作用。

（二）出现持续头痛，相应的治疗不能缓解，应尽早去医院做头部CT检查，看看是不是有肿瘤等恶性病变，以便尽早采用综合方法及时治疗。

（三）在气候多变无常的季节时，要适应天气的变化随时添加衣服，避免受风受寒，以免诱发或加重头痛。

（四）忌睡眠过多，以免睡醒后反而出现头痛症状，但同时应保证充足的睡眠。

➤ 特效一：头维穴

功能主治

头维穴

属足阳明胃经穴位

经常按摩此穴，可以治疗寒热头痛、目痛多泪、喘逆烦满、呕吐流汗、迎风泪出、目视不明等疾病

对偏头痛、前额神经痛、血管性头痛、精神分裂症、面神经麻痹、中风后遗症、高血压、结膜炎、视力减退等，均具有一定疗效

配大陵穴，治疗头痛、目痛；配攒竹穴、丝竹空穴，治疗眼睑跳动；配临泣穴、风池穴，治疗迎风流泪；配角孙穴、百会穴，治疗血管性头痛；配后溪穴、太冲穴、涌泉穴，治疗精神分裂症

标准取穴

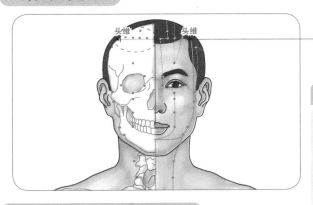

头侧部，当额角发际上0.5寸，头正中线旁4.5寸处。

◇ 配伍治病

头痛：
头维穴配合谷穴
目眩：
头维穴配太冲穴
功用：
通络止痛

取穴技巧及按摩手法

正坐或仰靠、仰卧，食指与中指并拢，中指指腹位于头侧部前发际额角处，食指指腹所在处即是。

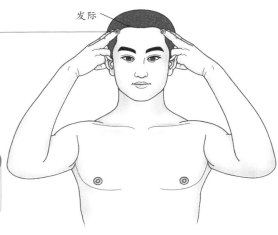

发际

程度	指法	时间/秒
重		10 ~ 20

33

➤ 特效二：飞扬穴

功能主治

飞扬穴

属足太阳膀胱经穴位

- 按摩此穴，具有清热安神、舒筋活络之功效
- 长期按摩此处，可治疗头痛目眩、腰腿疼痛、痔疮等疾病
- 此穴对治疗风湿性关节炎、癫痫也具有重要意义
- 用力敲打此穴，还可缓解体内上火、流鼻涕、鼻塞等症状

标准取穴

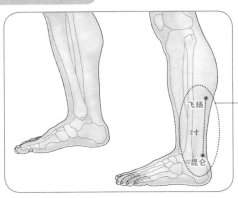

小腿后面，外踝后，昆仑穴直上7寸。

◇ 配伍治病

腿痛：
飞扬穴配委中穴
功用：
清热安神、舒筋活络

取穴技巧及按摩手法

正坐垂足，稍稍将膝盖向内倾斜，一手食指、中指两指并拢，其他手指弯曲，以食指、中指两指指腹顺着跟腱外侧的骨头向上摸，小腿肌肉的边缘即是该穴。

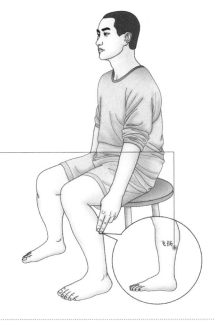

程度	指法	时间/分钟
适度		1～3

小穴位大疗效全书

➤追加一：天柱穴

本穴属足太阳膀胱经穴位。是治疗头部疾病的特效穴位。对头痛、颈项僵硬、肩背疼痛、血压亢进、脑出血、鼻塞等症状具有较好的理疗保健功效。常按还可增强记忆力。

标准取穴

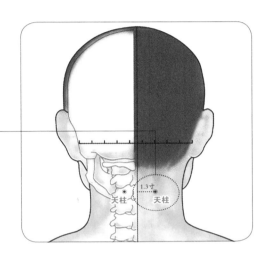

项部大筋(斜方肌)外缘之后发际凹陷中，约当后发际正中旁开1.3寸处即是。

取穴技巧及按摩手法

◇ 这些症状也有效

◎ 颈项僵硬　　◎ 血压亢进
◎ 脑出血　　　◎ 记忆力衰退
◎ 视神经萎缩

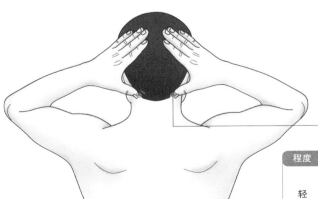

正坐，双手举起，抬肘，掌心朝前，向着后头部，指尖朝上，将拇指指腹置于后头骨正下方凹陷处，即大筋外两侧凹陷处，则拇指指腹所在的位置即是该穴。

程度	指法	时间/分钟
轻		1 ~ 3

33

▶追加二：足临泣穴

　　足，指穴位在足部；临，居高临下的意思；泣，眼泪；"足临泣"指胆经的水湿风气在此化雨冷降。此穴位对头痛、目外眦痛、目眩、瘰疬、胁肋痛、疟疾、中风偏瘫、痹痛不仁、足跗肿痛、胆经头痛、腰痛、肌肉痉挛、结膜炎、胆囊炎、中风、神经官能症等疾病，都具有良好的疗效。

标准取穴

位于足背外侧，第4趾关节的后方，小趾伸肌腱的外侧凹陷处。

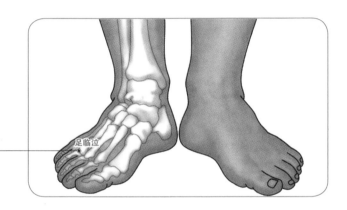

足临泣

取穴技巧及按摩手法

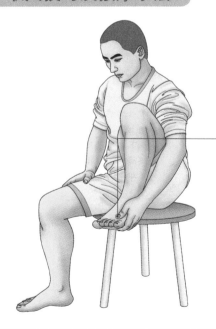

◇ 这些症状也有效

◎ 乳腺炎　　◎ 乳腺增生
◎ 颈淋巴结结核

　　正坐，垂足，抬左足跷置于坐椅上，伸左手，轻握左脚趾，四指在下，弯曲拇指，用指甲垂直轻轻掐按穴位即是。

程度	指法	时间/分钟
重		1 ~ 3

➤追加三：前顶穴

前，前部的意思；顶，顶撞；"前顶"的意思是指前面督脉的上行之气在此被顶撞而不能上行。长期按摩这个穴位，能够治疗癫痫、头晕、头顶痛、鼻渊、目赤肿痛等疾病。在现代中医临床中，经常利用这个穴位治疗高血压、鼻炎、中风后引起的偏瘫等疾病，所以坚持长期按压这个穴位，对这些疾病具有医治、调整、改善作用。

标准取穴

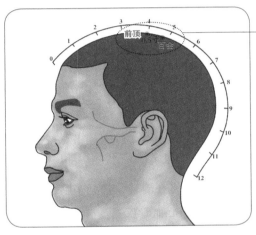

前顶穴位于人体的头部，当前发际正中直上3.6寸(百会穴前0.5寸)。

取穴技巧及按摩手法

◇ 这些症状也有效

◎ 偏头痛　　◎ 眩晕
◎ 小儿惊风　◎ 面部水肿

正坐，举双手过头，掌心朝下，手掌放松，自然弯曲，指尖下垂，约成瓢状。中指指尖触碰处所在穴位即是。

程度	指法	时间/分钟
轻	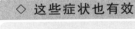	1～3

33

34 眩晕

按摩五处穴、解溪穴，保持头脑清醒

眩晕是目眩和头晕的总称，也就是感觉自身或外界的东西在旋转运动。眩晕通常会使人站立不稳、头昏眼花。

● 专家诊断

◆ 症状简介

（一）脑部疾病：颅内肿瘤、脑血栓等。

（二）心血管疾病：高血压、低血压、动脉硬化等。

（三）精神神经系统疾病：癔病、神经衰弱、癫痫等。

（四）耳部疾病：前庭神经炎、迷路炎、晕船、晕车等。

（三）详细询问以下各点。

1. 眩晕与环境的关系：长期生活在嘈杂的环境中，耳源性眩晕可能性最大；在坐船或乘车时发生眩晕，运动病的可能性较大。

2. 眩晕发生的情况：感觉到自身及周围环境在旋转，常见于脑部疾病；没有感觉外物及自身在旋转，只是站立不稳，常见于心血管疾病。

3. 眩晕伴有的症状：伴有恶心呕吐，眼球震颤，应考虑是耳源性眩晕；伴有口吐白沫，抽搐等，应考虑癫痫；情绪激动时头晕加重，应考虑是高血压或动脉硬化。

（四）体格检查：详细检查患者是否有高血压、贫血、眼球震颤、中耳炎或者其他疾病。

症状分析	迷路炎	常继发于中耳炎、乳突炎，发热，眩晕，呕吐，听力障碍，闭目难立，眼球震颤，乳突部可有压痛，晕车、晕船，恶心呕吐
	耳原性眩晕	突然发生眩晕，外界东西及自身感觉旋转，恶心呕吐，面色苍白，出汗，严重的会出现神志不清，眼球震颤
	白血病	头晕，乏力，发热，鼻、牙龈、胃肠道、皮下、脑等部位均可出血，周围血液中可找到幼稚细胞，白细胞明显增多，肝脾可见肿大

症状分析		
	颅内肿瘤	头痛，眩晕加剧，常伴顽固性呕吐，站立不稳眼球震颤，放射线有助于诊断高血压。头晕，头痛，头胀，心悸。在情绪激动后头晕加重，血压增高，心脏可向左扩大，心尖区可有收缩期杂音
	动脉硬化	头晕，头痛，记忆力减退，脉弦紧，眼底血管硬化变细
	缺铁性贫血	面色苍白，头晕目花，耳鸣，眼皮内及指甲血色变淡，红细胞及血红蛋白减少
	再生障碍性贫血	头晕，面色苍白，皮下出血，尿血，便血，红细胞、白细胞、血小板均减少
	神经衰弱	头晕，头痛，耳鸣，目花，记忆力差，注意力不集中，失眠；无明显阳性体征，癫痫发作时大叫一声，意识丧失，全身抽搐，口吐白沫，大小便失禁，发作后头晕头痛，精神疲倦，发作时瞳孔散大

◆ **中西疗法**

中医辨证施治。

1．肝阳眩晕：急躁，容易发脾气，头晕头痛，苔薄黄，脉弦数，宜平肝潜阳。天麻7.5克，嫩钩藤20克（后下），珍珠母50克（先煎），磁石50克（先煎），夜交藤25克，龙胆草5克，水煎服，每日1剂。

2．痰湿眩晕：头晕头重，胸闷恶心，舌苔白腻，脉象濡滑，宜祛痰化湿。焦白术、姜半夏、茯苓各15克，陈皮10克，白芷7.5克，水煎服，每日1剂。

加减法：心烦、口苦加竹茹10克，枳实15克；目赤、小便红，加黄柏15克。

3．血虚眩晕：面色苍白，耳鸣目花，苔薄舌质淡，宜补血安神。当归15克，丹参20克，五味子7.5克，柏子仁15克，夜交藤5克，水煎服，每日1剂。

西药推荐	镇静剂1：氯氮卓，每次10毫克，每日3次
	镇静剂2：三溴片，每次0.6～0.9克，每日3次
	镇静剂3：苯巴比妥，每次0.015～0.03克，每日3次
	内服1：茶苯海明，每次50毫克，每日3次
	内服2：氟桂利嗪，每次5～10毫克，每日2次
	内服3：盐酸异丙嗪或氯丙嗪，每次12.5～25毫克，每日3次
	注射1：山莨菪碱，每次10～20毫克，每日1次，静脉滴注

◉ 经穴疗法

◆ 特效穴位　五处穴　解溪穴

五处穴：伸出一只手，中间三指并拢，其他两指弯曲，手掌心朝向面部，无名指第1关节全入发际，放于发际之上正中处，那么食指的指尖所在之处就是这处穴位，用同样的方法找出另外一个穴位。以适当的力度，用食指的指腹按压穴位，左右两穴位每次按压1～3分钟。

解溪穴：正坐，一腿屈膝，脚放平，用同侧的手掌抚膝盖处，拇指在上、四指的指腹循胫骨直下至足腕处，在系鞋带处，两筋之间有一凹陷，用中指的指腹向内用力按压。每天早晚各按压1次，每次1～3分钟。

◆ 追加穴位　申脉穴　阳辅穴　眉冲穴

申脉穴：正坐，垂足，把要按摩的脚稍微向斜后方移动到身体的旁侧，脚跟抬起，用同侧的手，四指在下，掌心朝上，扶住脚跟底部，拇指弯曲，指腹放在外脚踝直下方的凹陷中，垂直按压有酸痛感。用拇指的指腹按揉穴位，左右两穴，每次各按揉1～3分钟。

阳辅穴：正坐，垂足，身体稍向前俯，左手掌心向前，四指在内，拇指在外，从脚跟上向前，抓住小腿的跟部，用拇指的指腹揉按穴位，有酸、胀、痛的感觉。先左后右，两侧穴位每次各揉按1～3分钟。

眉冲穴：双手中指伸直，其他手指弯曲，将中指指腹放于眉毛内侧边缘处，沿直线向上推，指腹入发际，则指尖所在的位置即是该穴。以中指指腹揉按穴位，每次左右各1～3分钟。

➤ 特效一：五处穴

功能主治

五处穴	按摩此穴，具有宁神止痛、活血通络之功效
属足太阳膀胱经穴位	长期按摩此处，可有效治疗头痛、眩晕、癫痫等疾病
	按摩此穴，还可迅速缓解小儿惊风的症状，帮助患儿及时得到救治
	配合谷穴、太冲穴，治疗头痛目眩；配率谷穴、行间穴，可平肝明目，也能治疗头痛目眩

标准取穴

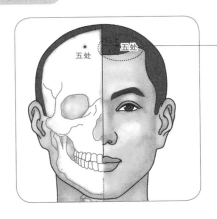

人体的头部，当前发际正中直上1寸，旁开1.5寸处即是。

◇ **配伍治病**

头痛、目眩：
五处穴配合谷穴、太冲穴
功用：
宁神止痛、活血通络

取穴技巧及按摩手法

一手中间三指并拢，其他两指弯曲，掌心向颜面，无名指第1关节全入发际，放于发际上正中处，则食指指尖所在的位置即是穴位。依此法找出另一穴。

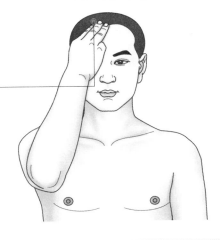

程度	指法	时间/分钟
适度		1～3

➤ 特效二：解溪穴

功能主治

解溪穴	主治牙痛、心烦、目赤，以其能引上焦郁热下行而解之
属足阳明胃经穴位	对头痛、眩晕、腹胀、便秘、脚踝痛、下肢痿痹、肾炎、肠炎、口痛及眼疾等病症，有很好的调理保健功效
	现代中医临床经常用解溪穴来治疗足下垂、神经性头痛、胃肠炎、踝关节及周围的软组织疾患

标准取穴

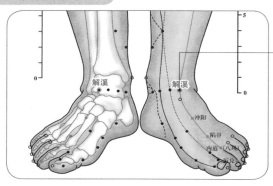

足背与小腿交界处的横纹中央凹陷处，当拇长伸肌腱与趾长伸肌腱之间。

取穴技巧及按摩手法

正坐，一腿屈膝，脚放平，用同侧的手掌抚膝盖处，拇指在上、四指指腹循胫骨直下至足腕处，在系鞋带处、两筋之间的凹陷即是该穴。

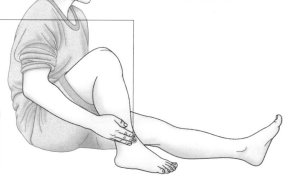

◇ 配伍治病

踝部痛：
解溪穴配昆仑穴、太溪穴
腹胀：
解溪穴配商丘穴、血海穴
功用：
通络祛火、消炎止痛

程度	指法	时间/分钟
重		1~3

➤追加一：申脉穴

属足太阳膀胱经穴位。按摩此处，具有活血通络、宁神止痛的功效，是对治头痛、眩晕、癫痫、腰腿酸痛、目赤肿痛、失眠等症状的特效穴位。

标准取穴

人体的足外侧部位，脚外踝中央下端1厘米凹处即是。

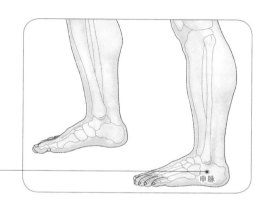

申脉

取穴技巧及按摩手法

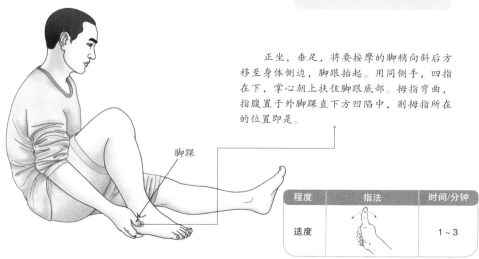

脚踝

◇ 这些症状也有效

◎ 头痛　◎ 失眠　◎ 癫痫
◎ 目赤肿痛　◎ 腰腿酸痛

正坐，垂足，将要按摩的脚稍向斜后方移至身体侧边，脚跟抬起。用同侧手，四指在下，掌心朝上扶住脚跟底部。拇指弯曲，指腹置于外脚踝直下方凹陷中，则拇指所在的位置即是。

程度	指法	时间/分钟
适度		1 ~ 3

34

➤追加二：阳辅穴

属足少阳胆经穴位。本穴是治疗腰痛的特效穴位，对腰肾功能不佳、关节疼痛、下肢水肿、痉挛、足癣等有良好疗效。此外，对治疗头痛目眩、高血压、神经痛等疾病也有良好的效果。

标准取穴

该穴位于人体的小腿外侧，当外踝尖上4寸，腓骨前缘稍前方。

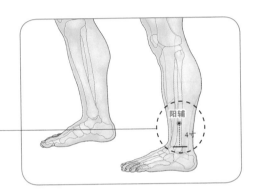

取穴技巧及按摩手法

◇ **这些症状也有效**

◎ 腰肾功能不佳　◎ 高血压
◎ 下肢水肿　　　◎ 足癣

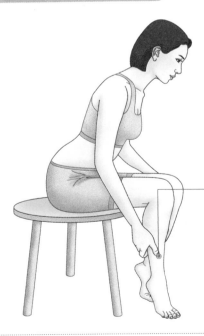

正坐，垂足，稍向前俯身，左手掌心向前，四指在内，拇指在外，由脚跟上向前，抓住小腿跟部，拇指指腹所在位置的穴位即是。

程度	指法	时间/分钟
重		1 ~ 3

➤追加三：眉冲穴

　　眉，也就是我们说的眉毛，色黑，在这里指的是穴内的气血物质为寒冷的水湿之气；冲，冲射的意思；"眉冲"的意思就是说来自膀胱经的气血在此穴位处吸热向上冲行。按摩眉冲穴，具有宁神通窍、止痛通络的作用；配太阳穴，可治疗头痛、眩晕。

标准取穴

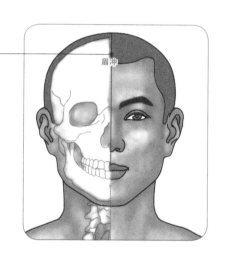

眉冲

　　人体的头部，攒竹穴直上入发际0.5寸，神庭穴与曲差穴连线之间即是。

取穴技巧及按摩手法

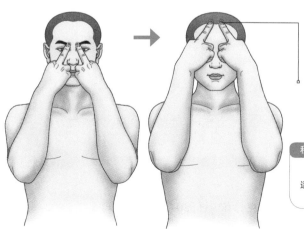

◇ 这些症状也有效

◎ 癫痫　　◎ 鼻塞

　　双手中指伸直，其他手指弯曲，将中指指腹放于眉毛内侧边缘处，沿直线向上推，指腹入发际，则指尖所在的位置即是该穴。

程度	指法	时间/分钟
适度		1~3

34

神经衰弱

按摩消泺穴、百会穴，让精神振奋起来

神经衰弱，多见于青年人和中年人，其表现主要为头痛、头晕、睡眠不好、记忆力减退，疲惫无力等等。神经衰弱的病因不明，但是通常认为，这是由于高级神经过度紧张后，神经活动处于相对疲乏的一种状态。

● **专家诊断**

◆ **症状简介**

（一）症状：本病出现的症状多种多样，大多数为主观而比较含糊的自述，可包括任何系统内的症状。

以上表现的各种症状，其中以头痛、头晕、睡眠质量不好、记忆力减退和神疲无力为最多见。

（二）在体格检查方面找不出任何与症状相应的阳性器质性体征确诊时，必须排除有关的各种器质性疾病所引起的神经衰弱综合征。

（三）应与颅内肿瘤、鼻窦炎、脑膜炎、偏头痛和屈光不正等器质性疾病鉴别，其特点是部位固定不变的头痛。而神经衰弱的头痛性质是胀痛，以两侧太阳穴较多，在疲劳时容易加重。

症状分析	神经系统：如头痛，头晕，脑涨，耳鸣，眼花，记忆力减退，思想分散不能集中，容易激动发脾气，工作或学习时提不起精神来，睡眠不好或整夜睡不着，白天就疲劳，腰酸背痛，脚软无力和全身各部分含糊不清的似有似无的感觉等
	循环系统：如心跳、气急、胸痛和出汗等，以这些症状为主的称心血管神经官能症
	消化系统：如胃口不好、胃部胀痛、嗳气、呕吐、胸闷、腹泻和便秘等，以这些症状为主的称胃肠神经官能症
	生殖系统：如阳痿、早泄和遗精等。以这些症状为主的称生殖系统神经官能症

◆ **中西疗法**

（一）失眠头晕

药方：甘草5~7.5克，知母7.5~15克，酸枣仁20~30克，川芎5~7.5克，每日1剂，水煎，分2次服。

第2次在临睡前服，效果较好。

（二）失眠、心悸、多梦、记忆力差

中成药：养血安神片，每日3次，每次4~6片。

中药推荐	内服1：酸枣仁15~25粒，炒至半生，捣碎，睡前1次顿服。超过1倍量，可发生中毒，故须慎用
	内服2：五味子7.5~15克，水煎，每日分2次服
	内服3：朱砂安神丸，每日2次，每次5~10克，在临睡前吞服
	内服4：远志10克，丹参15~25克，五味子7.5~15克，柏子仁15~25克，水煎服
西药推荐	入睡困难：用10%水合氯醛10毫升或安定5毫克
	梦多易醒：用异戊巴比妥0.1克或氯丙嗪5~50毫克
	有肝脏病者：可用甲苯喹唑酮0.1~0.2克，苯乙哌啶酮或盐酸异丙嗪25毫克，3种药任选1种。但不宜长期服用，以免引起不良副作用

● 经穴疗法

◆ 特效穴位　消泺穴　百会穴

消泺穴：正立，双手下垂，先把左手的手掌放在右手臂中间位置，再将右手掌放在左手臂中间位置，使两臂交叉于胸前，左右手四指向手臂施加压力，中指所在的部位就是这个穴位，双手交叉，一只手的掌心放在另一只手的手臂上，四指并拢，向穴位施加压力，一压一松。每天早晚分别按压两臂穴位，每次按压3~5分钟。

百会穴：正坐，举起双手，张开虎口，拇指的指尖碰触耳尖，手掌心向头，四指朝上，双手的中指在头顶正中相碰触，先将左手的中指按压在穴位上，再将右手的中指按在左手中指的指甲上，双手的中指交叠，同时向下用力揉按穴位，有酸、胀、刺痛的感觉。每次揉按1~3分钟。

◆ 追加穴位　小海穴

小海穴：伸臂屈肘向头，上臂与前臂约成90度。另一手轻握肘尖，拇指指腹所在的两骨间凹陷处即是该穴。以拇指指腹垂直触压揉按穴位，每次左右各揉按1~3分钟。

35

➤ 特效一：消泺穴

功能主治

消泺穴

属手少阳三焦经穴位

- 此穴具有降湿除浊、清热安神、活络止痛的作用
- 经常按摩，可有效治疗头痛、神经衰弱、颈项强痛、臂痛、牙痛、癫痫等疾患
- 按摩此穴还具有较好的美容减肥效果

标准取穴

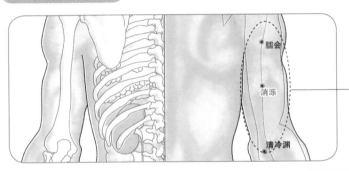

臑会

消泺

清冷渊

在臂外侧，当清冷渊穴与臑会穴连线中点处。

取穴技巧及按摩手法

正立，双手下垂，先用左手手掌置于右手臂中间位置，再将右手掌置于左手臂中间位置，使两臂交叉于胸前，左右手四指向手臂施压压力，中指所在的位置即是。

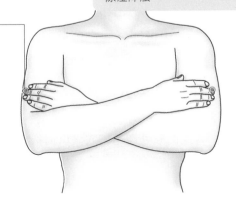

程度	指法	时间/分钟
重		3~5

◇ 配伍治病

肩臂痛、上肢不遂和肩周炎：
消泺穴配肩髎穴、肩髃穴、臑俞穴和清冷渊穴
功用：
除湿降浊

➤ 特效二：百会穴

功能主治

百会穴	有开窍宁神的功效，主治失眠、神经衰弱
属督脉穴位	有平肝息风的功效，主治头痛、眩晕、休克、高血压、中风失语、脑缺血、鼻孔闭塞
	有升阳固脱之功效，长期按压此穴，可治疗脱肛、子宫脱垂等症

标准取穴

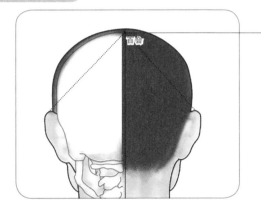

百会穴位于头部，当前发际正中直上5寸，或两耳尖连线中点处。

◇ 配伍治病

中风失音不能言语：
百会穴配天窗穴
小儿脱肛：
百会穴配长强穴和大肠俞穴
功用：
升阳举陷，益气固脱

取穴技巧及按摩手法

正坐，举双手，虎口张开，拇指指尖碰触耳尖，掌心向头，四指朝上。双手中指在头顶正中相碰触所在穴位即是。

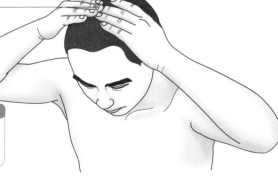

程度	指法	时间/分钟
轻	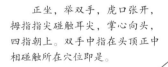	1~3

35

➤ 追加一：小海穴

　　小与大相对，主孝为阴；海，指穴内气血场覆盖的范围广阔如海。因为小肠与胃相连胃为水谷之海，又以六经为川，肠胃为海，此处穴位是小肠经脉气汇合之处，比喻小肠之海，气血场的范围极大，故名小海。长期按压此处穴位，对于肘臂痛，肩、肱、肘、臂等部位的肌肉痉挛，以及神经痛、头痛、眼睑充血，听觉麻痹，下腹痛、四肢无力等病症，都具有良好的调理和保健功能。现代中医临床中，多用于治疗神经衰弱、精神分裂症、舞蹈病等疾病。

标准取穴

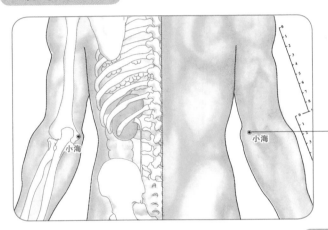

人体的肘内侧，当尺骨鹰嘴与肱骨内上髁之间凹陷处即是。

取穴技巧及按摩手法

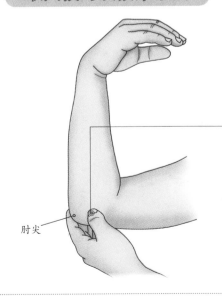

◇ 这些症状也有效

◎ 颊肿　　◎ 牙龈炎
◎ 咽喉炎　◎ 癫痫

伸臂屈肘向头，上臂与前臂约成90度。另一手轻握肘尖，拇指指腹所在的两骨间凹陷处即是该穴。

程度	指法	时间/分钟
适度		1～3

面神经麻痹

按摩悬颅穴、丝竹空穴，让面部表情更丰富

面神经麻痹，表现为面部肌肉运动出现障碍，患者很难或无法控制面部表情和动作。

● 专家诊断

◆ 症状简介

此病主要是其他疾病导致面神经受损而引起的，较为常见的原因是风湿或慢性中耳炎，有时，肿瘤、脑出血等也可引发本病。

症状分析	发病较为突然，患者清晨醒来，即发现一侧眼睑不能闭合，无法皱眉，眼角流泪
	面部肌肉出现松弛，鼻唇沟变浅或出现歪斜，口角向健康一侧歪斜，不能吹口哨，说话漏风，流口水，饮食不便
	疾病刚发作时，在耳下、耳后部等处有疼痛感
	因慢性中耳炎引起的面神经麻痹，还有耳部症状，如外耳道流脓等
	由脑部疾病引起的面神经麻痹，仅限于面部肌肉瘫痪，眼睑能闭合，能皱眉

◆ 中西疗法

（一）病因治疗

因风湿性疾病引起的，按风湿性治疗；如因慢性中耳炎引起的，可按风湿性治疗。先治疗病因，再用针灸治疗。

（二）中药治疗

制僵蚕、广地龙、制白附子各15克，全蝎粉5克（分2次吞），水煎服，每日1剂。

疗法推荐	按摩1：在患侧面部施揉法8~10分钟
	按摩2：重按下关穴、地仓穴、颊车穴、人中穴诸穴，以酸胀为度。麻木严重的患者，面部可加擦法
中药推荐	内服1：一枝黄花50克，加水煎，分2次服
	外敷1：鲜蓖麻子仁7个，捣烂，做成饼状，贴到与患侧相对的健康侧，注意药饼勿入眼内
	外敷2：活癞蛤蟆，剥皮去肉，用皮贴患侧
西药推荐	内服1：维生素$B_1$10毫克口服，每日3次。或维生素$B_1$100毫克肌肉注射，每日1次

● 经穴疗法

◆ 特效穴位 悬颅穴 丝竹空穴

悬颅穴：正坐，食指和中指并拢，掌心朝内，食指的指尖放在额角发际，中指所在的部位就是这个穴位，把食指和中指放在悬颅穴上轻轻按揉。左右穴位，每天早晚各按揉1次，每次按揉1~3分钟。

丝竹空穴：正坐，举起双手，四指的指尖朝上，手掌心向内，拇指的指腹向内，揉按两边眉毛外端凹陷处的穴位，有酸、胀、痛的感觉。左右两侧穴位，每天早晚各按揉1次，每次揉按1~3分钟。

◆ 追加穴位 瞳子髎穴 地仓穴 阳白穴

瞳子髎穴：正坐或者仰卧，两只手屈肘朝上，手肘弯曲并支撑在桌上，五指朝天，掌心向着自己，把两只手的拇指放在头部旁侧，两手的拇指相对用力，垂直揉按穴位，有酸、胀、痛感。左右两穴，每天早晚各揉按1次，每次揉按1~3分钟，或者两侧穴位同时揉按。

地仓穴：正坐或仰卧，轻闭口，举两手，用食指指甲垂直下压唇角外侧两旁即是。用食指指甲垂直下压口吻两旁穴位，稍用力掐揉，每次1~3分钟。

阳白穴：正坐、仰靠或者仰卧，两只手举起，两手肘的肘尖支撑在桌面上；轻轻握拳，手掌心向下，用拇指弯曲时的指节处，从内往外轻轻刮按穴位处，有一种特殊的酸痛感。左右两穴位，每天早晚各刮按1次，每次刮按1~3分钟，或者两侧穴位同时刮按。

➤ 特效一：悬颅穴

功能主治

悬颅穴

属足少阳胆经穴位

- 按压此穴，即可集中注意力
- 经常按摩，可以治疗偏头痛、面肿、面神经麻痹、目外眦痛、牙痛等疾病
- 配颔厌穴，治疗偏头痛；配曲池穴、合谷穴，治疗热病头痛；配丝竹空穴、太阳穴、风池穴，即可明目疏风；配人中穴，可通经消肿

标准取穴

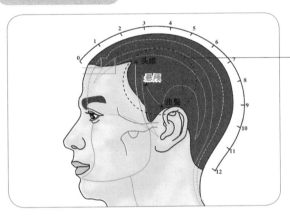

该穴位于人体的头部鬓发上，当头维穴与曲鬓穴弧形连线的中点处。

◇ 配伍治病

偏头痛：
悬颅穴配颔厌穴
热病头痛：
悬颅穴配曲池穴、合谷穴
功用：
降浊除湿

取穴技巧及按摩手法

正坐，将食指和中指并拢，掌心向内，食指指尖置于额角发际，中指所在位置的穴位即是。

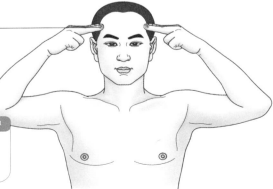

程度	指法	时间/分钟
轻	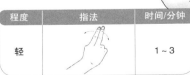	1~3

36

➤ 特效二：丝竹空穴

功能主治

丝竹空穴

属手少阳三焦经穴位

- 按摩此穴，可治疗各种头痛、头晕、目眩
- 对眼球充血、睫毛倒生、视物不明也有明显疗效
- 长期坚持按摩，可治疗面神经麻痹、牙齿疼痛、癫痫等病症

标准取穴

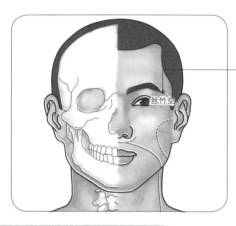

该穴位于人体的面部，眉梢凹陷处。

◇ 配伍治病

牙痛：
丝竹空穴配耳门穴
功用：
降浊除湿

取穴技巧及按摩手法

正坐，举双手，四指指尖朝上，掌心向内，拇指指腹，向内按两边眉毛外端凹陷之穴位即是。

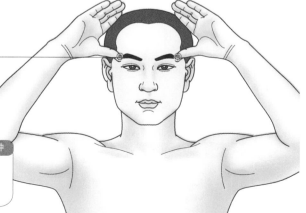

程度	指法	时间/分钟
轻	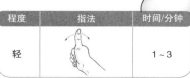	1～3

小穴位大疗效全书

▶追加一：瞳子髎穴

瞳子，指人体眼珠中的黑色部分，为肾水所主之处，这里指穴内物质为肾水特征的寒湿水气；髎，孔隙的意思。"瞳子髎"指穴外天部的寒湿水气在此穴位汇集后冷降归地。经常按摩这个穴位，几乎能治疗所有的眼部疾病，如目肿痛、角膜炎、屈光不正、青光眼等。

标准取穴

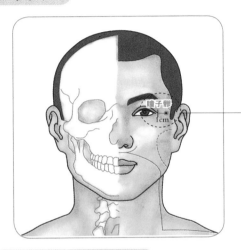

瞳子髎

1cm

该穴位于面部，眼睛外侧1厘米处。

取穴技巧及按摩手法

◇ 这些症状也有效

◎ 结膜炎　　◎ 眼睛胀痛

端坐，两手屈肘朝上，手肘弯曲、支撑桌上，五指朝天，掌心向着自己。两手拇指置于头部侧边，太阳穴斜下、前方，两拇指相对用力垂直按穴位即是。

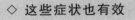

程度	指法	时间/分钟
重		1~3

36

▶追加二：地仓穴

地，脾胃之土的意思；仓，五谷存储聚散之所；"地仓穴"的意思就是指胃经地部的经水在此处聚散。这个穴位对面神经麻痹、面神经痉挛、疼痛有一定的疗效；经常按压这个穴位，能缓解口歪、流涎、三叉神经痛、眼睑跳动等症状；长期按压这个穴位，对口渴、失音，目昏等病症具有很好的调理保健功效。

标准取穴

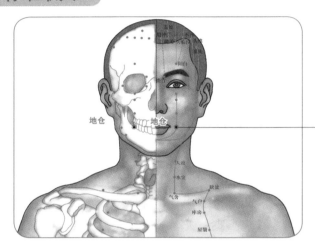

人体的面部，口角外侧，上直对瞳孔处。

取穴技巧及按摩手法

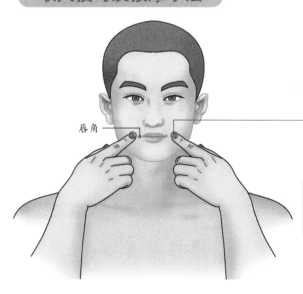

唇角

◇ 这些症状也有效

◎ 口噤不开　　◎ 流涎
◎ 牙痛

正坐或仰卧，轻闭口，举两手，用食指指甲垂直下压唇角外侧两旁即是。

程度	指法	时间/分钟
重		1～3

癫痫

按摩筑宾穴、长强穴，止住癫痫

癫痫，俗称"羊痫风"。当此病发作时，患者的主要表现为：突然性的意识丧失，全身出现抽搐症状。

● 专家诊断

◆ 症状简介

癫痫分为原发性和继发性两种。原发性癫痫的病因，目前尚无法阐明；而继发性癫痫，则常是由脑膜炎、脑炎、脑血管痉挛、低血糖、脑外伤和中毒等原因所引起。

症状分析	小发作	症状：患者突然瞪目直视、呆立或呆坐，如果手中有拿东西会掉落，面色苍白，无跌扑和抽搐
		发作时间：数秒钟即恢复正常
	大发作	症状：突然发作，有时会大叫一声，随即意识丧失，全身抽搐，咬牙，皮肤紫绀，口吐白沫或因舌、唇破而出现血沫，目赤，瞳孔扩大，大小便失禁
		发作时间：这样持续数分钟后进入昏睡，经过半小时以上，神志才慢慢清醒。醒后感头痛，精神疲倦，浑身疼痛不适，对发病时情况记忆不清

◆ 中西疗法

（一）急救处理

癫痫发作时，迅速让患者仰卧，不要垫枕头，把缠有纱布的舌压板（或牙刷把）垫在上下牙齿间，以防患者自己咬伤舌头，随即松开衣领，将患者的头偏向一侧，使口腔分泌物自行流出，防止口水误入气管，引起吸入性肺炎，同时，还要把患者的下颌托起，防止因窝脖使舌头堵塞气管。切记不要向患者口内放进任何东西，及时给患者安排医疗急救。

（二）中医辨证施治

1. 肝气郁结

适应证：目瞪直视、胸闷、头晕等症，宜疏肝理气。

药方：广陈皮7.5~15克，姜半夏10~15克，醋炒柴胡7.5~15克，生牡蛎25~50

克（先煎），钩藤15~25克（后下），水煎，每日分2次服。此方可在癫痫未发作时服。

2．实热痰多

适应证：口吐白沫，抽搐，苔黄腻，宜降火祛痰。

药方：黄芩15~20克，青礞石10~20克（先煎），生大黄7.5~10克（后下），沉香0.5~1.5克（研粉冲服），水煎，每日分2次服。

成药：用礞石滚痰丸，每次吞服15克，每日1次，连服1周。

中药推荐	内服1：朱砂、煅磁石各50克，明矾250克，研为细末。成年人第1个月每日3次，第2个月每日2次，第3个月每日1次，每次服量均为3克
西药推荐	内服1：苯妥英钠，成年人每次0.1克，每日服3次，总量每天不超过0.6克。小儿每日每千克体重服5~10毫克，分1~3次服
	内服2：苯巴比妥，成年人每次0.03克，每日服3次。小儿每次每千克体重0.5~2毫克，每日服2~3次
	内服3：氯氮䓬，成年人每次10毫克，每日服3~4次。小儿每日每千克体重3~5毫克，分4次服

● 经穴疗法

◆ 特效穴位　筑宾穴　长强穴

筑宾穴：正坐垂足，把一只脚抬起，跷放在另外一只脚的膝盖上，用另一侧的手轻握脚，四指放在脚背，用拇指的指腹从下往上推揉穴位，有酸痛感。左右穴位，每天早晚各推揉1~3分钟。

长强穴：正坐，上身前俯，左手伸到臀后，用中指用力揉按穴位，便秘、腹泻或者有痔疮的人，会感到酸胀，同时会感觉酸胀感向体内和四周扩散。每天分别用左右两手各揉按1~3分钟，先左后右。

◆ 追加穴位　强间穴　五处穴

强间穴：正从或者俯卧，双手伸过颈项，放在后脑处，手掌掌心向着头部，扶住后脑勺，四指的指尖并拢并向着头顶，此时，中指之间所在的部位就是这个穴位，用中指和食指的指腹按揉这个穴位，有酸、痛、胀、麻的感觉。每次按揉1~3分钟。

五处穴：一手中间三指并拢，其他两指弯曲，掌心向颜面，无名指第一关节全入发际，放于发际上正中处，则食指指尖所在的位置即是穴位。依此法找出另一穴。以食指指腹按压穴位，每次左右各1~3分钟。

➤ 特效一：筑宾穴

功能主治

筑宾穴	此穴具有散热降温的作用
属足少阴肾经穴位	筑宾穴为针灸经络之穴位中最有效的排毒穴，是药物中毒、吗啡中毒、梅毒，及其他诸毒的特效穴
	按摩此穴还可治疗比目鱼肌痉挛
	长期按压此穴，可治疗癫痫、精神分裂症、肾炎、膀胱炎、睾丸炎、盆腔炎、舌肥大、阴痿等疾病

标准取穴

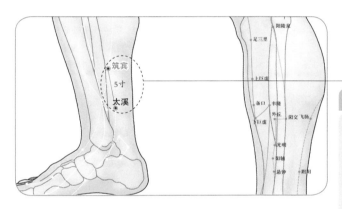

当太溪穴与阴谷穴的连线上，太溪穴上5寸，腓肠肌肌腹的内下方。

◇ 配伍治病

水肿：
筑宾穴配肾俞穴和关元穴
疝气：
筑宾穴配大敦穴和归来穴
功用：
散热降温

取穴技巧及按摩手法

正坐，垂足，将一足抬起，跷放另一足膝盖上。再以另一手轻握，四指放脚背，拇指指腹所压之处即是。

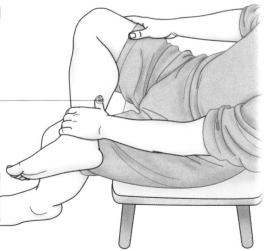

程度	指法	时间/分钟
重		1~3

➤ 特效二：长强穴

功能主治

长强穴
属督脉穴位

本穴有促进直肠收缩作用，可通大便，疗便秘，止腹泻

有通任督二脉，调肠腑之功效，主治肠炎、腹泻，痔疮、便血、脱肛

长期按压此穴，对阴囊湿疹、阳痿、精神分裂、癫痫、腰神经痛等病症，也有很好的调理保健功效

标准取穴

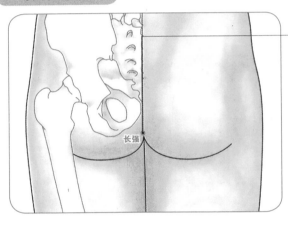

长强

长强穴位于人体的尾骨端下，当尾骨端与肛门连线的中点处。

◇ 配伍治病

痔疮：
长强穴配二白穴、阴陵泉穴、上巨虚穴和三阴交穴
脱肛、痔疮：
长强穴配精宫穴、二白穴和百会穴
功用：
向体表输送阳热之气

取穴技巧及按摩手法

正坐，上身前俯，伸左手至臀后，中指所在的位置的穴位即是。

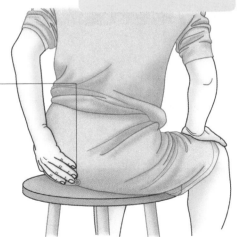

程度	指法	时间/分钟
轻		1~3

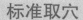
➤追加一：强间穴

属督脉穴位，位于头部，可治疗头痛、目眩、颈项疼痛、癫痫、心烦、失眠等症。并对脑膜炎、神经性头痛、血管性头痛、瘾症等也有明显疗效。

标准取穴

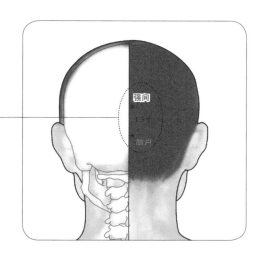

强间穴位于人体的头部，当后发际正中直上4寸(脑户穴上1.5寸)。

取穴技巧及按摩手法

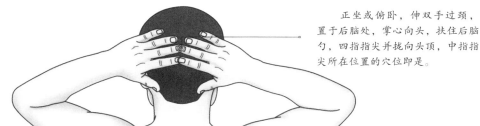

◇ **这些症状也有效**

◎ 头痛目眩 ◎ 心烦失眠

正坐或俯卧，伸双手过颈，置于后脑处，掌心向头，扶住后脑勺，四指指尖并拢向头顶，中指指尖所在位置的穴位即是。

程度	指法	时间/分钟
轻		1 ~ 3

第七章 神经系统疾病

➤追加二：五处穴

　　五，指东、南、西、北、中五个方位；处，处所的意思；"五处"的意思是指此处穴位的气血来自头上的各部位。按摩此处穴位，具有宁神止痛、活血通络的作用；经常按摩这个穴位，能够有效治疗目眩、癫痫等疾病。配合谷穴、太冲穴，可治疗头痛、目眩；配率谷穴、行间穴，有清利头目的作用，能够治疗头痛目眩。

标准取穴

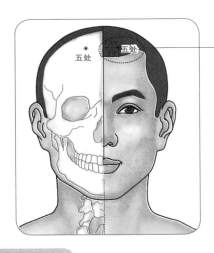

人体的头部，当前发际正中直上1寸，旁开1.5寸处即是。

取穴技巧及按摩手法

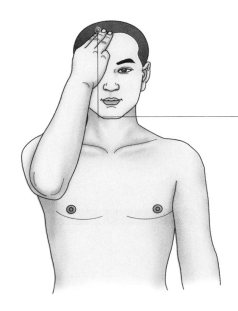

◇ 这些症状也有效

◎ 小儿惊风　◎ 偏头痛

　　一手中间三指并拢，其他两指弯曲，掌心向颜面，无名指第1关节全入发际，放于发际上正中处，则食指指尖所在的位置即是穴位。依此法找出另一穴。

程度	指法	时间/分钟
适度		1~3

坐骨神经痛

按摩承扶穴、风市穴，让你坐立自如

坐骨神经痛，是指坐骨神经通路及其分布区域内的疼痛。此病痛主要是由其他疾病所引发，如坐骨神经炎、腰椎间盘突出、椎管内肿瘤、子宫附件炎、糖尿病等。

● **专家诊断**

◆ **症状简介**

<table>
<tr><td rowspan="5">症状分析</td><td>体态：站立时，身体略向健康一侧倾斜，患侧下肢在髋、膝关节处微屈而足跟不着地。睡时，向健侧侧卧，患侧下肢髋、膝关节处呈微屈姿势。仰卧坐起时，患侧膝关节即弯曲</td></tr>
<tr><td>肌肉情况：患侧常有轻度的肌张力减弱，严重患者可有肌肉消瘦、肌肉松弛，并有压痛现象，以腓肠肌最为明显</td></tr>
<tr><td>疼痛：一般多由臀部或髋部开始，向下沿大腿后侧、腘窝、小腿外侧向足背外侧扩散。表现为持续性钝痛或发作性加剧；剧痛时呈刀刺样，往往在夜间更甚；疼痛常在咳嗽、用力、弯腰、震动时加剧</td></tr>
<tr><td>压痛点：腰部脊椎旁点（第4~5腰椎棘突平面离中线外1.5~2厘米）、坐骨孔点（在坐骨孔上缘，相当于秩边穴）、转子点（约相当于环跳穴）、窝点（相当于委中穴）。小腿外侧和外踝之后亦有压痛</td></tr>
<tr><td>神经牵引痛检查：①直腿抬高试验。让患者平卧，下肢伸直，于足跟处向上抬起下肢，通常抬高到45度时产生疼痛，即为阳性。②伸腿试验。让患者采取坐位，双腿伸直，患侧的膝关节不能伸直，下压该膝时，引起疼痛，即为阳性。③拾物试验。让患者俯身拾取地面上的物品，若患者先弯曲患肢，然后再弯腰拾取物品，同时喊疼，即为阳性</td></tr>
</table>

◆ **中西疗法**

（一）治疗原发病

如果是因其他疾病引起，应先治疗原发病。

（二）中医辨治

1. 寒湿

适应证：疼痛处有寒冷感，遇热则痛感舒缓，苔薄白腻，宜温经化湿散寒。

药方：当归、牛膝、苍术各15克，钻地风、杨柳枝各50克，炒米仁、木防己各20克，制川、草乌各7.5克（先煎），川桂枝15克（后入），水煎服，每日1剂。

2. 风热

适应证：疼痛处有灼热感，遇冷则痛感舒缓，苔薄黄质红，脉数，宜祛风清热。

药方：牛膝、黄芩、赤芍、延胡索、片姜黄、丹参各15克，忍冬藤25克，当归、大生地各20克，水煎服，每日1剂。

疗法推荐	火罐疗法：在施针疗法的穴位上拔火罐，或选用压痛点拔火罐。火罐疗法治疗后，也可作热敷。
	按摩疗法：按摩臀部及患肢后外侧5～10分钟，配合抬腿运动；接着做直腿高举运动；最后，擦臀部，加热敷
西药推荐	应用解热止痛和镇静剂药物，如阿司匹林、水杨酸钠、苯巴比妥、氯氮卓

● 经穴疗法

◆ 特效穴位　承扶穴　风市穴

承扶穴：正坐，把两只手的手掌心朝上，五指并拢，放在臀部与大腿的交接处，中指所在的地方即是穴位，用食指、中指、无名指的指腹向上按摩左右两个穴位。每次各按揉1～3分钟，也可以两侧同时按摩。

风市穴：直立或者侧卧，手自然下垂，手掌轻贴大腿中线如同立正一样，用中指的指腹垂直下压穴位，有酸、胀、麻等感觉。先左后右，每次两侧穴位各按压1～3分钟，也可以两侧穴位同时按揉。

◆ 追加穴位　承山穴　昆仑穴　环跳穴

承山穴：正坐、跷足，将要按摩的脚抬起，放置在另外一只脚的膝盖上方，用对侧的手掌握住脚踝，拇指的指腹沿着脚后跟正中（阿里肌腱）直上，在小腿肚下，"人"字形的中点就是该处穴位。用四指轻轻握住小腿，用拇指的指腹按揉穴位，每次左右穴位各按揉1～3分钟，也可以两侧穴位同时按揉。

昆仑穴：正坐垂足，将要按摩的脚稍向斜后方移至身体旁侧，脚跟抬起，用同侧的手，四指在下、掌心朝上扶住脚跟底部，拇指弯曲，用指节从上往下轻轻刮按，会有非常疼痛的感觉。开始的时候不要用大力，每次左右两侧穴位各刮按1～3分钟，也可以两侧穴位同时刮按。孕妇忌用力刮按。

环跳穴：自然站立，把手叉髋上，四指在前，用拇指的指腹稍用力按摩穴位，有酸痛感，用力按压时下肢还有酸麻感。先左后右，两侧穴位每次各按压3～5分钟。

➤ 特效一：承扶穴

功能主治

承扶穴

属足太阳膀胱经穴位

- 按压此穴，具有通便消痔、舒筋活络的作用
- 经常按摩，可以收紧臀部，帮助臀部减肥
- 对于腰腿痛、坐骨神经痛、下肢瘫痪、痔疮，尿闭、便秘、生殖器官的疼痛等病症，都有很好的保健调理作用

标准取穴

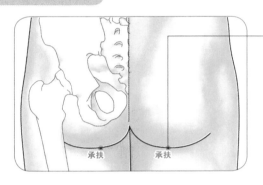

大腿后面，臀下横纹的中点处即是。

◇ **配伍治病**

腰骶疼痛：
承扶穴配委中穴
功用：
通便消痔、舒筋活络

取穴技巧及按摩手法

正坐，将两手掌心朝上，五指并拢，置放在臀部与大腿交接处，则中指所在的位置即是该穴。

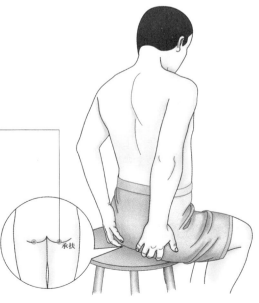

程度	指法	时间/分钟
适度		1~3

38

➤ 特效二：风市穴

功能主治

风市穴	按摩此穴，具有祛风湿、利腿足的作用
属足少阳胆经穴位	对治疗脚痛、腿膝酸痛、腰重起坐难等病症有特效
	下肢神经麻痹、足癣、股外侧皮神经炎、瘙痒，半身不遂等病症患者，长期按压此穴，也能收到很好的调理保健效果

标准取穴

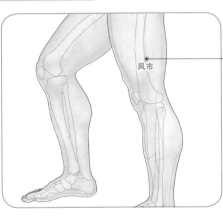

风市

风市穴位于人体的大腿外侧部的中线上，腘横纹上7寸。

◇ 配伍治病

类风湿：
风市穴配风池穴、大杼穴和大椎穴
功用：
运化水湿

取穴技巧及按摩手法

直立，或侧卧，手自然下垂，手掌轻贴大腿中线如立正状。中指指腹所在位置的穴位即是。

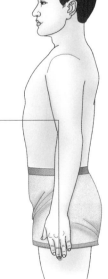

程度	指法	时间/分钟
重	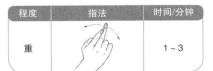	1 ~ 3

▶追加一：承山穴

本穴属足太阳膀胱经穴位。对脚无力及小腿抽筋有特效，此外，对腰腿痛、坐骨神经痛、腓肠肌痉挛、足跟痛、四肢麻痹、足癣、痔疮、便秘等病症，都有很好的保健调理作用。

标准取穴

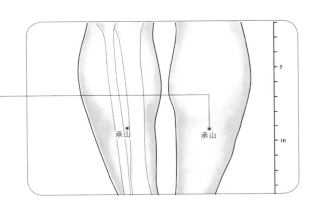

小腿后面正中，委中穴与昆仑穴之间，当伸直小腿和足跟上提时腓肠肌肌腹下出现的凹陷处即是。

取穴技巧及按摩手法

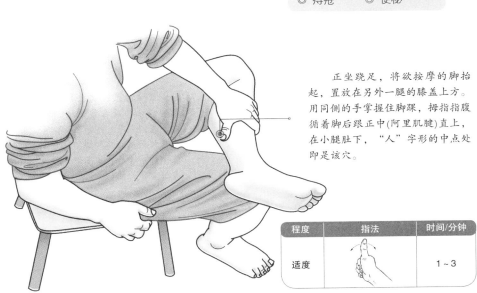

◇ 这些症状也有效

◎ 脚无力　　◎ 小腿抽筋
◎ 痔疮　　　◎ 便秘

正坐跷足，将欲按摩的脚抬起，置放在另外一腿的膝盖上方。用同侧的手掌握住脚踝，拇指指腹循着脚后跟正中(阿里肌腱)直上，在小腿肚下，"人"字形的中点处即是该穴。

程度	指法	时间/分钟
适度		1 ~ 3

38

▶追加二：昆仑穴

本穴属足太阳膀胱经穴位。本穴针对女性卵巢疾病、男性睾丸功能异常等病症有特效。同时也用于治疗头痛、项强、目眩、肩背痛、坐骨神经痛、关节炎、踝关节及周围软组织疾病、难产、胞衣(胎盘)不下、足癣、小儿手足搐搦等病症。

标准取穴

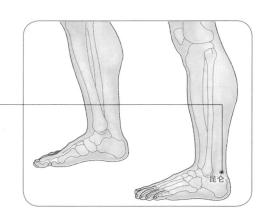

足部外踝后方，当外踝尖与跟腱之间的凹陷处即是。

取穴技巧及按摩手法

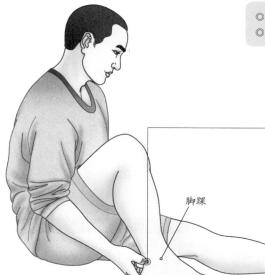

脚踝

◇ 这些症状也有效

◎ 头痛　　◎ 肩背痛
◎ 足癣

正坐垂足，将要按摩的脚稍向斜后方移至身体侧边，脚跟抬起。用同侧手，四指在下，掌心朝上扶住脚跟底部。拇指弯曲，指腹置于外脚踝后的凹陷处，则拇指所在位置即是。

程度	指法	时间/分钟
轻	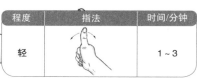	1 ~ 3

► 追加三：环跳穴

本穴属足少阳胆经穴位。此穴对腰痛、背痛、腿痛、坐骨神经痛等病症有特效。此外，对下肢麻痹，腰部、大腿、膝部等部位的肌炎、风疹、足癣等病症，长期按压此穴可达到很好的调理保健效果。

标准取穴

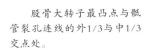
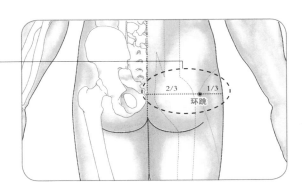

股骨大转子最凸点与骶管裂孔连线的外1/3与中1/3交点处。

取穴技巧及按摩手法

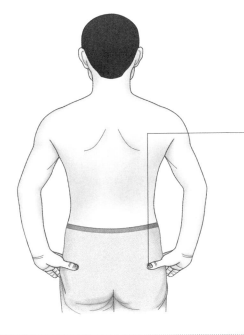

◇ 这些症状也有效

◎ 腰背疼痛	◎ 风疹
◎ 下肢麻痹	◎ 足癣

自然站立，手叉髋上，四指在前，拇指指腹所在位置的穴位即是。

程度	指法	时间/分钟
重		3 ~ 5

38

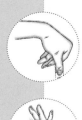

本章看点

● 乳腺炎

　　按摩肩井穴、天池穴，防治乳腺炎有特效

● 胸痛

　　按摩足五里穴、膻中穴，祛除疼痛无烦恼

● 黄疸

　　按摩太冲穴、阳陵泉穴，治疗黄疸有特效

● 高热

　　按摩风府穴、太渊穴，迅速降温退热

● 中暑

　　按摩委中穴、大椎穴，清热降暑功效好

● 休克

　　按摩劳宫穴、水沟穴，紧急救命最及时

● 类风湿关节炎

　　按摩伏兔穴、犊鼻穴，让关节活动自如

● 荨麻疹

　　按摩风门穴、大椎穴，赶走烦人的瘙痒

● 糖尿病

　　按摩阳池穴、神门穴，糖尿病患者的保健秘诀

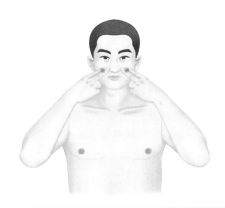

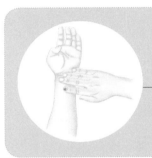

第八章
其他常见病

其他常见病，如高热、胸痛、中暑、休克、关节炎等，也可以通过经穴按摩进行治疗，其中治疗中暑和休克的穴位对急救意义重大，我们应该牢记。另外，荨麻疹、糖尿病、乳腺炎等疑难杂症，也可以通过穴位按摩进行预防或辅助治疗。

乳腺炎

按摩肩井穴、天池穴，防治乳腺炎有特效

乳腺炎，又称为"乳痈"，俗称"奶疖"，是指乳腺的急性化脓性感染，是产褥期的常见病，是引起产后发热的原因之一。

● 专家诊断

◆ 症状简介

乳腺炎常发生于产后妇女，尤其是在初产妇中比较多见。因为此时产妇的乳汁经常阻塞不通，这就为细菌的成长发育提供了一个良好场所，因此细菌繁殖迅速，来势凶猛。

症状分析	乳房症状：乳房肿胀，疼痛发热，皮肤发红，大多有肿块，甚至有搏动性跳痛；脓肿形成时，有时会有波动感
	全身症状：出现发热、寒战、食欲减退、疲乏等症状
	体征：双侧腋窝淋巴结肿大

◆ 中西疗法

（一）发病初期，可用温热的湿毛巾敷于患处，每天3~5次，每次15分钟左右，可以帮助局部肿块的消散；或用新鲜草药捣烂外敷，或用金黄膏、玉露膏外敷。

（二）脓肿形成后，可采取放射法切开排脓，切口应选择在脓肿的最低位置。近乳晕部的脓肿，切口应尽量避开乳晕，以免术后创口流乳，影响收口。

（三）脓肿自溃或切开后，可用药线蘸八二丹，插入创口引流，外盖金黄膏或红油膏，待脓少后用九一丹药线引流。脓尽后创口有黏稠清液外渗时，可改用生肌散、白玉膏收口。

（四）若创口皮肤发疹瘙痒，改用青黛膏。切开排脓后，也可用呋喃西林纱布条填塞创口，每天换药1次，直到收口为止。

中药推荐	内服1：牛蒡、黄芩、赤芍各15克，生甘草5克，王不留行25克，当归、路路通各20克，蒲公英50克，全瓜蒌20~40克，鹿角霜15克入煎
	内服2：蒲公英、紫花地丁等，一至数种煎服

中药推荐	内服3：初起轻症，可用鹿角粉5~10克，温酒吞服（重症无效）
	内服4：露蜂房50克，生甘草5克，水煎服。每天1剂，服2剂见效
西药推荐	可选用青霉素或克林霉素等抗生素治疗

★ 特殊患者加减法：

即将化脓的患者，加皂荚针15~25克，穿山甲15克。

热毒太盛的患者，可以去掉鹿角粉、当归，另加入板蓝根、鲜生地50克，金银花20克。

新产妇患者，去掉黄芩，蒲公英改为20克，加川芎7.5克，益母草15~25克。

● 经穴疗法

◆ 特效穴位 肩井穴 天池穴

肩井穴：正坐，双手抱在一起，掌心向下，放在肩上，把中间三指放在肩颈交会处，用中指的指腹向下按揉，有酸麻、胀痛的感觉，该穴即为肩井穴。左右两穴，每天早晚各按揉1次，每次按揉1~3分钟，也可以两侧穴位同时按揉。

天池穴：正坐或仰卧，举起双手，掌心朝向自己的胸前，四指相对，用拇指的指腹向下垂直按压乳头外一寸的穴位处，有酸痛感。每天早晚左右两穴位各按压1次，每次1~3分钟，或者两侧穴位同时按压。

◆ 追加穴位 天宗穴 乳根穴

天宗穴：以对侧手，由颈下过肩，手伸向肩胛骨处，中指指腹所在的肩胛骨冈下窝的中央处即是该穴。以中指指腹按揉，每次先左后右各(或双侧同时)按揉1~3分钟。

乳根穴：仰卧或正坐，轻举两手，覆掌于乳房，拇指在乳房上，其余四指在乳房下，食指贴于乳房边缘，食指指腹所在的位置即是。用中指、食指指腹着力按压，每天早晚各揉按3~5分钟。

➤ 特效一：肩井穴

功能主治

肩井穴	按摩此穴，可治疗五劳七伤、头颈强痛、颈项不得回顾、肩背疼痛等
属足少阳胆经穴位	对乳腺炎、难产、功能性子宫出血、产后子宫出血、神经衰弱、半身不遂、短暂性脑缺血发作、足癣、狐臭等病症，长期按压会有很好的调理保健功效

标准取穴

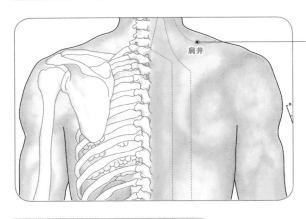

肩井穴位于人体的肩上，前直乳中，大椎穴与肩峰端连线的中点，即乳头正上方与肩线交接处。

◇ 配伍治病

足癣酸痛：
肩井穴配足三里穴和阳陵泉穴
功用：
疏导水液

取穴技巧及按摩手法

正坐，交抱双手，掌心向下，放在肩上，以中间三指放在肩颈交会处，中指指腹所在位置的穴位即是。

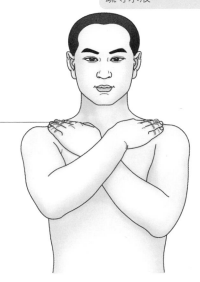

程度	指法	时间/分钟
重		1～3

➤ 特效二：天池穴

功能主治

天池穴	主治胸膈烦满、头痛、四肢不举、腋下肿、胸中有声等症
属手厥阴心包经穴位	对心脏外膜炎、脑充血、乳腺炎、肋间神经痛、视力不佳、眼昏花、咳逆、热病汗不出等病症，也有很好的调理保健效果

标准取穴

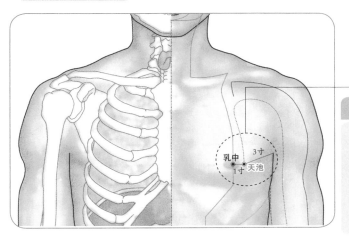

在第4肋间，乳中穴向外横开1寸处。

◇ 配伍治病

咳嗽：
天池穴配列缺穴和丰隆穴
胁肋痛：
天池穴配支沟穴
功用：
散热降浊、息风化气

取穴技巧及按摩手法

正坐，举双手，掌心朝向自己胸前，四指相对，用拇指指腹向下垂直按压穴位即是。

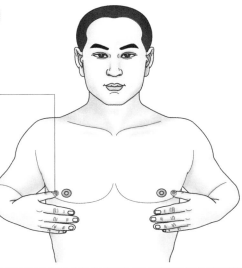

程度	指法	时间/分钟
重	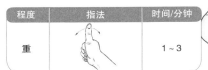	1～3

39

➤追加一：天宗穴

　　天，指穴内气血运行的部位为天部；宗，祖庙、宗仰、朝见的意思；"天宗"的意思是说小肠经气血由此气化上行于天。按压此处穴位，具有疏通肩部经络、活血理气的作用；此穴是治疗女性急性乳腺炎、乳腺增生的特效穴位。按摩此穴位，对于乳房疼痛、乳汁分泌不足、胸痛也有明显的疗效。

标准取穴

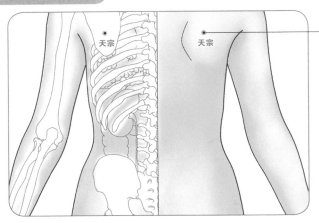

　　肩胛骨冈下窝中央凹陷处，约肩胛冈下缘与肩胛下角之间的上1/3折点处即是。

取穴技巧及按摩手法

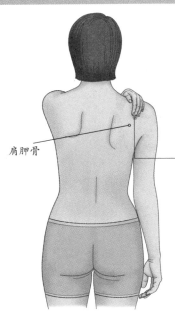

◇ 这些症状也有效

◎ 肩胛疼痛
◎ 肩关节周围炎
◎ 慢性支气管炎

　　以对侧手，由颈下过肩，手伸向肩胛骨处，中指指腹所在的肩胛骨冈下窝的中央处即是该穴。

程度	指法	时间/分钟
适度		1~3

▶追加二：乳根穴

　　乳，乳房，即此处穴位所在的部位；根，本的意思。"乳根"的意思就是说此处穴位是乳房发育的根本。经常按揉此处穴位，对乳痈、乳痛、乳腺炎、乳汁不足等具有很好的疗效；配少泽穴、膻中穴，治疗乳痛；配乳中穴，治疗乳汁不足。

标准取穴

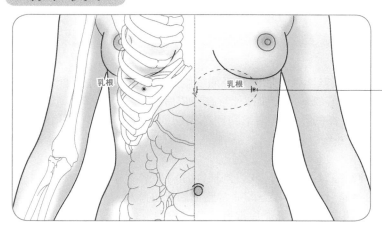

乳根

乳根

　　人体胸部，乳头直下，乳房根部，当第5肋间隙，距前正中线4寸处。

取穴技巧及按摩手法

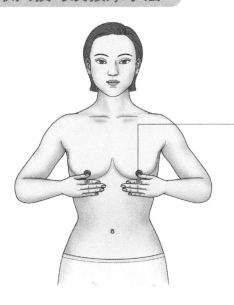

◇ 这些症状也有效

◎ 胸痛　　◎ 心闷
◎ 咳嗽　　◎ 哮喘
◎ 呃逆　　◎ 肋间神经痛

　　仰卧或正坐，轻举两手，覆掌于乳房，拇指在乳房上，其余四指在乳房下，食指贴于乳房边缘，食指指腹所在的位置即是。

程度	指法	时间/分钟
适度		3 ~ 5

39

(40) 胸痛

按摩足五里穴、膻中穴，祛除疼痛无烦恼

　　胸痛是常见的症状，一般是由胸部疾病引起的。胸痛的严重程度与引起胸痛的原因不一定有确切的关系，如胸部带状疱疹可产生剧烈胸痛，而急性心肌梗死的胸痛有时却并不很严重。

● 专家诊断

◆ 症状简介

　　（一）问清病史

　　1. 疼痛时间：呼吸或咳嗽常使肋间神经痛或胸膜炎的疼痛加剧；食管炎的疼痛常发生于吞咽食物时；心绞痛或心肌梗死常在劳累后晚上发生疼痛。

　　2. 疼痛部位：胸膜炎的疼痛常位于胸侧部；肋间神经痛的部位则沿肋间分布；外伤的疼痛常见于外伤的部位；心绞痛常位于胸骨下或心前区，并常放射到左肩和左臂内侧。

　　3. 疼痛性质：神经痛常为针刺样或刀割样；骨痛呈酸痛或锥痛；肌肉痛呈酸痛样；急性食管炎的疼痛呈灼热痛；心绞痛常感觉到压迫感和窒息感。

　　4. 疼痛伴发的症状：呼吸系统炎症常有气急、发热、咳嗽、咳痰等症状；气胸常伴有呼吸困难和发绀；心肌梗死常伴有休克现象。

　　（二）体格检查

　　1. 呼吸系统炎症常常导致胸痛，如大叶性肺炎的患病一侧叩诊浊音，听诊湿性啰音及支气管呼吸音；胸膜炎患病一侧叩诊实音，听诊呼吸音降低，语颤减弱。

　　2. 当肋骨骨折时，胸痛有挤压痛感，出现血肿，或可听到骨摩擦音。

　　3. 在呼吸运动时因疼痛加重，使呼吸运动受到限制，常见于气胸、胸膜炎、肋间神经痛。

　　4. 注意口唇及胸壁有无疱疹，口唇有疱疹常见于大叶性肺炎；胸部有疱疹常见于带状疱疹。

症状分析	带状疱疹	疱疹沿着胸部肋间神经分布，从背后向前蔓延，疼痛剧烈，疱疹呈带状
	肋间神经痛	胸部肋间神经分布的部位有刺痛，往往在咳嗽和深呼吸时加重、无明显阳性体征，发现有外伤史，局部疼痛，骨折处有压痛、血肿，可察及骨摩擦音
	急性支气管炎	咳嗽时胸骨后疼痛，痰少，可伴发热，可听到干性啰音

症状分析	心血管神经官能症	胸痛、心悸、头晕、头痛、失眠等症状，未发现心血管系统阳性体征
	急性食管炎	胸骨后疼痛，常于进食时疼痛加剧
	食管癌	多见于老年人，消瘦，胸骨后闷痛感，逐步地不能进食，最后流质也不能咽下，钡剂放射线透视有助于明确诊断
	纵膈肿瘤	咳嗽，胸痛，肿瘤压迫气管及食管时，出现呼吸困难及吞咽困难，放射线有助于诊断
	气胸	胸痛，伴有呼吸困难，感觉吸气不足，发绀，患侧呼吸音降低，叩诊高清音。胸有胸部外伤史，胸痛，呼吸困难
	发绀	患侧呼吸音降低，叩诊实音，心及气管移向健侧
	胸膜炎	咳嗽、呼吸时胸痛加重，可有发热、咳嗽、呼吸困难等症。患侧叩诊浊音，呼吸音降低，语颤减弱
	心包炎	心前区疼痛，伴发热、出冷汗和疲乏，可出现呼吸困难及咳嗽，心率加快，可听到心包摩擦音
	心绞痛	有心脏病史，多见于中老年，胸痛时心前区有压迫感。疼痛可放射到左肩和左臂，伴出冷汗，心电图有助于诊断
	心肌梗死	突然心前区剧烈疼痛，常于晚上发生，伴有血压下降、面色苍白、出冷汗、四肢发冷等休克症状

◆ 中西疗法

胸痛往往由很多原因所导致，因此需要辨证施治，对于不同原因引起的胸痛，要采用不同的对治方法。

中药推荐	气滞：刺痛以胸肋为主，或有胸闷，苔薄，治宜疏肝理气。金铃子15克，延胡索20克，广木香7.5克，制香附15克，广郁金15克，枳壳7.5克，水煎服，每日1剂
	肺热：胸痛、咳嗽、咳痰黄色、发热形寒，宜清肺热。金银花50克，连翘50克，鲜芦根100克（去节），冬瓜子50克，薏苡仁25克，鱼腥草50克，桔梗7.5克，桃仁7.5克，水煎服，每日1剂
	血淤：胸痛，苔薄，舌质有紫块，脉律不齐，宜活血祛淤。当归25克，丹参25克，赤芍15克，桃仁10克，每日1剂，水煎服。若兼有气滞者可加香附、郁金、青皮
疗法推荐	按摩1：揉华盖穴、膻中穴，2～3分钟
	按摩2：于膏肓俞穴和膈俞穴采用揉法或摩法1～2分钟。如果是肋骨骨折或带状疱疹者则不宜进行按摩

40

西药推荐	内服1：胸痛时，无论有无发热现象，都可选用镇痛片，每次1片，每日3次；吲哚美辛片，每次25毫克，每日2~3次；或用吡氧噻嗪10~20毫克，每日1次，口服或肌肉注射
	内服2：若疼痛剧烈，出冷汗，或伴有血压下降，可选用延胡索乙素，每次100毫克，每日3次；或口服盐酸哌替啶，每日3次，每次50毫克，或肌肉注射50~100毫克
	内服3：局限的疼痛可以用0.5%~1%利多卡因，对肋间神经痛效果较好

● 经穴疗法

◆ 特效穴位　足五里穴　膻中穴

足五里穴：正坐，垂足，把手平放在大腿的根部，手掌心朝着腿部，四指并拢，小指的指尖所在的部位就是该穴位。四指并拢从下往上揉按，有胀、酸、疼痛的感觉。两侧穴位，先左后右，每次按揉3~5分钟，也可以两侧穴位同时按揉。

膻中穴：正坐或仰卧，双手伸向胸前，手掌放松，大约成瓢状，手掌心向下，中指的指尖放在双乳之间的中点位置，这个部位就是膻中穴。双手的中指同时用力揉按穴位，有刺痛的感觉。左右两手的中指轮流在下揉按穴位，先左后右，每次揉按1~3分钟。

◆ 追加穴位　青灵穴　天宗穴

青灵穴：正坐，抬起右臂，上臂与肩平齐，肘弯曲，前臂向上，左手五指并拢，将小指放在右上臂内侧肘横纹处，拇指按压所在之处有酸痛感。除拇指以外，其余四指放于臂下，轻托手臂，用拇指的指腹轻轻揉按穴位。每天早晚左右穴位各按揉1次，每次按揉1~3分钟。

天宗穴：用对侧手，由颈下过肩，以中指的指腹按揉穴位。如果可以正坐或者俯卧，可以请他人用双手拇指的指腹垂直按揉穴位，穴位处有胀、酸，痛感。先左后右，每次各按揉穴位1~3分钟，也可以双侧穴位同时按揉。

➤ 特效一：足五里穴

功能主治

足五里穴	此穴具有固化脾土，除湿降浊之功效
属足厥阴肝经穴位	按此穴位、主治小腹胀痛、小便不通、子宫脱垂、睾丸肿痛、嗜卧、四肢倦怠、颈部淋巴结结核等
	对阴囊湿疹、睾丸肿痛、尿潴留、遗尿、股内侧痛、少腹胀满疼痛、倦息、胸闷气短等症状也有很好的理疗作用

标准取穴

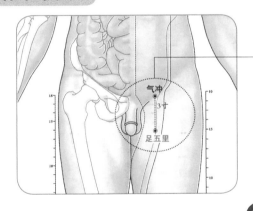

该穴位于人体的大腿内侧，气冲穴直下3寸，大腿根部，耻骨结节的下方，长收肌的外缘。

◇ 配伍治病

下肢瘫痪、小儿麻痹：
急脉穴
功用：
固化脾土，除湿降浊

取穴技巧及按摩手法

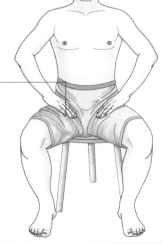

正坐，垂足，将手平放于大腿根部，掌心向着腿部，四指并拢，小指指尖所在的位置即是。

程度	指法	时间/分钟
重		3 ~ 5

40

➤ 特效二：膻中穴

功能主治

膻中穴 属任脉穴位	有调气降逆、宽胸利膈之功效，主治支气管哮喘，支气管炎、咳嗽，胸痛
	长期按压此穴，对乳腺炎、乳汁过少、肋间神经痛等病症，能有很好的调理保健功效

标准取穴

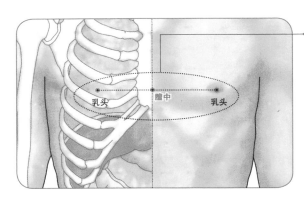

乳头　膻中　乳头

膻中穴位于胸部，当前正中线上，平第4肋间，两乳头连线的中点。

◇ 配伍治病

急性乳腺炎：
膻中穴配曲池穴和合谷穴
急性心肌梗死：
膻中穴配内关穴、三阴交穴和巨阙穴
功用：
募集心包经气血

取穴技巧及按摩手法

正坐，伸双手向胸，手掌放松，约成瓢状，掌心向下，中指指尖置于双乳之间的中点位置即是。

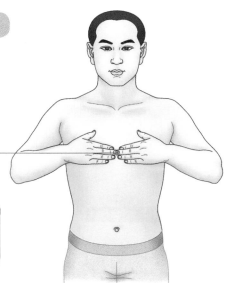

程度	指法	时间/分钟
重		1~3

➤追加一：青灵穴

属手少阴心经穴位。此穴具有理气止痛、宽胸宁心的作用，经常拍打按摩，可有效治疗头痛、目黄、胸肋痛、肩臂疼痛、前臂肌肉痉挛、心绞痛等疾病。

标准取穴

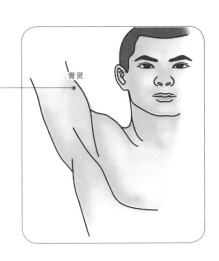

青灵

臂内侧，极泉穴与少海穴的连线上，肘横纹上3寸，肱二头肌的内侧沟中即是。

取穴技巧及按摩手法

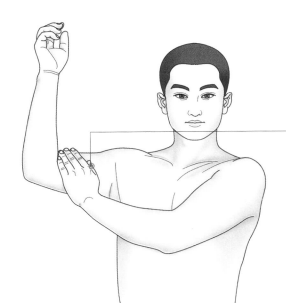

◇ 这些症状也有效

◎ 头痛　　◎ 肩臂疼痛
◎ 心绞痛　◎ 神经性疼痛

正坐，抬右臂，上臂与肩膀平齐，肘弯曲，前臂向上，左手五指并拢，将小指放于右上臂内侧肘横纹处，则拇指所在的位置即是该穴。

程度	指法	时间/分钟
适度		1～3

40

➤追加二：天宗穴

属手太阳小肠经穴位。是针灸治疗乳房痛的特效穴，对乳汁分泌不足亦有效，亦为治胸痛的要穴。此外，对于肩胛疼痛，上肢上举不能、哮喘、颊颔肿等病症，也有不错的保健功效。

标准取穴

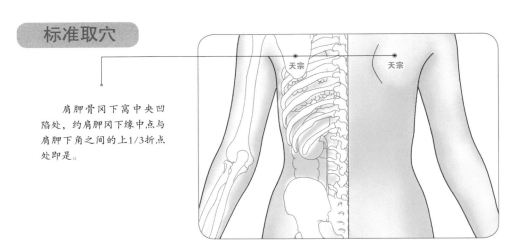

肩胛骨冈下窝中央凹陷处，约肩胛冈下缘中点与肩胛下角之间的上1/3折点处即是。

取穴技巧及按摩手法

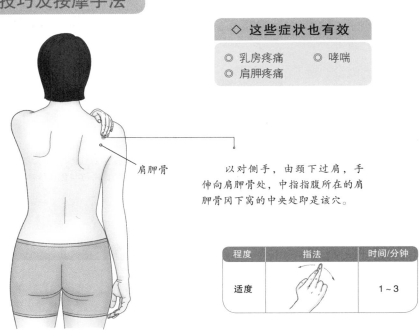

肩胛骨

◇ 这些症状也有效

◎ 乳房疼痛   ◎ 哮喘
◎ 肩胛疼痛

以对侧手，由颈下过肩，手伸向肩胛骨处，中指指腹所在的肩胛骨冈下窝的中央处即是该穴。

程度	指法	时间/分钟
适度		1~3

黄疸

按摩太冲穴、阳陵泉穴，治疗黄疸有特效

黄疸，是以面目及全身皮肤发黄为特点，尤其以巩膜发黄为主要特点。在检查是否患有黄疸时，应在充足的自然光线下进行。

● 专家诊断

◆ 症状简介

（一）溶血性黄疸：如蚕豆病、黑尿热、先天性溶血性黄疸等。

（二）肝细胞性黄疸：如传染性肝炎、肝脓肿、肝癌等。

（三）阻塞性黄疸：如胰头癌、胆囊结石等。

（四）发生黄疸时的表象：巩膜和软腭黏膜首先出现黄色，然后遍及全身皮肤，以胸、腹、脸部的皮肤，黄色更为明显，这可与其他原因而引起的皮肤发黄进行区别。

（五）详细体格检查：

1. 肝脏的形态：肝缩小，常见于肝坏死或肝硬化；轻度或中度肿大，质软有压痛，常见于肝炎；高度肿大，质硬，表面不规则，常见于肝癌。

2. 脾脏肿大：常见于慢性肝炎、肝硬化、黑尿热等。

3. 胆囊肿大：常见于胰头癌或胆囊结石等。

4. 腹水：常见于肝硬化或肝癌。

5. 蜘蛛状痣：常见于慢性肝炎、肝硬化。

6. 贫血：常见于溶血性黄疸。其他原因引起的黄疸，在晚期也会出现贫血。

（六）小便泡沫试验：

将患者的小便放在白色透明的玻璃瓶里，反复摇动而产生泡沫，若为肝细胞性或阻塞性黄疸，可见泡沫呈黄色；溶血性黄疸，则呈白色泡沫。

（七）观察巩膜黄疸时，应与眼结合膜下脂肪相区别。

黄疸分布均匀，遍及整个巩膜；而结合膜下的脂肪，多积聚在巩膜近眼角之处，而且分布不均匀，微凸出，多见于30岁以后的中年人。

症状分析	黄疸的色调：橘黄色常见于传染性肝炎，柠檬色常见于中毒性肝炎，棕黄色常见于亚急性黄色肝萎缩，黄绿色常见于肝癌，褐黑色常见于肝硬化等
	小便的颜色：出现黄疸后，深黄色尿常见于疟疾，咖啡色尿常见于溶血性黄疸；红茶色尿常见于传染性肝炎，黑色尿常见于黑尿热或肝癌等
	大便的颜色：出现黄疸后，大便颜色加深，常见于溶血性黄疸；大便颜色变淡如陶土色，常见于阻塞性黄疸；大便颜色深浅不一，常见于肝细胞性黄疸
	发病与病程：发病快，病程短，常见于急性传染性肝炎；间歇性反复发作，伴有右上腹疼痛，常见于胆囊炎和胆囊结石；黄疸进行性加深，常见于亚急性黄色肝萎缩和肝癌等
	腹痛：右上腹疼痛，常见于肝炎；阵发性或突发性右上腹绞痛，或向背部放射者，常见于胆囊结石；持续性剧烈疼痛，常见于肝癌等
	注意年龄、性别；先天性溶血性黄疸，多见于小儿；胆囊结石，多见于30岁以后的肥胖妇女；肝癌多见于老年人等

◆ 中西疗法

（一）中医辨证施治

1. 血淤气滞：黄疸长期不退，右上腹剧烈疼痛，苔薄，舌质有紫块，宜理气化淤。穿山甲25克（先煎），蒲公英50克，土茯苓25克，半边莲50克，石见穿50克，柴胡15克（醋炒），制香附15克，水煎服，每日1剂。

2. 湿热黄疸：如果出现黄色鲜明、小便浓茶色、舌苔黄腻、发热的症状，宜清热祛湿。黑山栀15克，茵陈50~100克，黄柏15克，生大黄2.5~7.5克（后下），水煎服，每日1剂，分两次服。

加减法：胸闷，舌苔白腻，去黄柏，加泽泻15克，猪苓25克，川朴5克，海金沙50克。

3. 寒湿黄疸：如果出现胃口不好、脘闷或腹胀、黄色晦暗、大便稀薄的症状，宜温化寒湿。焦白术15克，茵陈50~100克，干姜5克，甘草7.5克，淡附片5~15克（先煎），每日1剂，水煎服。

（二）手术治疗

如果是由于肿瘤而引起的黄疸，在其他治疗效果不显著的情况下，可考虑进行外科手术治疗。

中药推荐	方剂1：岩柏100克，水煎服，每日1剂
	方剂2：蒲公英、茵陈蒿各50克，水煎服
	方剂3：平地木50克，红枣10枚，煎服，每日1次
	方剂4：金钱草100克，水煎服，每日1剂，对阻塞性黄疸具有很好的疗效
	内服1：舒肝丸，每日2次，每次1丸
	内服2：黄疸茵陈冲剂，每日2次，每次1包。一般可用于传染性肝炎，也可用于胆囊炎
	内服3：茵陈黄疸丸，每日2次，成人每次服4粒，儿童每次服1~2粒，饭前用开水送服
西药推荐	内服1：葡醛内酯，每日3次，每次0.1克，可用于肝炎、中毒性肝炎、肝硬化等
	内服2：谷氨酸或味精（含谷氨酸钠80%），每日3~4次，每次2~5克，可防止肝昏迷
	内服3：水飞蓟素，每次2片，一天3次，3个月为1个疗程，主要用于慢性、迁延性肝炎
	内服4：葡萄糖，每日4次，每次2~4汤匙

● 经穴疗法

◆ 特效穴位 太冲穴 阳陵泉穴

太冲穴：正坐垂足，屈左膝，把脚举起放在坐椅上，置于臀前，举起左手，手掌朝下放在脚背上，中指弯曲，中指的指尖在第1~2跖骨结合部之前凹陷处，用食指和中指的指尖从下往上垂直按揉，有胀、酸、痛感。两侧穴位，先左后右，每次各揉按3~5分钟。

阳陵泉穴：正坐，垂足，约成90度。上身稍前俯，用右手手掌轻握左脚膝盖前下方，四指向内，拇指在小腿外侧腓骨小头稍前凹陷中。弯曲拇指，指腹垂直揉按穴位，应有酸、胀、痛的感觉。每次左右各揉按1~3分钟，先左后右。

➤ 特效一：太冲穴 --------------------

功能主治

太冲穴	本穴为针灸学上重要的四关穴之一，主血，凡肝痛、气虚、脸色苍白、小便不利、脚肿痛患者有特效
属足厥阴肝经穴位	有平肝、理血、通络之功效，主治头痛，眩晕，高血压、失眠、肝炎、黄疸
	对月经失调、子宫出血、乳腺炎、肾炎、肠炎、淋病、便秘等病症，长期按压此穴会有很好的调理保健功效

标准取穴

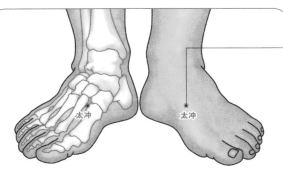

该穴位于人体脚背部第1~2跖骨结合部之前四陷处。

◇ 配伍治病

头痛、眩晕：
太冲穴配合谷穴
功用：
平肝、理血、通络

取穴技巧及按摩手法

正坐，垂足，屈左膝，举脚置坐椅上，置于臀前，举左手，手掌朝下置于脚背，弯曲中指，中指指尖所在的位置即是。

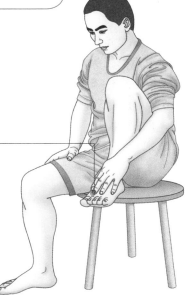

程度	指法	时间/分钟
轻		3 ~ 5

➤ 特效二：阳陵泉穴

功能主治

阳陵泉穴

属足少阳胆经穴位

- 按摩本穴，对肌肉痉挛、筋骨僵硬、酸痛有特效
- 是利肝胆、清湿热、强筋骨、治疗胃溃疡的特效穴位
- 也是联合国世界卫生组织认定调理习惯性便秘的主要穴位之一
- 长期按压此穴对肝炎、黄疸、胆囊结石、高血压、肋间神经痛、肩关节痛、膝关节痛、下肢麻木瘫痪等病症，会有很好的调理保健功效

标准取穴

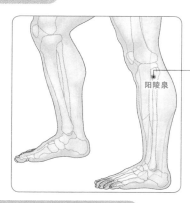

阳陵泉

阳陵泉穴位于人体的膝盖斜下方，小腿外侧之腓骨小头稍前凹陷中。

◇ 配伍治病

半身不遂：
阳陵泉穴配曲池穴
胸胁痛：
阳陵泉穴配足三里穴和上廉穴
功用：
降浊除湿

取穴技巧及按摩手法

正坐，垂足，约成90度，上身稍前俯，用左手手掌轻握右脚膝盖前下方，四指向内，拇指在小腿外侧腓骨小头稍前凹陷中，拇指指腹所在位置的穴位即是。

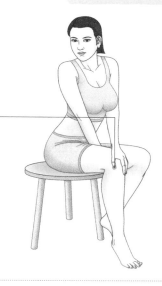

程度	指法	时间/分钟
重		1 ~ 3

41

高热

按摩风府穴、太渊穴，迅速降温退热

发热是多种疾病的常见症状。高热在临床上属于危重症范畴。

● 专家诊断

◆ 症状简介

询问病史。

（一）了解起病的缓急，起病的季节，以及当地传染病的流行情况，有无接触史，还有发热的高低，热型，发热的长短和经过等。

（二）伴随的主要症状：呼吸系疾病常有咳嗽、咳痰、胸痛等症状。消化系疾病常有腹痛、腹泻、恶心、呕吐等症状。泌尿系疾病常有尿频、尿急、尿痛、腰酸等症状。风湿病常有关节红、肿、热、痛等症状。

各种急性传染病都有其特殊症状，比如脑膜炎有剧烈头痛和呕吐症状。

症状分析	神志、呼吸：注意患者的神志意识、呼吸及紫绀等情况，如果病情严重，却找不到感染病灶时，应考虑是否患败血症
	皮肤和黏膜：出现皮肤感染，常见于丹毒和疖肿；出现皮疹，常见于出疹性的传染病，如麻疹、猩红热等；黄疸常见于肝胆疾病及败血症；皮下淤斑应考虑流行性脑脊髓膜炎及血液病等
	头及颈部：注意口腔咽部有无充血和扁桃体红肿；鼻旁窦有触痛，可能为副鼻窦炎。外耳道流脓和乳突处触痛，可能为中耳炎；颈项强直，可能为流行性乙型脑炎、流行性脑脊髓膜炎等
	胸部检查：心脏瓣膜区听到杂音，应考虑心脏疾患；肺部听到干啰音、湿啰音，要考虑肺部感染

◆ 中西疗法

（一）卧床休息，大量饮水，必要时或不能口服者可给静脉补液。吃易消化而富有营养的饮食，保持大便通畅。

（二）草药单方：鸭跖草、乌蔹莓、忍冬藤等任选1~2种，每次25~50克，水煎服。

（三）病因治疗：如诊断基本明确，可给予特殊治疗（见有关疾病章节）。如诊断不明确，可根据下面原则进行治疗。

1. 对症处理后，密切观察。

2．如当时当地正流行某种急性传染病，且患者有可疑情况时可先按该病处理，以免耽误。

3．长期发热未能确诊，可按最可能的疾病做试验治疗。

4．在一般情况下不要随便使用抗菌抗感染药物，若病情较重，白细胞计数增高者可给予抗生素治疗，白细胞计数偏低者可选用抗病毒药物治疗。

（四）体温过高者则应对症处理，以减轻痛苦。

疗法推荐	物理降温：用井水或冷水浸湿的毛巾敷额头部，或用50%酒精擦浴
	针灸：针刺曲池穴、外关穴、合谷穴、大椎穴，刺少商穴、十宣穴出血
西药推荐	药物降温：口服复方阿司匹林，或用柴胡注射液2毫升，立刻肌肉注射。小儿还可用50%安乃近液滴鼻。重症患者应用药物降温时须慎重，一般先给小剂量，以免出大汗而致虚脱
	镇静：高热、烦躁不安（尤其是小孩）应给镇静剂，如氯丙嗪或盐酸异丙嗪，25毫克口服或肌肉注射

● 经穴疗法

◆ 特效穴位 风府穴 太渊穴

风府穴：正坐或俯卧，两只手伸到颈后，放在后脑处；手掌心向头，扶住后脑勺，左手在下，四指的指尖向头顶，拇指的指尖向下按住穴位，右手在左手上，右手拇指的指腹按在左手拇指的指甲上；双手的拇指从下往上用力揉按，有酸痛的感觉；左右两手的拇指轮流在下按揉，先左后右，每次揉按1～3分钟。

太渊穴：取穴的时候，应该让患者采用正坐的姿势，手臂前伸，手掌心朝上。太渊穴位于人体的手腕横纹上，拇指的根部；用左手的手掌轻轻握住右手，左手拇指弯曲，用拇指的指腹和指甲尖垂直方向轻轻掐按，会有酸胀的感觉。左右手各有一穴，分别掐按左右两手穴位，每次掐按各1～3分钟。

◆ 追加穴位 大椎穴 大杼穴

大椎穴：正坐或俯卧，伸左手由肩上反握对侧颈部，虎口向下，四指扶右侧颈部，指尖向前，拇指指腹所在位置的穴位即是。拇指指尖向下，用指腹(或指尖)揉按穴位，有酸、痛、胀、麻的感觉。每次左右各揉按1～3分钟，先左后右。

大杼穴：正坐，头微向前俯，右手举起，掌心向后，并拢食指、中指两指，其他手指弯曲，越过肩伸向背部，将中指指腹置于颈椎末端最高的骨头尖(第7颈椎)下的棘突(第1胸椎的棘突)下方，则食指指尖所在的位置即是该穴。举手抬肘，用中指指腹按压，每次左右各(或双侧同时)揉按1～3分钟。

42

➤ 特效一：风府穴

功能主治

风府穴	长期按压此穴，可治疗头痛、晕眩、中风舌缓、暴瘖不语、咽喉肿痛、感冒、发热、项强等病症
属督脉穴位	对癫狂、痫病、中风不语、悲恐惊悸、半身不遂、眩晕、颈项疼痛、目痛、鼻出血等，均具有良好疗效
	配风市穴，可疏风通络，治疗伤寒感冒；配肺俞穴、太冲穴、丰隆穴，可理气解郁，治疗狂躁烦乱

标准取穴

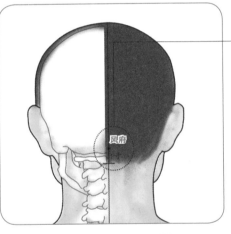

当后发际正中直上1寸，枕外隆凸直下，两侧斜方肌之间凹陷处。

◇ 配伍治病

癫狂、多言：
风府穴配昆仑穴
功用：
散热吸湿

取穴技巧及按摩手法

正坐或俯卧，伸左手过颈，置于后脑处，掌心向头，扶住后脑勺，四指指尖向头顶，拇指指尖所在位置的穴位即是。

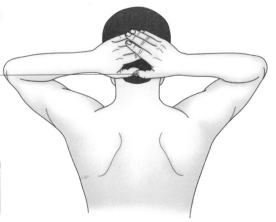

程度	指法	时间/分钟
重		1~3

➤ 追加一：大椎穴

　　大，多的意思；椎，锤击之器，这里指穴内的气血物质实而非虚。"大椎"的意思是指手足三阳的阳热之气由此处汇入本穴，并与督脉的阳气上行头颈。按摩这个穴位，有解表通阳、清脑宁神的作用，能够快速退热；按摩这个穴位，还能够治疗感冒、肩背痛、头痛、咳嗽、哮喘、中暑、支气管炎、湿疹、血液病等疾患。

标准取穴

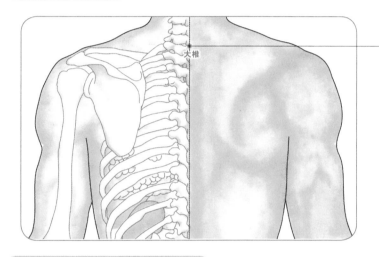

大椎穴位于人体的颈部下端，第7颈椎棘突下凹陷处。

取穴技巧及按摩手法

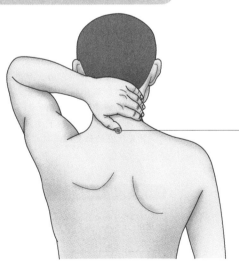

◇ 这些症状也有效

◎ 尿毒症　　◎ 扁桃体炎
◎ 寄生虫病

　　正坐或俯卧，伸左手由肩上反握对侧颈部，虎口向下，四指扶右侧颈部，指尖向前，拇指指腹所在位置的穴位即是。

程度	指法	时间/分钟
轻		1~3

第八章　其他常见病

42

▶ 追加二: 大杼穴

　　大，多的意思；杼，在古代指织布的梭子；"大杼"的意思就是膀胱经水湿之气在此处穴位吸热后迅速上行。按摩此穴，具有清热除烦、止咳通络的功效，能够有效治疗发热、哮喘等疾病。

标准取穴

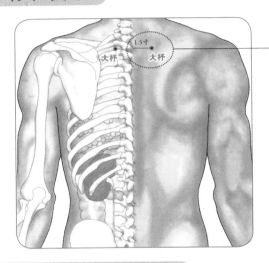

　　人体的背部，当第1胸椎棘突下，旁开1.5寸处即是。

取穴技巧及按摩手法

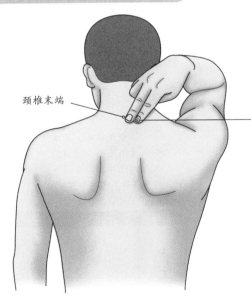

颈椎末端

◇ 这些症状也有效

◎ 咳嗽
◎ 肩背强痛

　　正坐，头微向前俯，右手举起，掌心向后，并拢食指、中指两指，其他手指弯曲，越过肩伸向背部，将中指指腹置于颈椎末端最高的骨头尖(第7颈椎)下的棘突(第1胸椎的棘突)下方，则食指指尖所在的位置即是该穴。

程度	指法	时间/分钟
适度		1～3

中暑

按摩委中穴、大椎穴，清热降暑功效好

中暑，即热射病，俗称"发痧"，是指在日光下曝晒、高温和热辐射的长时间作用下，机体体温调节发生障碍，水、电解质代谢紊乱及神经系统功能出现损害的症状的总称。包括日射病、热痉挛、热衰竭等，它们可以单独出现，亦可合并出现。颅脑疾病患者、老弱者、产妇及耐热能力差者，尤易发生中暑。

● 专家诊断

◆ 症状简介

在高温的车间工作，如果再加上通风差，则极易发生中暑；农业及露天作业时，受阳光直接曝晒，再加上大地受阳光的曝晒，使大气温度再度升高，使人的脑膜充血，大脑皮层缺血而引起中暑，空气中湿度的增加也易诱发中暑；在公共场所中，人群拥挤集中，产热集中，散热困难，也易中暑。

中暑是一种威胁生命的急症，若不给予迅速有力的治疗，可引起抽搐、永久性脑损害、肾脏衰竭。核心体温达41℃是预后严重的体征；体温若再略为升高一点则常可致死。

◆ 中西疗法

（一）中暑急救：首先要做的是迅速撤离引起中暑的高温环境，选择阴凉通风的地方休息；解开衣扣和裤带，把上身稍垫高，然后先用温水敷头部及擦全身，后用冰水或井水敷患者的头部，或用酒精遍擦全身。同时，给患者降温后按摩四肢及皮肤，以促进血液循环，增加散热能力。如患者神志清醒，可饮适量的冷茶或糖水、盐水、苏打水、西瓜汁等。

（二）刮痧疗法：如痧气较重，有发冷、发热、头痛、胸腹胀疼、呕吐、腹泻、手脚麻木、神志昏迷现象时，用瓷质或钝的片状用具，蘸冷水，刮背脊两侧、颈部、胸肋、肩臂等处，使皮肤出现红紫色后，再用棉花蘸麻油或食油涂擦，腹部则以食盐摩擦，效果很好。

（三）中医辨证施治

1. 热盛伤阴：发热，口干，舌质红或绛，脉细数，宜清热生津。鲜竹叶15~25克，生石膏50克（先煎），麦冬10~15克，石斛15~20克，甘草12.5克，水煎，每日分2次服。

2. 气分实热：高热，无汗，口干而渴，脉洪大，宜清解实热。生石膏

50~100克（先煎），知母15~25克，甘草7.5~15克，香薷10克，水煎，每日分2次服。

中药推荐	单方1：黄荆叶捣汁滴鼻，或吸入卧龙丹（成药）少许，使打喷嚏；如更严重的，可用调服卧龙丹冷开水
	单方2：黄荆叶、鱼腥草各15克，泡水服。如汗多者，用沙参20克，麦冬15克，五味子5克，水煎服。或服行军散0.5克，或用辟瘟丹1包（4片），开水化服，孕妇忌用
	中成药1：十滴水，口服，一次2~5毫升
	中成药2：人丹，舌下含服
	中成药3：藿香正气水，口服，一次5~10毫升，一日2次

● 经穴疗法

◆ 特效穴位　委中穴　大椎穴

委中穴：端坐，垂足，双手轻握大腿两侧，拇指在上，其余四指在下，食指放在腘窝，用食指按压所在之处，有酸痛感。用食指的指腹，向内用力按揉，每次左右两侧穴位各按揉1~3分钟，也可以两侧同时按揉。

大椎穴：正坐或俯卧，左手伸到肩后反握对侧颈部，虎口向下，四指扶右侧颈部，指尖向前，拇指的指尖向下，用指腹或指尖揉按穴位，有酸痛和胀麻的感觉。两侧穴位先左后右，每次各揉按1~3分钟，或者请他人屈起食指，或者用刮痧板，帮助刮擦穴位，效果更好。

◆ 追加穴位　少商穴　承光穴

少商穴：将拇指伸出，另一手食指、中指两指轻握该拇指，再将另一手拇指弯曲，以指甲甲尖垂直掐按拇指甲角桡侧边缘即是。一手拇指弯曲，以指甲甲尖垂直掐按，每次轻轻掐按左右手各1~3分钟。

承光穴：左手四指并拢，拇指跷起，置于头顶，将小指放于前发际正中处，找出食指指腹所在位置，以此为基点；再把左手中指与食指并拢，中指指腹放于基点处，则食指指尖所在的位置即是该穴。依此法找出另一穴位。以食指指腹按压穴位，每次左右各1~3分钟。

➤ 特效一：委中穴

功能主治

委中穴	对腰、背、腿部各种疾病，如腰膝无力、腰痛、腰背痛、腰痛不能转侧等病症有特效
属足太阳膀胱经穴位	对四肢发热、热病汗不出、小便难，以及中暑、急性胃肠炎、坐骨神经痛、下肢瘫痪、腓肠肌痉挛等病症，也都有很好的保健治疗效果

标准取穴

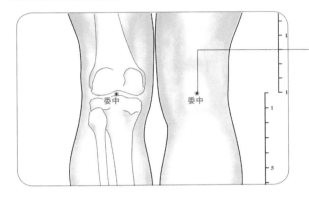

横纹中点，当股二头肌腱与半腱肌肌腱的中间即是。

◇ 配伍治病

腰痛：
配肾俞穴、阳陵泉穴、腰阳关穴、志室穴、太溪穴
便血：
配长强穴、次髎穴、上巨虚穴、承山穴
功用：
通络止痛、利尿祛燥

取穴技巧及按摩手法

端坐，垂足，双手轻握大腿两侧，拇指在上，其余四指在下，食指放于腘窝，则食指所在的位置即是该穴。

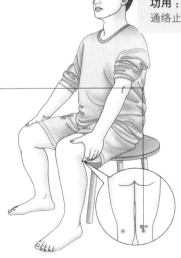

程度	指法	时间/分钟
适度		1～3

43

➤ 特效二：大椎穴

功能主治

大椎穴

属督脉穴位

有解表通阳，清脑宁神之功效，对退热有特效

主治感冒、肩背痛、头痛，咳嗽、哮喘、中暑、支气管炎、湿疹、血液病、荨麻疹等

本穴为针灸治疗寄生虫病及扁桃体炎的特效穴

本穴为针灸治疗尿毒症之奇效穴，对糖尿病患者也具有良好的保健功效

标准取穴

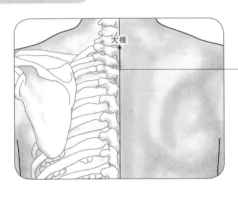

大椎穴位于人体的颈部下端，第7颈椎棘突下凹陷处。

◇ 配伍治病

虚损、盗汗、劳热：
大椎穴配肺俞穴
预防流脑：
大椎穴配曲池穴
功用：
益气壮阳

取穴技巧及按摩手法

正坐或俯卧，伸左手，由肩上反握对侧颈部，虎口向下，四指扶右侧颈部，指尖向前，拇指腹所在位置的穴位即是。

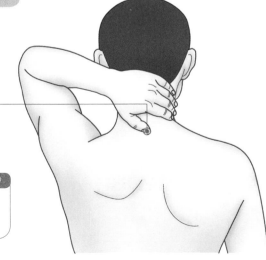

程度	指法	时间/分钟
轻		1 ~ 3

➤追加一：少商穴

　　少，阴中生阳的意思。中国古代的五音六律，分宫、商、角、徵、羽。在中医上，"商"属肺经之根，所以称少商。遇到流行性感冒、腮腺炎、扁桃体炎或者小儿惊风、喉部急性肿胀、呃逆等，都可以用少商穴来调治，可以开窍通郁。在昏厥、癫狂、拇指痉挛、中暑时，按压少商穴可以使症状得到舒缓，并且能够收缩脑部的血管，疏通淤积的气血。

标准取穴

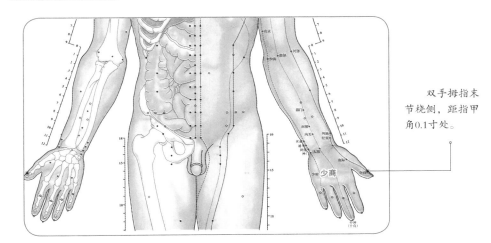

双手拇指末节桡侧，距指甲角0.1寸处。

少商

取穴技巧及按摩手法

◇ 这些症状也有效

◎ 食管狭窄　◎ 黄疸
◎ 牙龈出血

　　将拇指伸出，另一手食指、中指两指轻握该拇指，再将另一手拇指弯曲，以指甲甲尖垂直掐按拇指甲角桡侧边缘即是。

程度	指法	时间/分钟
轻	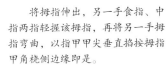	1~3

43

➤ 追加二：承光穴

承，受的意思；光，亮、阳、热的意思。"承光"的意思是指膀胱经气血在这个穴位进一步受热膨胀散行。按摩这个穴位，具有清热明目、祛风通窍的作用；按摩这个穴位，对头痛、目眩、鼻塞、热病具有特殊的疗效，能够使疾患的症状得到改善。

标准取穴

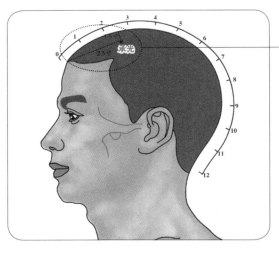

人体的头部，当前发际正中直上2.5寸，旁开1.5寸处即是。

取穴技巧及按摩手法

◇ 这些症状也有效

◎ 角膜白斑　　◎ 鼻息肉
◎ 梅尼埃病
◎ 鼻炎

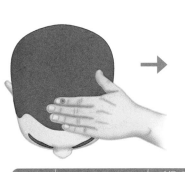

左手四指并拢，拇指跷起，置于头顶，将小指放于前发际正中处，找出食指指腹所在位置，以此为基点；再把左手中指与食指并拢，中指指腹放于基点处，则食指指尖所在的位置即是该穴。依此法找出另一穴位。

程度	指法	时间/分钟
适度		1 ~ 3

休克

按摩劳宫穴、水沟穴，紧急救命最及时

休克是指由于心排量不足或周围血流分布异常等综合因素引起急性周围循环衰竭，全身组织缺氧而产生的征候群。患者通常都有低血压和少尿。病情危急，必须及时救治。

● **专家诊断**

◆ 症状简介

按照发病的原因，休克可分为创伤性休克、出血性休克、中毒性休克、过敏性休克等。

（一）休克的特征

患者四肢发冷，浑身出冷汗且面色苍白，脉搏细弱而快，血压下降至收缩压80毫米汞柱以下，甚至消失。表情淡漠或烦躁，甚至昏迷。

（二）详细询问病史

1．出血情况：呕吐咖啡色物及排出柏油样大便，应考虑溃疡病并发出血，肝硬化食管静脉破裂。若有严重腹部外伤史，应考虑脾破裂。若腹痛，停经，面色㿠白，应考虑宫外孕。

2．注意流行季节及感染情况：在冬春两季常见的有中毒性肺炎、流行性脑脊髓膜炎；在夏秋两季常见的有中毒性菌痢等。

3．用药情况：对注射青霉素及普鲁卡因，应考虑过敏性休克。使用农药后发生，则可能是农药中毒。

4．其他还需问清是否有外伤史、心脏病史、急性胃肠炎史等。

（三）体检

1．详细检查外伤情况，尤其是头部和腹部。常见的有脑外伤、骨折、内脏出血等。

2．高热而无明显其他体征，应首先考虑中毒性菌痢，其次考虑败血症及中毒性肺炎等。

3．皮下出血点：如流行性脑脊髓膜炎、败血症等。

4．脱水：妊娠呕吐、急性胃肠炎等。

症状分析	大量出血：刀伤、肝硬化、脾破裂、溃疡病和子宫外孕等
	心脏疾病：心肌梗死等
	药物过敏：青霉素及普鲁卡因过敏等
	严重感染：败血症、肺炎、流行性脑脊髓膜炎、中毒型细菌性痢疾等
	严重外伤：骨折、脑外伤等
	严重中毒：农药及除害药物中毒等
	严重脱水：妊娠呕吐、胃肠炎、幽门梗阻等

◆ 中西疗法

（一）让患者平卧，移去枕头。注意保暖。尽量不要搬动患者。如果必须搬动，动作要轻缓。

（二）严密观察病情，特别要注意血压、呼吸、脉搏及神志状态。

西药推荐	注射1：去氧肾上腺素10毫克肌肉注射，或20～60毫克加入5%葡萄糖溶液500毫升内静脉滴注。或用美速克新命10～20毫克，每半小时至2小时肌肉注射一次，或40～100毫克加入5%葡萄糖溶液500毫升中静脉滴注。可用于各种低血压及休克的防治
	注射2：去甲肾上腺素2～6毫克，加入5%葡萄糖溶液500毫升中静脉滴注。每100毫升中不得超过5毫克。必须严密注意不可漏出血管外，否则可引起组织坏死。亦可应用重酒石酸去甲肾上腺素。去甲肾上腺素1毫克相当于重酒石酸去甲肾上腺素2毫克。可用于各种休克，但心源性休克效果较差

● 经穴疗法

◆ 特效穴位　劳宫穴　水沟穴

劳宫穴：正坐，手平伸，微屈约45度，手掌心向上，轻轻握掌，中指尖所指掌心部位即是该穴，用另一手轻握，四指放在手背，拇指弯曲，用指甲尖垂直掐按穴位，有刺痛感。先左后右，每天早晚两手穴位各掐按1次，每次1～3分钟。

水沟穴：正坐或仰卧，伸出左手或者右手放在面前，五指朝上，手掌心向内，食指弯曲放在鼻沟中上部，此部位就是该穴位，食指弯曲，用指尖按揉穴位，有刺痛感。两只手先左后右，每次各揉按1～3分钟，如果急救就用指甲掐按1～3分钟。

▶特效一：劳宫穴

功能主治

劳宫穴	《医宗金鉴》有"诸痛疮痒，皆主于心"的记载，故本穴治各种瘙痒特别有效，尤其是手掌痒，如手癣等
属手厥阴心包经穴位	按压此穴，对中风昏迷、休克、中暑、心绞痛、呕吐、口疮、口臭、癔病、精神病、手掌多汗症、手指麻木等病症，都有很好的治疗效果

标准取穴

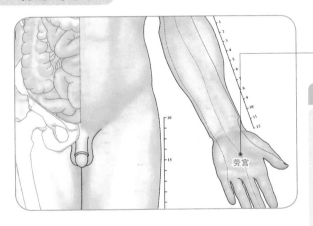

当第2~3掌骨之间偏于第3掌骨，第3掌指关节近侧端。

◇ 配伍治病

中暑昏迷：
劳宫穴配水沟穴、十宣穴、曲泽穴和委中穴
口疮、口臭：
劳宫穴配金津穴、玉液穴和内庭穴
功用：
镇静安神、清热解毒

取穴技巧及按摩手法

手平伸，微屈约45度，掌心向上，轻握掌，屈向掌心，中指所对应的掌心的位置即是劳宫穴。

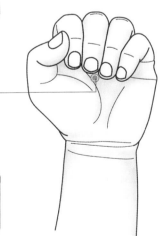

程度	指法	时间/分钟
重		1~3

44

➤ 特效二：水沟穴

功能主治

水沟穴	本穴具有开窍清热、宁神志、利腰脊之功效
属督脉穴位	主治休克、昏迷、中暑、颜面水肿，晕车、晕船、失神、急性腰扭伤等病症
	长期按压此穴，对口臭、口眼部肌肉痉挛等病症，有很好的调理保健功效

标准取穴

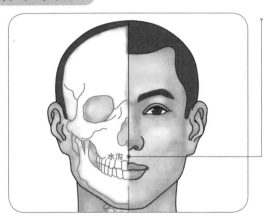

该穴位于人体的面部，当人中沟的上1/3与中1/3交点处。

◇ 配伍治病

昏迷急救：
水沟穴配百会穴、十宣穴和涌泉穴
中暑：
水沟穴配委中穴和尺泽穴
功用：
分流督脉经水，通经活络

取穴技巧及按摩手法

正坐，伸左手(或右手)，置面前，五指朝上，掌心朝内，弯曲食指置于鼻沟中上部即是。

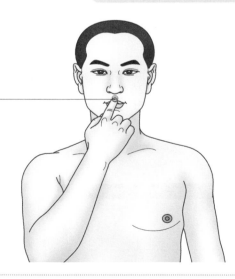

程度	指法	时间/分钟
重		1～3

类风湿关节炎

按摩伏兔穴、犊鼻穴，让关节活动自如

类风湿关节炎是一种慢性全身性疾病，常侵犯多处小关节，可成梭状畸形，强硬，严重影响劳动力。

● 专家诊断

◆ 症状简介

症状分析	多见于青壮年，一般起病缓慢。急性期可有发热
	关节病变的分布常左右对称，从小关节开始，尤其是掌指关节和近侧指关节，进一步发展到腕、肘、膝等关节。关节常肿大成梭形。晚期关节畸形、强硬，不能伸屈
	部分患者先从骶髂关节发病，逐渐侵及脊椎，晚期脊柱完全强直

◆ 中西疗法

（一）祛风散寒

适应证：关节疼痛，遇冷加重，局部关节发冷，苔薄白腻，宜祛风散寒。

药方：姜黄、羌活、芍药、独活、黄芪各15克，麻黄、制川乌、甘草各10克，细辛5克，水煎服。

（二）祛淤通络

适应证：关节肿痛久治不愈，反复发作，宜祛淤通络。

药方：老鹳草50克，甘草7.5克，全当归、鹿衔草、伸筋草、寻骨风、钻地风各15克，炙蜣螂2.5克，炙蕲蛇、炙地鳖虫各7.5克，炙蜂房10克，炙蜈蚣粉（冲）、炙全蝎粉（冲）各1.5克，水煎服，每日1剂。

中药推荐	方剂1：豨莶草、桑枝各50克，水煎，每日1剂，分2次服，连服1周至半月
	方剂2：蜂蜜50克，生甘草、制草乌各15克，水煎1小时，每日1剂，分2次服连服半月
	方剂3：桑枝、地榆、松节各50克，木贼、络石藤、土牛膝各25克，酒50克，水煎，每日1剂，分2次服，连服1周至半月

西药推荐	口服1：保泰松。每日300毫克，连服7天，如有效就减为每日100毫克的维持量。服药期间注意白细胞变化，如白细胞减少时就应该停药。有慢性胃痛和胃出血病史的患者，使用本药应特别慎重
	口服2：水杨酸钠。0.6克，日服3次，本药对胃有刺激，最好同时用复方氢氧化铝保护
	口服3：泼尼松。每日30毫克，分3次口服，发生疗效后减为每日6~10毫克，以维持最小药量（一般2.5~5毫克）控制它的复发。服激素期间适当口服氯化钾，并注意激素副作用的产生。泼尼松在50克天内可以使关节肿痛迅速减轻，可惜它的疗效不能持久，停药以后容易复发

◉ 经穴疗法

◆ 特效穴位 伏兔穴 犊鼻穴

伏兔穴：正坐或跪坐，用双手的食指、中指、无名指的指腹垂直下按，因为此处肌肉肥厚，紧绷坚硬，不易用力，可以轻握拳，用手背的指关节突起处揉按穴位，揉按的时候有酸痛感。每天早晚各揉按1次，每次揉按1~3分钟。

犊鼻穴：正坐或仰卧，膝盖关节作90度弯曲，双手掌心向下，轻置膝盖上，用中指的指腹用力伸入穴位，垂直揉按，会有酸胀感和痛感。每天早晚各揉1次，每次揉按1~3分钟。

◆ 追加穴位 承山穴 承筋穴

承山穴：正坐跷足，将欲按摩的脚抬起，置放在另外一腿的膝盖上方。用同侧的手掌握住脚踝，拇指指腹循着脚后跟正中(阿里基腱)直上，在小腿肚下，"人"字形的中点处即是该穴。四指轻握小腿，用拇指指腹揉按穴位，每次左右各(或双侧同时)揉按1~3分钟。

承筋穴：正坐垂足，一手五指并拢，手背贴小腿后区，将拇指放于同侧腿的膝盖后腘窝处，则小指所在的小腿正中央处，即小腿后部肌肉的最高点处即是该穴。用手轻握小腿侧部，拇指在小腿后，四指在腿侧，以拇指指腹揉按穴位，每次左右各揉按1~3分钟。

➤ 特效一：伏兔穴

功能主治

伏兔穴	本穴是治疗腰痛、关节病的特效穴位
属足阳明胃经穴位	对下肢神经痛、麻痹瘫痪、膝关节炎、风湿性关节炎、足癣等病症疗效显著
	长期按压此穴，对全身血液循环不良等病症，会有很好的调理保健功效

标准取穴

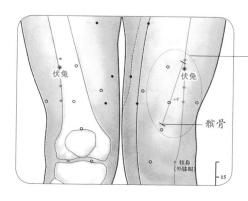

大腿前面，髂前上棘与髌骨外侧端的连线上，髌骨上6寸处。

◇ 配伍治病

下肢痿痹：
伏兔穴配髀关穴、阳陵泉穴
功用：
通络、活血、止痛

取穴技巧及按摩手法

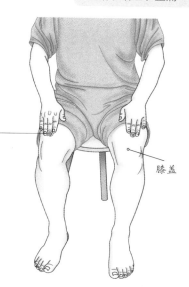

正坐，双手食指、中指、无名指三指放于大腿的前外侧，从膝盖上线再向上1/3处，其余两指跷起，则中指所在位置即是该穴。

膝盖

程度	指法	时间/分钟
适度		1～3

45

➤ 特效二：犊鼻穴

功能主治

犊鼻穴

属足阳明胃经穴位

此穴具有通经活络、疏风散寒、理气消肿之功效

主治膝关节痛、风湿性关节炎、下肢麻痹、足癣水肿、膝脚无力、不适久站等病症

长期按压此穴，对肛门括约肌功能消失或减退、常下痢或大便失禁等病症，具有很好的调理保健功效

标准取穴

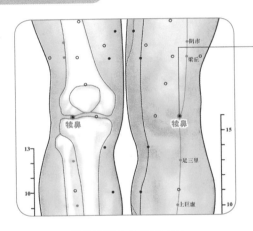

膝部，髌骨下缘，髌韧带（髌骨与胫骨之间大筋）两侧有凹陷，其外侧凹陷中。

◇ 配伍治病

膝痛：
犊鼻穴配阳陵泉穴、足三里穴
膝麻木：
犊鼻穴配髀关穴、阳陵泉穴
功用：
通经活络，疏风散寒，和中理气消肿止痛

取穴技巧及按摩手法

双手掌心向下，轻置于膝盖上，中指放于膝盖髌骨下外侧的凹陷处，则中指所在位置即是。

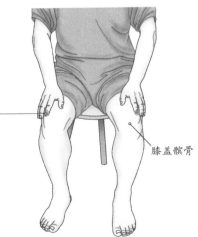

膝盖髌骨

程度	指法	时间/分钟
适度		1~3

追加一：承山穴

承，承受、承托的意思；山，指大堆的土石，这里指穴内物质为脾土。"承山"的意思是随膀胱经经水下行的脾土微粒在此处固化。经常按摩承山穴，具有舒筋活血的作用；经常按摩这个穴位，对腰腿疼痛、坐骨神经痛、关节炎、腓肠肌痉挛、腰背疼痛、足跟疼痛、膝盖劳累，具有非常明显的疗效。

标准取穴

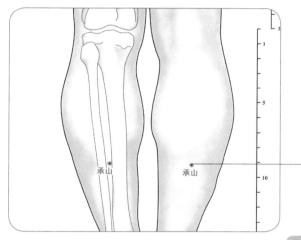

小腿后面正中，委中穴与昆仑穴之间，当伸直小腿和足跟上提时腓肠肌肌腹下出现凹陷处即是。

取穴技巧及按摩手法

◇ 这些症状也有效

◎ 四肢麻痹　　◎ 足癣
◎ 痔疮　　　　◎ 便秘
◎ 脱肛

正坐跷足，将欲按摩的脚抬起，置放在另外一腿的膝盖上方。用同侧的手掌握住脚踝，拇指指腹循着脚后跟正中(阿里基腱)直上，在小腿肚下，"人"字形的中点处即是该穴。

程度	指法	时间/分钟
适度		1~3

➤追加二：承筋穴

按摩这个穴位，具有舒筋活络、强健腰膝、清泻肠热的作用；长期按摩这个穴位，对小腿痛、关节炎、腓肠肌痉挛、腰背疼痛、急性腰扭伤、痔疮、脱肛、便秘，都具有良好的疗效。配委中穴，治疗下肢挛痛；配阳陵泉穴、足三里穴，有健脾舒筋、活血通络的作用，能够治疗下肢痿痹。

标准取穴

人体的小腿后面，当委中穴与承山穴的连线上，腓肠肌肌腹中央，委中穴下5寸处即是。

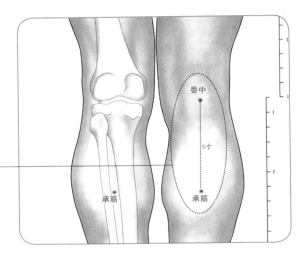

取穴技巧及按摩手法

◇ 这些症状也有效

◎ 下肢麻痹
◎ 坐骨神经痛

正坐垂足，一手五指并拢，手背贴小腿后区，将拇指放于同侧腿的膝盖后腘窝处，则小指所在的小腿正中央处，即小腿后部肌肉的最高点处即是该穴。

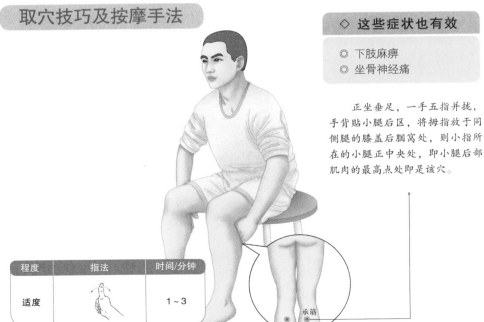

程度	指法	时间/分钟
适度		1～3

荨麻疹

按摩风门穴、大椎穴，赶走烦人的瘙痒

荨麻疹俗称风疹块，也是一种常见的过敏性疾病，吃了某种食物、药品，体内有蛔虫或其他过敏因素等都可引起荨麻疹。

● **专家诊断**

◆ **症状简介**

症状分析	起病快，瘙痒明显，发作后短时间内可自行消退，一天可发作数次
	皮损只表现为大小、形态不一的风团。若发生在脸、口唇等组织松弛部位并表现出特别明显的水肿，此为血管神经性水肿
	内脏可发生水肿，同时有胸闷、气急、腹痛、腹泻的表现，有时腹痛剧烈可误诊为急性腹痛；喉头水肿还可能会发生窒息
	如皮损广泛，颜色特别红，全身症状（发热等）明显者，则可能是药物过敏引起，应详细询问患者在发作前有无服用药物及其他特殊食物史
	本病一般发作1天或数天即愈，亦有反复发作者，经久不愈可转化为慢性荨麻疹

◆ **中西疗法**

（一）中医辨证施治

1. 皮损色红，遇热易发、口渴、舌苔薄黄、舌尖舌边红者：焦山栀、荆芥穗、制大黄、桑叶各15克，防风、黄芩10克，梗通草5克，白鲜皮50克，苍术7.5克。

2. 皮损色淡，遇冷易发，舌苔白腻者：紫苏20克，橘皮、姜半夏、赤芍各15克，生甘草5克，桂枝、麻黄、羌活、独活各7.5克。

加减法：腹痛加广木香5克，炒槟榔10克；大便有寄生虫加乌梅肉10克，使君子肉15克，雷丸10克（研粉吞），苦楝根皮50克；大便秘结加生大黄15克。

（二）放血治疗：耳后划刺或耳后静脉放血，每日1次。

（三）穴位注射：可用0.5%～1%普鲁卡因穴位注射血海穴、风池穴、足三里穴、合谷穴，每个穴位注0.6～1毫升；或盐酸异丙嗪25毫克，以注射用水10毫升稀释后，每穴注0.5～1毫升。

中药推荐	外用1：乌桕树根或葎草适量，煎水暖洗
	内服1：生麻黄5克，乌梅肉10克，生甘草15克，水煎服，每日1剂
	内服2：苍耳茎、叶、子各等量，晒干研成粉末，每次服5克，上午、下午各服1次，用开水调服，酌情可加蜂蜜或白糖
西药推荐	疗法：一般采用脱敏疗法。急性发作或用脱敏疗法无效者，可用盐酸肾上腺素0.5～1毫升皮下注射（高血压、心脏病患者禁用）。口服麻黄碱25毫克，每日3次（高血压、心脏病患者禁用）。利血平0.25毫克，每日3次；或其他安定剂如氯丙嗪等
	注意：肠胃道症状明显者，可同时合用阿托品、普鲁本辛等解痉药。喉头有水肿者，宜立即注射盐酸肾上腺素，并口服泼尼松或静脉滴注氢化可的松

● 经穴疗法

◆ 特效穴位　风门穴　大椎穴

风门穴：正坐，头微微向前俯，举起右手，掌心向后，食指和中指并拢，其他手指弯曲，越过肩伸向背部，将中指的指腹放置在大椎穴下第2个凹陷的中心，即食指的指尖所在的位置就是该穴，举手抬肘，用中指的指腹按揉穴位，每次左右两侧穴位各按揉1～3分钟，或者两侧穴位同时按揉。

大椎穴：正坐或俯卧，左手伸到肩后反握对侧颈部，虎口向下，四指扶右侧颈部，指尖向前，拇指的指尖向下，用指腹或指尖揉按穴位，有酸痛和胀麻的感觉。两侧穴位先左后右，每次各揉按1～3分钟，或者请他人屈起食指，或者用刮痧板，帮助刮擦穴位，效果更好。

◆ 追加穴位　风市穴　血海穴

风市穴：直立，或侧卧，手自然下垂，手掌轻贴大腿中线如立正状。中指指腹所在位置的穴位即是。以中指指腹垂直下压穴位，有酸、胀、麻等感觉。每次左右各按压1~3分钟。先左后右，或两侧同时揉按。

血海穴：正坐，跷左足置放在右腿膝上，将右手拇指以外的四指并拢，小指尖置于膝盖骨内侧的上角，则食指指腹所在位置即是该穴。除拇指外其余四指在膝上，拇指在膝盖内侧上方，屈曲拇指，用拇指指尖按揉穴位，每天早晚各1次，每次左右脚穴位各按压3～5分钟。

➤ 特效一：风门穴

功能主治

风门穴
属足太阳膀胱经穴位

- 本穴是一切风寒感冒发热、恶寒、咳嗽、支气管炎等疾病的主治要穴
- 按摩此穴可预防感冒，并对头颈痛、胸背痛、荨麻疹、呕逆上气等病症，都有很好的保健调理作用
- 用艾草温灸本穴半小时（如不会温灸，可用热吹风机），可立止剧烈的哮喘
- 如果背部长有粉刺或疮，也可以刺激此穴进行调理

标准取穴

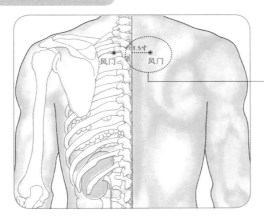

背部，当第2胸椎棘突下，旁开1.5寸处即是。

◇ 配伍治病

咳嗽、哮喘：
风门穴配肺俞穴、大椎穴
伤风咳嗽：
风门穴配合谷穴
功用：
宣通肺气、调理气机

取穴技巧及按摩手法

正坐，头微向前俯，右手举起，掌心向后，并拢食指与中指两指，其他手指弯曲，越过肩伸向背部，将中指指腹置于大椎穴下第2个凹洼(第2胸椎与第3胸椎间)的中心，则食指指尖所在的位置即是该穴。

程度	指法	时间/分钟
适度		1～3

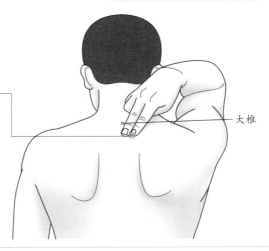

大椎

46

➤特效二： 大椎穴

功能主治

大椎穴

属督脉穴位

主治感冒、肩背痛、头痛，咳嗽、气喘、中暑、支气管炎、湿疹、血液病、荨麻疹等

本穴为针灸治疗寄生虫病及扁桃体炎的特效穴

长期按压此穴，对尿毒症、扁桃体炎、寄生虫病等病症，有很好的调理保健功效

标准取穴

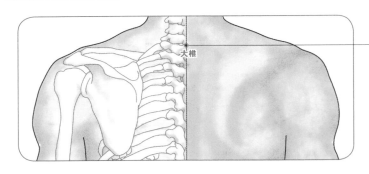

大椎

大椎穴位于人体的颈部下端，第7颈椎棘突下凹陷处。

取穴技巧及按摩手法

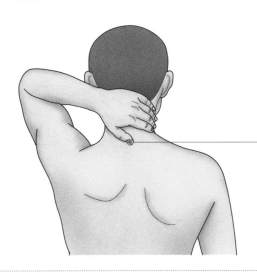

◇ 配伍治病

虚损、盗汗、劳热：
大椎穴配肺俞穴
预防流脑：
大椎穴配曲池穴
功用：
益气壮阳

正坐或俯卧，伸左手由肩上反握对侧颈部，虎口向下，四指扶右侧颈部，指尖向前，拇指指腹所在位置的穴位即是。

程度	指法	时间/分钟
轻		1～3

小穴位大疗效全书

　　风，风气的意思；市，集市的意思；"风市"的意思是指胆经经气在这个穴位散热冷缩后，化为水湿风气。长期按摩这个穴位，具有祛风湿、利腿足的作用；按摩这个穴位，对脚痛、腿膝酸痛、起坐难等病症，具有特殊的疗效；配风池穴、大杼穴、大椎穴，可治疗类风湿关节炎、荨麻疹。

标准取穴

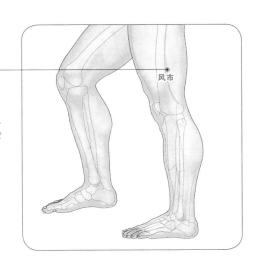

风市

　　风市穴位于人体的大腿外侧部的中线上，腘横纹上7寸。

取穴技巧及按摩手法

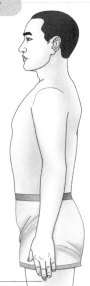

◇ 这些症状也有效

◎ 半身不遂　　◎ 全身瘙痒
◎ 足癣
◎ 下肢神经麻痹

　　直立，或侧卧，手自然下垂，手掌轻贴大腿中线如立正状。中指指腹所在位置的穴位即是。

程度	指法	时间/分钟
重		1～3

46

➤ 追加二：血海穴

血，指受热后形成的红色液体；海，大的意思；"血海"的意思就是说此处穴位是脾经所生之血的聚集之处。此穴是人体脾血的归聚之处，具有祛淤血和生新血的功能，属于女性生血之海；能够清血利湿，可以治疗一切血病及月经过多、闭经等病症；对荨麻疹、丹毒、湿疹、瘫疮、膝痛等，具有很好的保健调理功效。

标准取穴

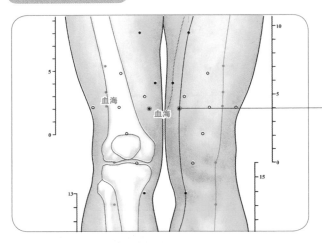

屈膝，在大腿内侧，髌底内侧端上2寸，股四头肌内侧头的隆起处。

取穴技巧及按摩手法

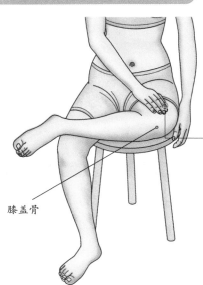

膝盖骨

◇ **这些症状也有效**

◎ 湿痒疮毒
◎ 月经失调

正坐，跷左足置放在右腿膝上，将右手拇指以外的四指并拢，小指尖置于膝盖骨内侧的上角，则食指指腹所在位置即是该穴。

程度	指法	时间/分钟
适度		3~5

346

糖尿病

按摩阳池穴、神门穴，糖尿病患者的保健秘诀

糖尿病，是一组以高血糖为特征的代谢性疾病。当人体中促进糖代谢的胰岛素分泌过少时，糖的代谢速度变慢，从而使患者血糖上升，出现多饮、多尿、多食和消瘦等症状。糖尿病在严重的时候，会出现酮中毒昏迷，有可能危及生命。

● 专家诊断

◆ 症状简介

症状分析	此病的主要特征：多饮、多食、多尿
	皮肤容易反复感染，经常会生痈、疖
	小便检查：尿糖阳性，空腹血糖大于6.1毫摩尔/升，餐后2小时血糖大于11.1毫摩尔/升
	酮中毒：如有厌食、恶心、呕吐、腹痛时，或嗅到苹果味，应考虑糖尿病酮中毒的可能。若发现患者呼吸急促，严重的患者可出现昏迷，大口呼吸，血压下降，手足发冷，反射迟钝或消失。尿糖强阳性，尿醋酮强阳性

◆ 中西疗法

（一）中医辨治

1. 肺热伤津

适应证：主要症状为多饮的患者，口干舌燥，宜生津清热。

药方：牛膝10~20克，生地15~25克，麦冬10~15克，知母10~15克，生石膏50~100克（打碎，先煎），水煎，每日分2次服。

2. 胃中燥热

适应证：主要症状为多食的患者，大便秘结，宜养胃滋阴。

药方：熟地15~30克，黄芩15~20克，生甘草5~15克，生大黄10~15克（后下），水煎，每日分2次服。

3. 肾阴不足

适应证：主要症状为多尿的患者，腰酸，苔薄舌质偏红，宜滋养肾阴。

药方：泽泻15~20克，山药15~25克，熟地25~50克，山茱萸5~15克，丹皮5~7.5克，茯苓15~20克，水煎，每日分2次服。

（二）饮食控制

单纯轻型患者，只需饮食控制，限制主粮食物在500克以内，适当增加蛋白质和脂肪食物，尽可能不吃含糖食物。经1~2周后，若尿糖不减少，可在饮食治疗的同时加服降血糖药物。

中药推荐	口服1：蚕茧10只，煎汤代茶饮，长期服用
	口服2：玉米须50克，煎汁代茶饮；长期服用
	口服3：玉米须、枸杞根各100克，桃树胶50克，煎服
西药推荐	口服1：苯乙双胍（降糖灵），每次25毫克，每日3次。1~2周后无效，可加至每次50毫克，每日3次
	口服2：甲苯磺丁脲：开始每日3次，每次1克，根据病情每次减量0.5克，减至每日总量1.5克后，长期服用

● 经穴疗法

◆ 特效穴位 阳池穴 神门穴

阳池穴：正坐或者仰卧，手平伸，屈肘向内，翻掌，掌心向下，用另一只手轻握手腕处，四指在下，拇指在上，拇指弯曲，用指尖垂直揉按手腕横纹中点的穴位处，有酸、痛感。先左后右，每天早晚各按揉1次，每次按揉1~3分钟即可。

神门穴：正坐，伸手、仰掌，屈肘向上约45度，在无名指和小指掌的侧向外方，用另一只手的四指握住手腕，拇指弯曲，用指甲尖垂直掐按豆骨下、尺骨端的穴位凹陷处，有酸胀和痛感。先左后右，每天早晚两穴位各掐按1次，每次掐按3~5分钟。

◆ 追加穴位 大椎穴

大椎穴：正坐或俯卧，左手伸到肩后反握对侧颈部，虎口向下，四指扶右侧颈部，指尖向前，拇指的指尖向下，用指腹或指尖揉按穴位，有酸痛和胀麻的感觉。两侧穴位先左后右，每次各揉按1~3分钟，或者请他人屈起食指，或者用刮痧板，帮助刮擦穴位，效果更好。

➤ 特效一：阳池穴

功能主治

阳池穴	可治疗妊娠呕吐、女性汗毛过长
属手少阳三焦经穴位	治疗腕关节及周围软组织风湿等疾患，以及腕痛无力、肩臂痛不得举症状
	对耳鸣、耳聋、眼睛红肿、咽喉肿痛等五官疾病有较好疗效
	对糖尿病、子宫不正（前屈或后屈）等病症，长期按摩会有很好的调理保健功效

标准取穴

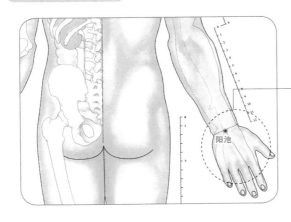

腕背横纹上，前对中指、无名指指缝。或在腕背横纹中，当指伸肌腱的尺侧缘凹陷处。

◇ 配伍治病

前臂疼痛麻木：
阳池穴配外关穴和曲池穴
糖尿病：
阳池穴配胃脘下俞穴、脾俞穴和太溪穴
功用：
生发阳气，沟通表里

取穴技巧及按摩手法

　　正坐，手平伸，屈肘向内，翻掌，掌心向下，用另一手轻握手腕处，四指在下，拇指在上，弯曲拇指，以指尖垂直按手腕横纹中点穴位即是。

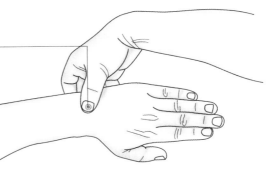

程度	指法	时间/分钟
重		1～3

47

➤ 特效二：神门穴

功能主治

神门穴
属手少阴心经穴位

- 此穴具有安神、宁心、通络之功效
- 主治心烦失眠、心悸，心绞痛、多梦、健忘等症，对神经衰弱等症，针灸此穴有特效
- 神门是精气神的进入处，因此也是治疗心脏疾病的重要穴位
- 对糖尿病、扁桃体炎、腕关节运动障碍等病症，长期按压此穴也有很好的调理保健功效

标准取穴

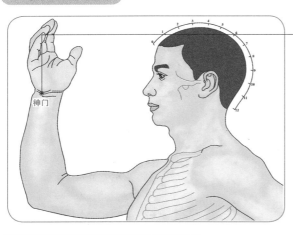

腕横纹尺侧端，尺侧腕屈肌腱的桡侧凹陷处即是。

◇ 配伍治病

健忘失眠、无脉：
神门穴配支正穴
癫狂：
神门穴配大椎穴、丰隆穴
功用：
安神、宁心、通络

取穴技巧及按摩手法

正坐，伸手、仰掌，屈肘向上约45度，在无名指与小指掌侧向外方，用另一手四指握住手腕，弯曲拇指，指甲尖所到的豆骨下、尺骨端凹陷处即是。

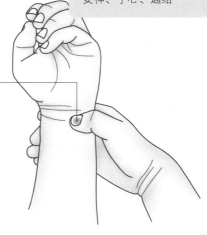

程度	指法	时间/分钟
适度		3～5

➤追加一: 大椎穴

　　大, 多的意思; 椎, 锤击之器, 这里指穴内的气血物质实而非虚。"大椎"的意思是指手足三阳的阳热之气由此处汇入本穴, 并与督脉的阳气上行头颈。按摩这个穴位, 有解表通阳、清脑宁神的作用, 能够快速退热; 按摩这个穴位, 还能够治疗感冒、肩背痛、头痛, 咳嗽、哮喘、中暑、支气管炎、湿疹、血液病、糖尿病等疾患。

标准取穴

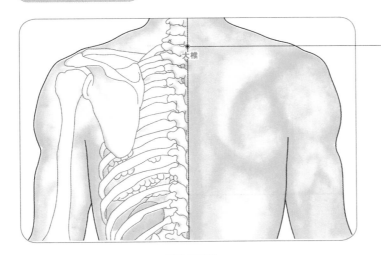

大椎穴位于人体的颈部下端, 第7颈椎棘突下凹陷处。

取穴技巧及按摩手法

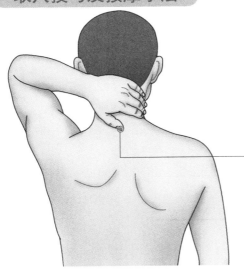

◇ 这些症状也有效

◎ 寄生虫病　　◎ 尿毒症
◎ 扁桃体炎

　　正坐或俯卧, 伸左手由肩上反握对侧颈部, 虎口向下, 四指扶右侧颈部, 指尖向前, 拇指指腹所在位置的穴位即是。

程度	指法	时间/分钟
轻		1~3

第八章　其他常见病

47

图书在版编目（CIP）数据

小穴位大疗效全书 / 高海波, 李海涛主编. —南京:
江苏凤凰科学技术出版社, 2016.6（2021.1 重印）
（含章·健康养生堂书系）
ISBN 978-7-5537-3743-0

Ⅰ.①小… Ⅱ.①高… ②李… Ⅲ.①穴位按压疗法
Ⅳ.①R245.9

中国版本图书馆CIP数据核字(2014)第203073号

小穴位大疗效全书

主　　　编	高海波	李海涛
责 任 编 辑	樊　明	祝　萍
助 理 编 辑	曹亚萍	
责 任 校 对	郝慧华	
责 任 监 制	方　晨	

出 版 发 行	江苏凤凰科学技术出版社
出版社地址	南京市湖南路 1 号 A 楼，邮编：210009
出版社网址	http://www.pspress.cn
印　　　刷	文畅阁印刷有限公司

开　　　本	718 mm × 1 000 mm　　1/16
印　　　张	22
字　　　数	250 000
版　　　次	2016年6月第1版
印　　　次	2021年1月第2次印刷

标 准 书 号	ISBN 978-7-5537-3743-0
定　　　价	45.00元

图书如有印装质量问题，可随时向我社出版科调换。